Ch. Gruber

BASICS Pädiatrie

Christoph Gruber

BASICS
Pädiatrie

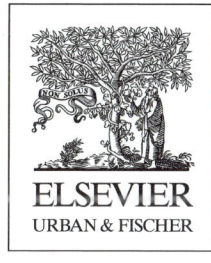
ELSEVIER
URBAN & FISCHER

URBAN & FISCHER
München · Jena

Zuschriften und Kritik an:

Elsevier GmbH, Urban & Fischer Verlag, Lektorat Medizinstudium, z. Hd. Willi Haas, Karlstraße 45, 80333 München

Wichtiger Hinweis für den Benutzer

Die Erkenntnisse in der Medizin unterliegen laufendem Wandel durch Forschung und klinische Erfahrungen. Herausgeber und Autoren dieses Werkes haben große Sorgfalt darauf verwendet, dass die in diesem Werk gemachten therapeutischen Angaben (insbesondere hinsichtlich Indikation, Dosierung und unerwünschter Wirkungen) dem derzeitigen Wissensstand entsprechen. Das entbindet den Nutzer dieses Werkes aber nicht von der Verpflichtung, anhand der Beipackzettel zu verschreibender Präparate zu überprüfen, ob die dort gemachten Angaben von denen in diesem Buch abweichen und seine Verordnung in eigener Verantwortung zu treffen.

Bibliografische Information der Deutschen Bibliothek

Die Deutsche Bibliothek verzeichnet diese Publikation in der Deutschen Nationalbibliografie; detaillierte bibliografische Daten sind im Internet unter http://dnb.ddb.de abrufbar.

Programmleitung: Dr. Dorothea Hennessen
Lektorat: Willi Haas
Redaktion: Dagmar Reiche
Herstellung: Christine Jehl, Rainald Schwarz
Satz: Kösel, Krugzell
Druck und Bindung: Printer Trento, Italien
Covergestaltung: Spieszdesign, Büro für Gestaltung, Neu-Ulm
Bildquelle: © DigitalVision/GettyImages, München
Gedruckt auf 100 g Nopacoat Edition 1,1 fach Volumen

Printed in Italy
ISBN10: 3-437-42216-2
ISBN13: 978-3-437-42216-4

Aktuelle Informationen finden Sie im Internet unter www.elsevier.com und www.elsevier.de

Diese übersichtliche Darstellung der Kinderheilkunde ist Teil einer neuen Reihe von Kurzlehrbüchern, die sich vornehmlich an Studenten in den praktischen Kursen und der Famulatur wenden. Gemeinsames Merkmal aller Bücher der Reihe BASICS ist die relative Kürze des Texts, die überaus reichhaltige Bildausstattung und die konsequente Darstellung nach dem Doppelseiten-Prinzip.

Zwei Charakteristika, die dieses Buch von anderen Lehrbüchern der Pädiatrie besonders deutlich abheben, möchte ich hier näher erläutern:
Die Kürze des Buchs ermöglicht einen raschen Einstieg in das Fach mit seiner ungeheuren Stofffülle und Komplexität: Ich habe versucht, in erster Linie diejenigen Fragen zu beantworten, die der betreuende Arzt bei der Famulatur oder der Prüfer im Kurs tatsächlich stellt. Diese zielen meist auf den Überblick über die besonderen Probleme des Fachgebiets und vor allem auf Verständnis für die Zusammenhänge ab. Darüber hinaus habe ich die einzelnen Abschnitte mit den IMPP-Prüfungen der letzten Jahre verglichen und bin zu dem Schluss gelangt, dass ein recht großer Teil der Multiple-Choice-Fragen allein mit dem hier dargestellten Grundwissen beantwortet werden kann. Das „Kreuzen" der Gelben oder Schwarzen Reihe und die Vertiefung von wichtigen Detailfragen in großen Lehrbüchern gehören selbstverständlich trotzdem zu jeder guten Examensvorbereitung.

Die Gliederung nach typischen Symptomen dient dem Einstieg in die Praxis: Diese Gliederung soll nicht eine umfassende Differentialdiagnostik vortäuschen, sondern Studenten in Famulatur und POL-Kursen ein Grundgerüst an die Hand geben, an dem sie sich bei ihren Überlegungen zu den klinischen Fällen orientieren können. Um die Verknüpfung der gewonnenen Erkenntnisse zu einem System zu erleichtern, habe ich auf den einzelnen Doppelseiten zahlreiche Verweise eingearbeitet. Außerdem sind auch die klinischen Fallbeispiele am Ende des Buchs so gestaltet, dass eine Lösung nur mit dem Wissen jeweils mehrerer Doppelseiten erarbeitet werden kann.

Mein besonderer Dank geht an Dr. Erwin Lankes von der Schwabinger Kinderklinik, der mir durch seinen fachkundigen Rat half, Wichtiges von weniger Wichtigem zu trennen und die Realitäten des klinischen Alltags nicht aus den Augen zu verlieren, an die Redakteurin Dagmar Reiche für ihr Engagement und ihre große Geduld bei Terminverzögerungen, an Willi Haas vom Verlag Urban & Fischer, die die Entstehung des Buches betreute, und auch an Nathalie Blanck, die das Projekt initiierte.

München, im Herbst 2005
Christoph Gruber

Inhalt

Abkürzungsverzeichnis

A., Aa.	Arteria, Arteriae
ADHS	Aufmerksamkeits-Defizit-Hyperaktivitäts-Syndrom
AGS	adrenogenitales Syndrom
ALL	akute lymphatische Leukämie
AML	akute myeloische Leukämie
ANA	antinukleäre Antikörper
APGAR	Punktesystem zur Beurteilung Neugeborener
aPTT	aktivierte, partielle Thromboplastinzeit
art.	arteriell
ASD	Vorhofseptumdefekt
ASS	Acetylsalicylsäure
AZ	Allgemeinzustand
BB	Blutbild
bds.	beidseits
BGA	Blutgasanalyse
BMI	Body-Mass-Index
BPD	bronchopulmonale Dysplasie
BSG	Blutkörperchensenkungsgeschwindigkeit
BZ	Blutzucker
ca.	zirka
CF	zystische Fibrose = Mukoviszidose
chron.	chronisch
CML	chronisch-myeloische Leukämie
CMV	Zytomegalievirus
CNI	chronische Niereninsuffizienz
CO_2	Kohlendioxid
CRP	C-reaktives Protein
CT	Computertomographie
d	Tag (lat. dies)
DD	Differentialdiagnose(n)
DDAVP	1-Desamino-8-D-Arginin-Vasopressin (Desmopressin = synthetisches Vasopressin-Analogon
d. h.	das heißt
DIOS	distales intestinales Obstruktionssyndrom
desc.	descendens
EBV	Epstein-Barr-Virus
EKG	Elektrokardiogramm, Elektrokardiographie
etc.	et cetera
evtl.	eventuell
FEV_1	Einsekundenkapazität
GBS	Guillain-Barré-Syndrom
GFR	glomeruläre Filtrationsrate
ggf.	gegebenenfalls
GOT	Glutamat-Oxalacetat-Transaminase
GPT	Glutamat-Pyruvat-Transaminase
h	Stunde
Hb	Hämoglobin
HbA_{1c}	Form des glykosylierten adulten Hämoglobins
HF	Herzfrequenz
Hkt	Hämatokrit
HLA-B27	ein humanes Leukozyten-Antigen der Klasse I, assoziiert mit bestimmten Erkrankungen
HUS	hämolytisch-urämisches Syndrom
HWI	Harnwegsinfekt
HWZ	Halbwertszeit
i. a.	intraarteriell
ICR	Interkostalraum
IE	internationale Einheiten
i. m.	intramuskulär
inf.	inferior
IOD	Augeninnendruck
ITP	idiopathische thrombozytopenische Purpura
i. v.	intravenös
(5-)JÜR	(5-)Jahresüberlebensrate
KG	Körpergewicht
/kg	pro Kilogramm
KEV	konstitutionelle Entwicklungsverzögerung
KI	Kontraindikationen
KOF	Körperoberfläche
Krea	Kreatinin
KU	Kopfumfang

l	Liter
li.	links
LJ	Lebensjahr
LuFu	Lungenfunktion(sprüfung)
M., Mm.	Musculus, Musculi
max.	maximal
MCH	mittleres korpuskuläres Hämoglobin (erythrozytärer Hb-Gehalt)
MCV	mittleres korpuskuläres Volumen (Erythrozytenvolumen)
Min.	Minute(n)
min.	minimal
mind.	mindestens
Mio.	Millionen
mmHg	Millimeter Quecksilbersäule
MRT	Magnetresonanztomographie
N., Nn.	Nervus, Nervi
n.	nach
NEC	nekrotisierende Enterokolitis
neg.	negativ
o. Ä.	oder Ähnliches
o. B.	ohne (pathologischen) Befund
oGTT	oraler Glukosetoleranztest
OP	Operation
OSA	obstruktive Schlafapnoen
P	Druck
p. a.	posterior-anterior
path.	pathologisch
pCO_2	Kohlendioxidpartialdruck
PDA	persistierender Ductus arteriosus
PEF	exspiratorischer Spitzenfluss
p. m.	Punctum maximum
PNET	primitive neuroektodermale Tumoren
p. o.	per os
pO_2	Sauerstoffpartialdruck
pos.	positiv
PSH	Purpura Schoenlein-Henoch
PT	Prothrombinzeit
PTT	partielle Thromboplastinzeit
PVL	periventrikuläre Leukomalazie
R., Rr.	Ramus, Rami
RAST	Radio-Allergo-Sorbent-Test
re.	rechts
RES	retikuloendotheliales System
RF	Rheumafaktor
ROP	Retinopathia praematurorum
RR	Blutdruck nach Riva-Rocci
s. c.	subkutan
s, Sek.	Sekunde(n)
SID(S)	sudden infant death (syndrome)
s. l.	sublingual
s. o.	siehe oben
SSW	Schwangerschaftswoche
s. u.	siehe unten
sup.	superior
Tbl.	Tablette
TGA	Transposition der großen Gefäße
u. a.	und andere, unter anderem
u. U.	unter Umständen
u. v. a.	und viele andere
V., Vv.	Vena, Venae
V. a.	Verdacht auf
v. a.	vor allem
VSD	Ventrikelseptumdefekt
VUR	vesikourethraler Reflux
WJS	Von-Willebrand-Jürgens-Syndrom
z. B.	zum Beispiel
Z. n.	Zustand nach
ZNS	Zentralnervensystem
z. T.	zum Teil

Grundlagen

Diagnostik

A Allgemeiner Teil

Die Entwicklung des Kindes I

Im Gegensatz zu den messbaren Veränderungen beim Wachstum versteht man unter Entwicklung die Differenzierung und Vernetzung von Fähigkeiten. Bei der klinischen Untersuchung stehen die motorische und die geistig-seelische Entwicklung im Vordergrund.

Die normale Entwicklung des Kindes

Obwohl die Entwicklung des Kindes ein kontinuierlicher Prozess ist, der von Kind zu Kind variiert, hat es sich eingebürgert, sie zu einem Stufensystem zu vereinfachen, den sog. Meilensteinen der Entwicklung. Gemeint ist damit, dass jedem Alter bestimmte Fähigkeiten zugeordnet werden, die die meisten Kinder dieser Altersgruppe beherrschen; so können z. B. Kinder mit $1^1/_2$ Jahren im Allgemeinen frei laufen.
Der Denver-Developmental-Screening-Test ist ein verbreitetes Instrument zur Beurteilung der kindlichen Entwicklung (▌Abb. 1).

Die Neugeborenenreflexe

Das Kind kommt mit einer „motorischen Grundausstattung" auf die Welt, die sich von der Motorik des reifen Organismus in vielen Punkten unterscheidet. Zunächst fällt der starke Beugetonus der Extremitäten auf, s. S. 17, ▌Abb. 2. Außerdem basieren viele Bewegungen des Neugeborenen auf Reflexen, den sog. Primitivreflexen. Diese sind allein für die Neugeborenenperiode charakteristisch und verlieren sich bei normaler motorischer Entwicklung innerhalb der ersten Lebensmonate. Die Prüfung dieser Reflexe ist deshalb wesentlicher Bestandteil der allgemeinen neurologischen Untersuchung des Neugeborenen und Säuglings.

▶ **Schreit-Reflex:** Hält man das Kind so, dass dessen Füße die Unterlage berühren, so kommt es zu schreitenden Bewegungen der Beine, „Marche automatique". Dieser Reflex verliert sich nach dem 2. Lebensmonat.

▶ **Such-Reflex (Rooting-Reflex):** Berührt man das Neugeborene seitlich des Mundes, so dreht es seinen Kopf in die entsprechende Richtung und öffnet den Mund (die Brustwarze der Mutter wird so „gesucht"). Dieser Reflex ist etwa bis zum 3. Lebensmonat zu finden.

▶ **Greif-Reflex:** Berührt man die Handfläche des Kindes, so schließt es die Finger. Nach ca. 4 Monaten ist dieser Reflex nicht mehr auslösbar.

▶ **Galant-Reflex:** Bestreicht man den Rücken des Neugeborenen seitlich der Wirbelsäule, so krümmt es die Wirbelsäule konkav in Richtung des Reizes. Auch dieser Reflex ist nur bis zum 4. Lebensmonat auslösbar.

▶ **Moro-Reflex:** Senkt man den Kopf des Kindes in Rückenlage, z. B. durch abruptes Ablegen, so führt es ein komplexes Bewegungsmuster aus, bei dem zunächst die Arme und Finger geöffnet und gestreckt (▌Abb. 2) und dann in einer „Umklammerungsbewegung" vor dem Körper zusammengeführt werden. Dieser Reflex bleibt während der ersten 6 Lebensmonate erhalten.

Bei der neurologischen Untersuchung des Neugeborenen ist zum einen auf das Vorhandensein oder Fehlen des jeweiligen Reflexes zu achten; andererseits gibt aber auch die Reflexausführung (z. B. Hyperexzitabilität, erhöhter Muskeltonus oder Halbseitenphänomene) wichtige Aufschlüsse über den neurologischen Zustand des Kindes (s. a. halbseitiges Fehlen des Moro-Reflexes bei Plexuslähmungen, S. 19.)

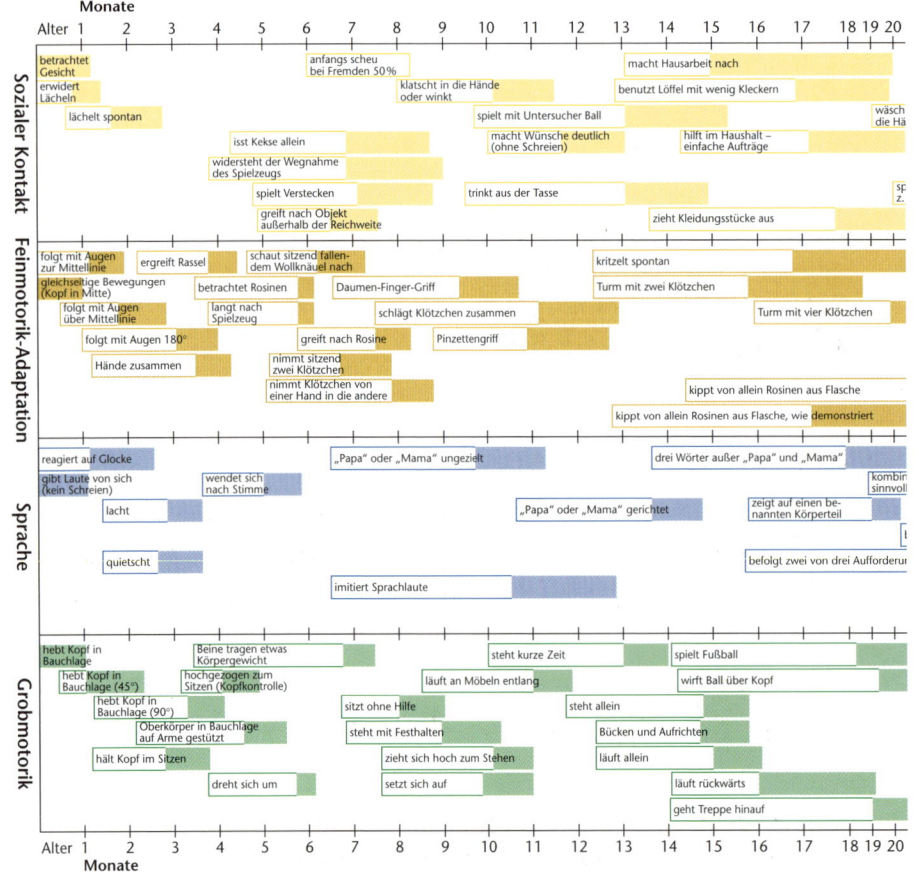

▌ Abb. 1: Ausschnitt aus dem Dokumentationsblatt für den Denver-Developmental-Screening-Test. [1]

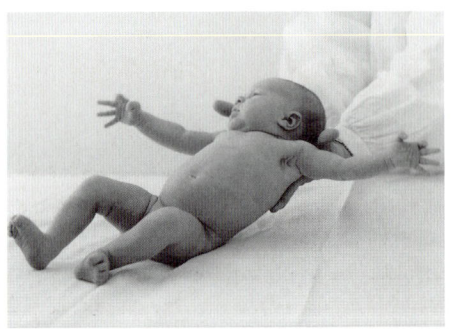

▌ Abb. 2: Erste Phase beim Moro-Reflex: Arme und Finger werden geöffnet und gestreckt. [1]

Die motorische Entwicklung

Grobmotorik

Der Erwerb grobmotorischer Fähigkeiten kann im Wesentlichen mit dem Lernen des Laufens und der darauf aufbauenden Fähigkeiten gleichgesetzt werden. Der Säugling kann zunächst nur liegen. In den ersten Monaten lernt er, den Kopf zu heben, und hat mit ca. 4–6 Monaten so viel Kontrolle über seinen Körper erlangt, dass er sich umdrehen und mit Unterstützung sitzen kann. Nach ca. 9 Monaten klappt das Sitzen auch ohne Hilfe, und der Säugling beginnt, sich an Gegenständen oder Personen in den Stand aufzurichten (▌Abb. 3). Mit 1 Jahr beginnt er zu laufen; nach 1,5 Jahren kann er das dann auch ohne Unterstützung. In der Folge werden Rennen und Treppensteigen erlernt. Die Entwicklung der Motorik ist damit aber noch lange nicht abgeschlossen.

Feinmotorik

Die Entwicklung der Feinmotorik zeigt sich hauptsächlich im Erlernen des richtigen Gebrauchs der Hand und der dazu benötigten Hand-Auge-Koordination. Zunächst lernt der Säugling, ihm vorgehaltene Gegenstände mit den Augen zu verfolgen; mit ca. 3–4 Monaten kann er dann gezielt danach greifen (▌Abb. 4). Er erlernt den „Zangengriff" und im Verlauf des zweiten Lebensjahres auch den „Pinzettengriff", mit dem er auch kleine Gegenstände gezielt ergreifen kann. Bis das Kind in der Schule basteln (oder als Erwachsener eine Schilddrüsenoperation durchführen) kann, hat es noch einen weiten Weg zurückzulegen.

Sprache und sozialer Kontakt

Im ersten Lebenshalbjahr macht der Säugling zwei sog. Lallperioden durch. Zuerst schnurrt er, gurgelt und versucht sich an einzelnen Silben. Daran anschließend erwirbt er allmählich eine der Muttersprache entsprechende Melodie. Mit ca. 1 Jahr versteht und spricht das Kind die ersten Wörter. Mit 2 Jah-

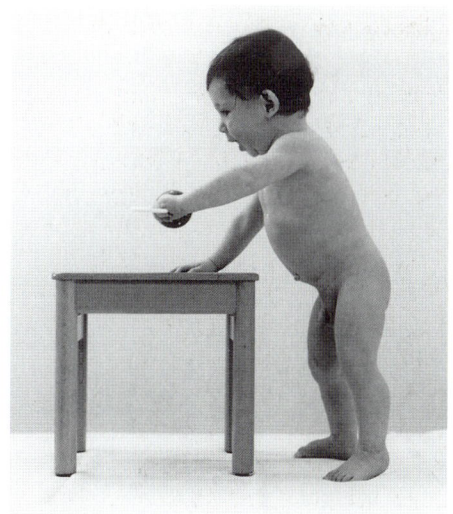

▌Abb. 3: Das Kind beginnt, mit Unterstützung zu stehen. [1]

ren kann es sich dann mit Zweiwortsätzen verständlich machen; es beherrscht zu diesem Zeitpunkt etwa 300 Wörter. Mit etwa 4 Jahren hat das Kind eine im Wesentlichen grammatikalisch richtige Sprache erworben. Feinheiten und Wortschatz werden in der Folge ausgebaut.

Auch die Entwicklung der grundlegenden sozialen Fähigkeiten ist außerordentlich komplex. Der Grundstein wird in den ersten Lebensmonaten mit dem ersten gezielten Lächeln gelegt. Nach einem halben Jahr kann der Säugling auf die Mimik eines Gesichts reagieren und zunehmend vertraute von fremden Personen unterscheiden. Er beginnt zu „fremdeln". Mit dem Erwerb der Sprache wird dann das Äußern von Wünschen etc. immer weiter möglich. Während des zweiten Jahres spielt das Kind noch nicht „mit" anderen Kindern, sondern neben ihnen; das Spiel mit anderen folgt etwa mit 3 Jahren.

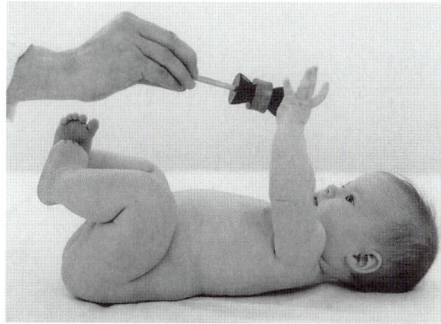

▌Abb. 4: Das Kind greift gezielt. [1]

Zusammenfassung

✖ Das Neugeborene zeigt sog. Primitivreflexe, die ihm im Verlauf des ersten Jahres größtenteils verloren gehen; treten Primitivreflexe außerhalb des für sie typischen Zeitfensters auf, so kann dies auf eine neurologische Störung hinweisen.

✖ Obwohl die Entwicklung des Kindes ein kontinuierlicher Vorgang ist, hat es sich eingebürgert, bei der Untersuchung von „Meilensteinen" auszugehen, z. B. das einjährige Kind spricht einzelne Wörter.

✖ Entwicklungsverlangsamungen, -ausfällen oder dem Ausfall bereits erlernter Fähigkeiten sollte besondere Beachtung geschenkt werden.

Die Entwicklung des Kindes II

Entwicklungsstörungen

Störungen der normalen kindlichen Entwicklung können Motorik, Sprachentwicklung oder Sozialverhalten betreffen oder als globale Entwicklungsstörung auch alle genannten Bereiche zusammen erfassen. Eine auffällig verzögerte Entwicklung sollte dem Arzt auch ohne eingehende Untersuchung ins Auge springen, ▌Tab. 1.

Generell kann gesagt werden, dass eine weiterführende Diagnostik immer dann erforderlich wird, wenn

▶ die Entwicklung des Kindes im Vergleich zu den anderen Kindern dieser Altersgruppe auffällig verzögert ausfällt,
▶ die Entwicklung zum Stillstand kommt,
▶ Entwicklungsschritte, die das Kind bereits vollzogen hatte, wieder verloren gehen.

Die weiterführende Basisdiagnostik schließt eine ausführliche klinische Untersuchung des Kindes, eine Kernspintomographie des Schädels zur Erfassung morphologischer Auffälligkeiten, eine Chromosomenanalyse zur Aufdeckung genetischer Ursachen und Stoffwechselanalysen zur Erkennung relevanter metabolischer Störungen ein.

Ursachen der retardierten Entwicklung

Die möglichen Ursachen einer Entwicklungsretardierung sind äußerst vielfältig und gerade bei den leichteren Störungen oft nur schwer fassbar. Hier können dann häufig nur Probleme in der familiären oder sozialen Situation als ursächlich vermutet werden.
Bei den schwereren Behinderungen stehen zwei Ursachengruppen im Vordergrund:

▶ **Krankheiten der Prä-, Peri- und Neonatalperiode:** Für den Einfluss schädigender äußerer Faktoren ist das Nervensystem des Kindes gerade in dieser Phase besonders anfällig, ▌Tab. 2.
▶ **Genetische Ursachen:** An erster Stelle steht hier das Down-Syndrom, s. S. 6, aber auch andere Syndrome sind anzutreffen.

Weitere Ursachen für eine mehr oder weniger stark retardierte Entwicklung können sein:

▶ Angeborene Stoffwechselkrankheiten, z. B. Phenylketonurie, s. S. 22
▶ Endokrinologische Erkrankungen, z. B. angeborene Hypothyreose, s. S. 23
▶ Frühkindlicher Autismus, s. S. 96
▶ Hyperkinetisches Syndrom, s. S. 96

Fragiles X-Syndrom

Das fragile X-Syndrom (Martin-Bell-Syndrom) ist bei Jungen nicht selten Ursache einer globalen Entwicklungsstörung; die Häufigkeit liegt bei etwa 1 : 2 000. Dem Syndrom liegt eine fehlerhafte Nukleotidsequenz (Trinukleotidexpansion im FMR1-Gen) zugrunde, die zu einer vermehrten Brüchigkeit des X-Chromosoms führt. Die Kinder haben große Ohren und ein langes Kinn, ▌Abb. 5. Sie fallen vor allem durch Hyperaktivität, Sprachstörungen, einen schlaffen Muskeltonus und ihr schüchternes Sozialverhalten auf. Meist treten erschwerend Epilepsien hinzu. Die Prognose ist ungünstig – der durchschnittliche IQ liegt bei nur 50.

Alter	Zeichen gestörter Entwicklung
3 Monate	Kind fixiert nicht, wendet den Blick nicht nach Geräuschen, der Muskeltonus ist erhöht, erniedrigt oder asymmetrisch
6 Monate	Kind greift nicht, vokalisiert nicht
1 Jahr	Kind steht nicht, spricht keine Doppelsilben
1½ Jahre	Kind läuft nicht frei
2 Jahre	Kind spricht keine 20 Wörter, hat kein Verständnis für einfache Aufforderungen
3 Jahre	Kind spricht keine einfachen Sätze, kennt seinen Namen nicht

▌Tab. 1: Einfache Zeichen einer Entwicklungsstörung.

Pränatalperiode	Infektion mit TORCH-Erregern, toxische Wirkung von Alkohol oder Medikamenten, akute oder chronische Erkrankung der Mutter (z. B. EPH-Gestose, Phenylketonurie)
Perinatalperiode	Asphyxie, Frühgeburtlichkeit, Hirnblutungen, Kernikterus, schwere Hypoglykämie, Atemnotsyndrom
Postnatalperiode	Meningitis, Sepsis, Schädel-Hirn-Trauma

▌Tab. 2: Ursachen einer prä-, peri- oder postnatalen Schädigung des Kindes.

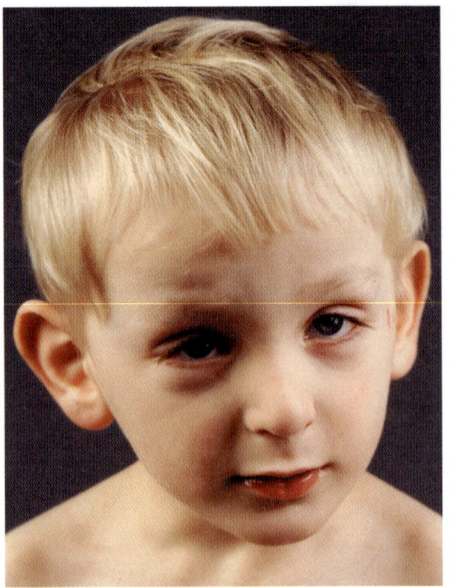

▌Abb. 5: Junge mit Martin-Bell-Syndrom; typisch sind die großen, abstehenden Ohren. [1]

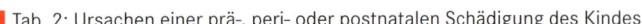

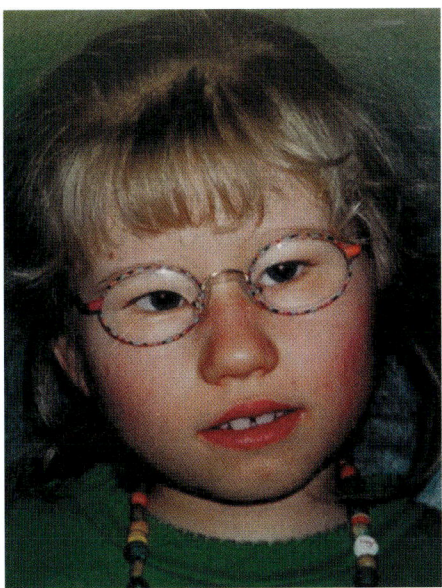

Abb. 6: Mädchen mit Prader-Willi-Syndrom; rundliches Gesicht, Schielen und die mandelförmigen Augen sind charakteristisch. [1]

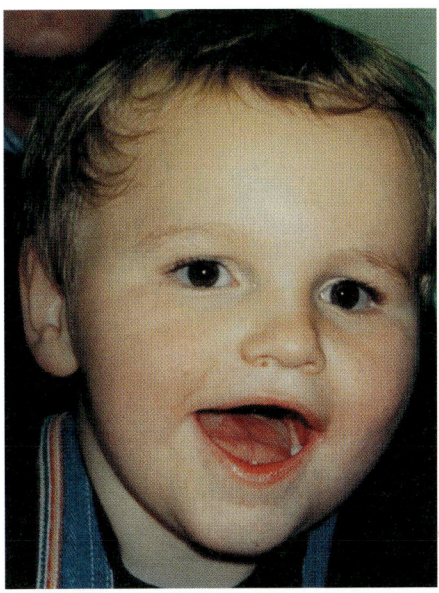

Abb. 7: Junge mit Angelman-Syndrom. Das fröhliche Wesen ist charakteristisch, beim Lachen fällt die Zunge nach vorn. [1]

Rett-Syndrom

Auch das Rett-Syndrom, das fast nur Mädchen betrifft, wird durch eine genetische Mutation auf dem X-Chromosom verursacht. Es kommt mit einer Häufigkeit von 1 : 15 000 vor. Die Entwicklung ist während des ersten Lebenshalbjahres meist normal, danach jedoch verlangsamt. Die Kinder zeigen zunehmend autistische Verhaltensmuster. Mit fortschreitender Erkrankung machen sie sogar Rückschritte in der Entwicklung, können die Hände nicht mehr gebrauchen und verlieren später ihre Gehfähigkeit. Auch die Sprache bildet sich immer weiter zurück. Typisch sind die auftretenden Bewegungsstereotypien der Hände (Wasch- und Knetbewegungen). Die erkrankten Kinder haben eine Mikrozephalie und entwickeln im weiteren Verlauf oft eine Epilepsie. Die Prognose ist wegen des progredienten Verlustes psychomotorischer Fähigkeiten sehr ungünstig.

Mikrodeletionssyndrome

Ebenso können Mikrodeletionssyndrome für eine globale Entwicklungsretardierung verantwortlich sein. Diese genetischen Erkrankungen werden oft durch fehlende Teilabschnitte (Mikrodeletionen) des Chromosoms 15 verursacht.

Prader-Willi-Syndrom

Diese Kinder werden schon in der Neugeborenenperiode mit muskulärer Hypotonie, Trinkschwäche und Gedeihstörungen auffällig. In der Kleinkindphase entwickeln sie dann eine Adipositas. Die Patienten haben ein rundliches Gesicht, die Augen sind mandelförmig (Abb. 6). Sie zeigen einen Minderwuchs, und die Entwicklung ist verzögert. Vor allem die geistige Retardierung kann meist nicht mehr aufgeholt werden.

Angelman-Syndrom

Die vom Angelman-Syndrom betroffenen Kinder haben eine schwere globale Entwicklungsstörung: Sie zeigen ataktische marionettenhafte Bewegungsmuster, die Sprachentwicklung fehlt. Charakteristisch sind die unmotivierten Lachepisoden und das fröhliche Wesen der Kinder (Abb. 7). Meist wird die Krankheit durch zerebrale Krampfanfälle erschwert.

Zusammenfassung

✖ Leichte Entwicklungsstörungen können auch durch familiäre oder soziale Probleme bedingt sein.

✖ Der schweren Retardierung liegen meist genetische Ursachen oder medizinische Probleme in der Perinatalzeit zugrunde.

✖ Eine kausale Therapie der schweren Retardierung ist nur selten möglich. Um die Prognose zu verbessern, sind deshalb Prävention und Förderungsmaßnahmen besonders wichtig.

Die Entwicklung des Kindes III

Dysmorphiesyndrome

Sieht ein Kind „ungewöhnlich" aus, d. h. zeigt es morphologische Auffälligkeiten an Gesicht, Ohren und Gliedmaßen, so spricht man von Dysmorphien. Dysmorphien können auf eine Vielzahl von Störungen während der Embryo- oder Fetogenese zurückgeführt werden. Chromosomale oder genetische Defekte sind relativ häufig verantwortlich, seltener beeinträchtigen exogene Noxen die Entwicklung des Ungeborenen.

Anamnese und Untersuchung

Werden solche Dysmorphien festgestellt, muss die Anamnese um relevante Fragen erweitert werden:

▶ **Schwangerschaft:** vorausgehende Aborte oder Totgeburten, Infekte, Stoffwechselerkrankungen, Medikamente, Alkohol-, Nikotin- oder Drogenabusus?
▶ **Kindliche Entwicklung und Zustand:** Reife, Wachstum, Entwicklung, Verhaltens- oder Ernährungsauffälligkeiten, Erkrankungen?
▶ **Familie:** Aborte oder Totgeburten, diese oder ähnliche Symptome, Erkrankungen?

Danach muss das Kind einer umfassenden körperlichen Untersuchung unterzogen werden, um eventuell bestehende Begleiterkrankungen auszuschließen bzw. zu diagnostizieren. Zur Sicherung der Diagnose steht eine Reihe von modernen technischen Untersuchungen wie Chromosomenanalyse (▶ Abb. 8), Fluoreszenz-in-situ-Hybridisierung (FISH), molekulargenetische und biochemische Untersuchungen zur Verfügung.

Formen

Syndrome

Dysmorphien treten häufig nicht isoliert auf, sondern in Kombination mit anderen Fehlbildungen. Man spricht dann von einem Syndrom. Es ist unumgänglich, das Syndrom durch die sorgfältige Erfassung aller Auffälligkeiten genau zu charakterisieren.

▶ Nur so können technische Untersuchungen, die den Verdacht auf ein bestimmtes Syndrom bestätigen, sinnvoll ausgewählt werden. Jede unnötig durchgeführte Untersuchung bedeutet für Kind und Eltern eine zusätzliche Belastung.
▶ Nur so kann eine gezielte Therapie geplant und eingeleitet werden, die alle Probleme des Syndroms berücksichtigt.
▶ Nur so kann eine Prognose bezüglich der weiteren Entwicklung des Kindes gestellt werden; insbesondere die frühzeitige Erkennung von Begleit- und Folgeerkrankungen ist für Kind und Eltern von vitaler Bedeutung.

> Vor allem eine geistige Retardierung sollte nur bei gesicherter Diagnose eines entsprechenden Syndroms prognostiziert werden!

▶ Nur so können Eltern der betroffenen Kinder bei weiter bestehendem Kinderwunsch sachgerecht über bestehende Risiken beraten werden.

Chromosomenaberrationen

Chromosomenaberrationen sind die häufigste Ursache angeborener Anomalien. Zum einen kann die Anzahl der Chromosomen vom normalen Chromosomensatz abweichen (**numerische Aberrationen**). Andererseits können Strukturschäden der Chromosomen, wie das Fehlen eines Arms, vorliegen (**strukturelle Aberrationen**).
Die Aberrationen können sowohl die Autosomen als auch die Gonosomen betreffen.
Die Trisomie 21 ist die häufigste Chromosomenaberration. Andere autosomale Trisomien kommen vor, sind meist jedoch innerhalb der ersten Lebenswochen bzw. -monate letal. Zu den gonosomalen numerischen Aberrationen gehört das Ullrich-Turner-Syndrom, s. S. 9. Beispiele struktureller Aberrationen sind die auf S. 5 beschriebenen Syndrome.

Trisomie 21

Die durchschnittliche Häufigkeit der Trisomie 21 beträgt ca. 1 : 700. Bei jüngeren Müttern ist das Risiko geringer; bei Müttern ab dem 30. bzw. 35. Lebensjahr steigt es stark an.

Klinik
Das von Down 1866 beschriebene Syndrom umfasst ein kleines, rundes Gesicht mit flachem Profil, mongoloider Lidachsenstellung und Makroglossie, ▶ Abb. 9.
Bei 40 % der Kinder treten Herzfehler auf, die Infektanfälligkeit und das Risiko, an einer Leukämie zu erkranken, sind stark erhöht. Die geistige Entwicklung ist mit individuellen Variationen stark beeinträchtigt. Mädchen sind oft, Jungen immer steril.

Therapie
Begleitende Fehlbildungen und Krankheiten müssen intensiv therapiert werden, da sie die Lebenserwartung stark einschränken können. Besonders wichtig sind außerdem Fördermaßnahmen zur körperlichen und geistigen Entwicklung der Kinder.

Exogene Noxen und Infektionen

Zu Fehlbildungen und Syndromen beim Kind kann es seltener auch durch die Einwirkung von Medikamenten,

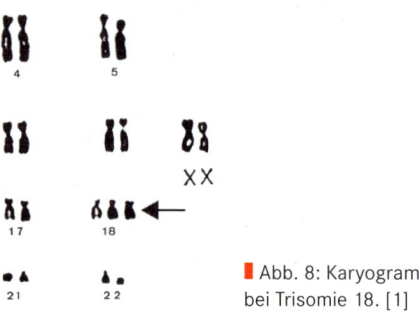

▶ Abb. 8: Karyogramm bei Trisomie 18. [1]

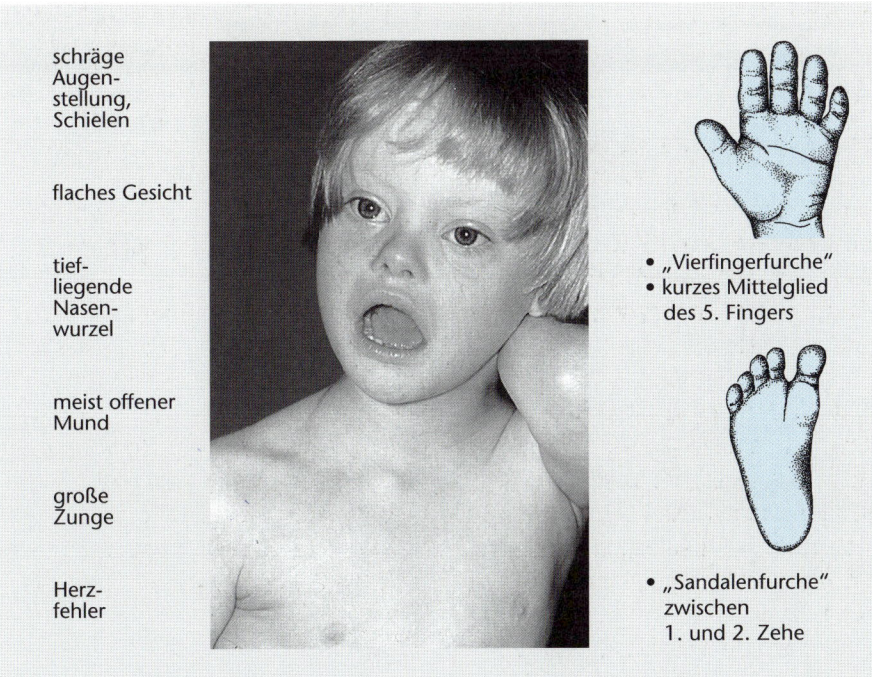

- schräge Augenstellung, Schielen
- flaches Gesicht
- tiefliegende Nasenwurzel
- meist offener Mund
- große Zunge
- Herzfehler

- „Vierfingerfurche"
- kurzes Mittelglied des 5. Fingers

- „Sandalenfurche" zwischen 1. und 2. Zehe

anderen exogenen Noxen oder Infektionen während der Schwangerschaft kommen.

> Nikotinabusus während der Schwangerschaft führt zu Frühgeburtlichkeit und Untergewicht, nicht jedoch zu Fehlbildungen.

TORCH-Embryofetopathien

Diesen Embryofetopathien liegt eine Erstinfektion der Mutter mit einem der typischen Erreger während der Schwangerschaft zugrunde. Da die Mutter noch keine spezifischen Antikörper gegen den Erreger gebildet hat, kann das Kind diaplazentar infiziert werden. Die Erreger und ihre Symptome sind im Einzelnen:

▶ **T**oxoplasma gondii: Die klassische Trias besteht aus Hydrozephalus (Turmschädel), intrazerebralen Verkalkungen und Chorioretinitis.
▶ **O**thers (z. B. Treponema pallidum): Die Lues connata zeigt sich mit Sattelnase, blutigem Schnupfen, luetischem Pemphigoid und evtl. einer Viszerallues.
▶ **R**ubella-Virus: Die klassische Trias besteht aus Katarakt, Innenohrschwerhörigkeit und Herzfehlern; aber auch viszerale Fehlbildungen kommen vor.

▶ **C**ytomegalie-Virus: Chorioretinitis, ZNS-Befall und viszerale Schädigungen finden sich häufig.
▶ **H**erpes-simplex-Virus: Meningoenzephalitis, Organbefall und Sepsis kommen vor, häufiger jedoch durch die perinatale Infektion.

Alkoholembryofetopathien

Der Alkohol nimmt unter den exogenen Noxen eine Sonderstellung ein; das entsprechende Embryofetopathiesyndrom ist nämlich mit 1 : 900 relativ häufig.

Klinik
Auffällig ist der Minderwuchs der Kinder; auch nach der Geburt kommt es diesbezüglich nicht zu einer Verbesserung. Typische faziale Dysmorphien sind in ▌Abb. 10 dargestellt. Organfehlbildungen kommen vor. Außerdem kann die Intelligenz der Kinder erheblich vermindert sein.

Therapie
Therapeutisch steht die operative Korrektur von Fehlbildungen und die Durchführung von Frühfördermaßnahmen zur Verbesserung der Ausgangslage im Vordergrund.

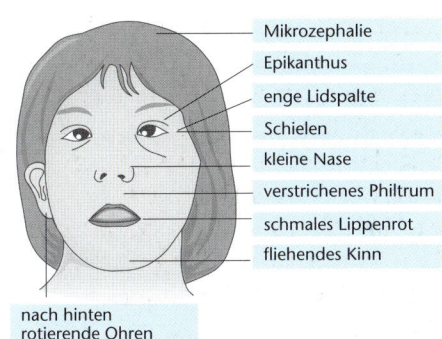

- Mikrozephalie
- Epikanthus
- enge Lidspalte
- Schielen
- kleine Nase
- verstrichenes Philtrum
- schmales Lippenrot
- fliehendes Kinn
- nach hinten rotierende Ohren

▌ Abb. 10: Alkoholembryofetopathie. [2]

Zusammenfassung

✖ Morphologischen Auffälligkeiten muss immer auf den Grund gegangen werden.

✖ Down-Syndrom, Turner-Syndrom und Alkoholembryofetopathiesyndrom sind typische Beispiele für Dysmorphiesyndrome.

✖ Frühfördermaßnahmen und Physiotherapie können Intelligenz- und motorische Defizite vermindern.

Geschlechtsentwicklung

Die normale Geschlechtsentwicklung

Das menschliche Geschlecht wird bei der Befruchtung der Eizelle zunächst genetisch fixiert: Besteht das Gonosomenpaar aus zwei X-Chromosomen, so entwickelt sich in aller Regel das weibliche Geschlecht; besteht das Geschlechtschromosomenpaar aus einem X- und einem Y-Chromosom, so entwickelt sich das männliche Geschlecht. Man spricht vom **genetischen Geschlecht.**
Auf dieser genetischen Grundlage entstehen die embryonalen Gonaden. Die weibliche Anlage stellt den Grundbauplan dar, ihre Entwicklung kann jedoch durch den Testis-determinierenden-Faktor (TDF), der auf dem Y-Chromosom kodiert ist, unterbunden werden, so dass ein männlicher Hoden angelegt wird. Damit wird das **gonadale Geschlecht** festgelegt.
Im weiteren Verlauf wird dieses Geschlecht durch hormonelle Faktoren stabilisiert; es bildet sich der **geschlechtsspezifische Phänotyp** aus.

Die Pubertät

Aufgrund hormoneller Veränderungen während der Pubertät wird der Phänotyp durch Ausbildung der sekundären Geschlechtsmerkmale weiter verstärkt. Die hormonelle Stimulation basiert auf einer vermehrten Produktion von hypothalamischem GnRH, hypophysärem LH und FSH sowie gonadaler Geschlechtshormone.
Die Pubertät beginnt bei Mädchen mit etwa 11 Jahren, bei Jungen mit etwa 13 Jahren. Sie läuft in Stadien ab, die von Tanner beschrieben wurden (Abb. 1). Der typische Wachstumsschub setzt dabei etwas später ein als die Vergrößerung der Hoden bzw. der Brust; die Menarche, d. h. die erste Regelblutung, findet bei den Mädchen mit 12–13 Jahren statt. Die endgültige Geschlechtsreife wird erst mit 15–19 Jahren erreicht.

Störungen der Geschlechtsentwicklung

Basierend auf dem oben Gesagten können Störungen der Geschlechtsentwicklung auf genetischen, gonadalen oder hormonellen Defekten beruhen. Der Pädiater wird damit hauptsächlich in zwei Situationen konfrontiert:

▶ Das Kind hat Geschlechtsorgane, die allein aufgrund ihres Aussehens bei einer Vorsorgeuntersuchung (möglicherweise schon der U1) auffällig werden.
▶ Störungen in der Pubertät, etwa Ausbleiben der Menarche oder zu früh einsetzendes Größenwachstum, führen den betroffenen Jugendlichen zum Pädiater.

Relativ häufige genetische Defekte

Das adrenogenitale Syndrom (AGS)
Beim AGS (Typ 1–5) handelt es um eine Gruppe autosomal-rezessiv vererbter Defekte der Kortisolsynthese, in über 90 % bedingt durch 21-HydroxylaseMangel (AGS Typ 3). Durch die Störung kann kein Kortisol gebildet werden; reaktiv kommt es zu einem Anstieg von ACTH und einer vermehrten Bildung von Androgenen.

Klinik (AGS Typ 3)
Da die männlichen Geschlechtshormone schon während der Fetalentwicklung Einfluss auf die Ausbildung der Geschlechtsmerkmale nehmen, kommen Mädchen mit einem virilisierten Genital zur Welt; man spricht von Pseudohermaphroditus femininus (weiblicher Scheinzwitter, Abb. 2).
Gerade bei Jungen wird ein AGS häufig zu spät erkannt, da ihre Genitalien bei Geburt bis auf eine Hyperpigmentation weitgehend unauffällig sind. Das ist insbesondere beim sog. AGS mit Salzverlustsyndrom problematisch, bei dem neben dem Defekt der Kortisolsynthese auch Aldosteron nicht in ausreichenden Mengen gebildet werden kann. Der daraus resultierende Salzverlust kann dramatische Formen annehmen: Zuerst kommt es zu relativ unspezifischen Symptomen wie Erbrechen, Gewichtsverlust und Dehydratation. Aber schon

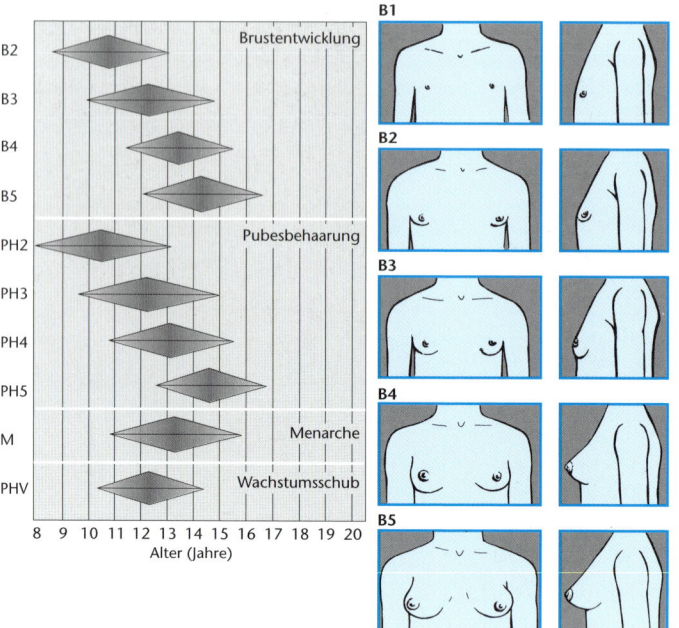

Abb. 1: Weibliche Pubertätsentwicklung (links), Tanner-Stadien der Brustentwicklung (rechts). [2]

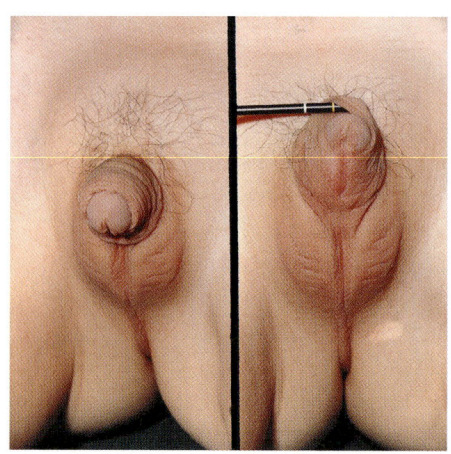

Abb. 2: Virilisiertes Geschlecht bei einem Mädchen mit adrenogenitalem Syndrom. [1]

kurze Zeit später ist das Leben der Kinder durch Hyperkaliämie, Hypontriämie, Hypochlorämie und eine metabolische Azidose akut bedroht.

Therapie (AGS Typ 3)

Therapeutisch müssen lebenslang Glukokortikoide substituiert werden; beim AGS mit Salzverlust zusätzlich Mineralokortikoide.

Das Ullrich-Turner-Syndrom (45, X0)

Beim Ullrich-Turner-Syndrom handelt es sich um eine gonosomale Aberration. Etwa jedes 2000. phänotypisch weibliche Kind hat diese Monosomie X. Manche Kinder haben bei der Geburt ausgeprägte Lymphödeme an Hand- und Fußrücken. Weitere typische Zeichen des Turner-Syndroms sind in ▌Abb. 3 dargestellt.

Klinik

Statt der Ovarien haben diese Kinder nur rudimentäre Anlagen, „streak gonads", wodurch es zu einer primären Amenorrhö kommt. Auch Herzfehler kommen vor. Die geistige Entwicklung ist meist normal.

Therapie

Die Entwicklung sekundärer Geschlechtsmerkmale und eine nahezu normale Endgröße der Betroffenen lassen sich durch eine gezielte Hormonersatztherapie erreichen.

Gestörte Pubertätsentwicklung

Die Pubertätsentwicklung kann entweder wie beim Turner-Syndrom ausbleiben oder sich wie bei der KEV verzögern. Häufige Ursachen der verzögerten Pubertät sind außerdem Mangelernährung, chronische Krankheiten (z. B. Zöliakie) oder Essstörungen.
Das verfrühte Einsetzen der Pubertätsentwicklung kann als Normvariante isoliert einzelne Geschlechtsmerkmale betreffen; man spricht dann z. B. von prämaturer Thelarche (verfrühte Brustentwicklung).

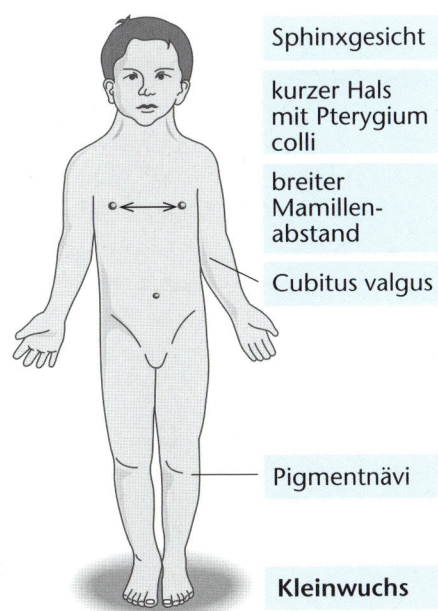

Sphinxgesicht

kurzer Hals mit Pterygium colli

breiter Mamillenabstand

Cubitus valgus

Pigmentnävi

Kleinwuchs

▌ Abb. 3: Turner-Syndrom. [2]

Bei der **echten Pubertas praecox** führt eine Aktivierung des Hypothalamus zum verfrühten Eintritt der Pubertät (▌Abb. 4); LH und FSH im Serum sind dabei erhöht. Relativ häufig, bei Jungen in etwa 50 % der Fälle, ist dies Folge eines Hirntumors. Die **Pseudopubertas praecox** basiert demgegenüber auf einem isolierten Anstieg der Geschlechtshormone, wie z. B. beim AGS; der Gonadotropinspiegel ist dann normal.

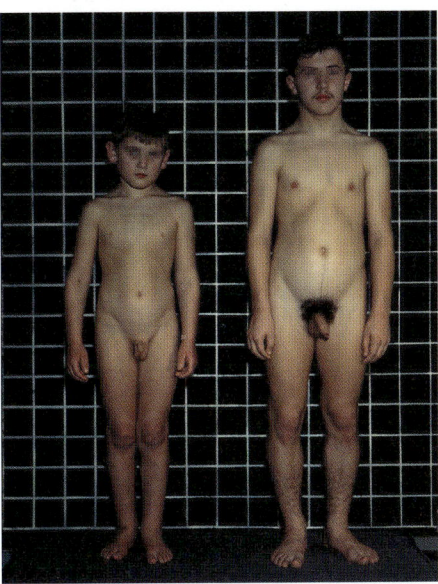

▌ Abb. 4: Beide Jungen sind 10 Jahre alt, rechts Pubertas praecox → die Pubertät hat mit Wachstumsschub und Entwicklung der Geschlechtsmerkmale bereits eingesetzt. [1]

Zusammenfassung

✖ Das AGS geht nur bei Mädchen mit typischen Veränderungen des Genitales einher; Jungen sind deshalb von einem unerkannten, lebensgefährlichen Salzverlust besonders bedroht.

✖ Das verzögerte Einsetzen der Pubertät beruht meist auf konstitutionellen Faktoren, aber auch die Ernährung spielt eine wichtige Rolle.

Wachstum

Kindheit und Jugend sind die Phasen des Wachstums. Wachstum ist ein kontinuierlicher Prozess, der sich aber in verschiedenen Altersgruppen mit unterschiedlicher Geschwindigkeit vollzieht.

Das normale Wachstum

Ein Kind kommt mit einer Länge von ca. 50 cm zur Welt und wächst im ersten Jahr ungefähr 2 cm/Monat. Die Wachstumsgeschwindigkeit fällt jedoch stetig und beträgt über Jahre hinweg nur etwa 6 cm/Jahr. In der Pubertät kommt es dann zu einem erneuten Anstieg der Wachstumsgeschwindigkeit, die Kinder haben einen „Wachstumsschub". Die Endgröße wird mit 17 oder 18 Jahren erreicht. Einige Eckdaten zu Körpergröße und Gewicht zeigt ▌Tab. 1.

> Die Geburtsgröße hat sich etwa mit 4 Jahren verdoppelt. Das Geburtsgewicht hat sich nach einem halben Jahr verdoppelt, nach einem Jahr verdreifacht und nach 6 Jahren versechsfacht.

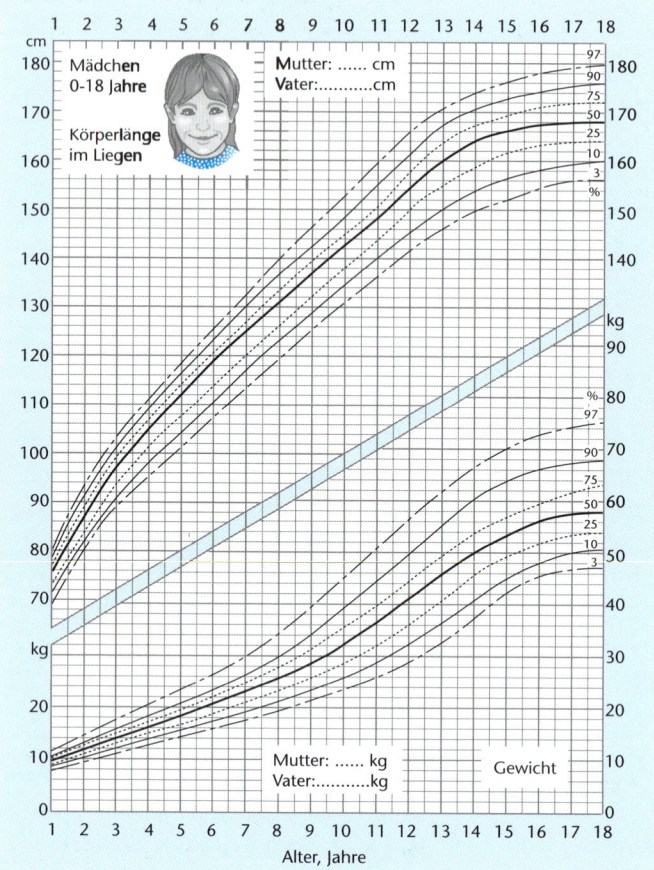

▌ Abb. 1: Somatogramm für Mädchen bis 18 Jahre nach Brand und Reineken. [2]

Das Somatogramm

Wiegen und Messen sind Hauptpunkte jeder pädiatrischen Untersuchung. Die Untersuchungsergebnisse werden anhand eines Somatogramms ausgewertet. Dabei handelt es sich um eine Tabelle mit altersentsprechenden Normwerten für Wachstum und Gewichtszunahme (▌Abb. 1).

Die Perzentilenkurven des Somatogramms zeigen Größe bzw. Gewicht des Normkollektivs gleichaltriger Mädchen bzw. Jungen. Liegt also die Größe eines Kindes zu einem bestimmten Zeitpunkt auf der 60. Perzentile, so bedeutet dies, dass 60 % der gleichaltrigen Kinder gleichen Geschlechts kleiner und 40 %

größer sind. Der Normbereich befindet sich zwischen der 3. und der 97. Perzentile.

Störungen des Wachstums und Gedeihens

Folgende Befunde bedürfen einer eingehenden Untersuchung:

▶ Kleinwuchs – die Körpergröße liegt unterhalb der 3. Perzentile.
▶ Hochwuchs – die Körpergröße liegt oberhalb der 97. Perzentile.
▶ Abfallende Wachstumsgeschwindigkeit – diese liegt unterhalb der 25. Perzentile.
▶ Beschleunigte Wachstumsgeschwindigkeit – diese liegt oberhalb der 75. Perzentile.
▶ Mangelnde Gewichtszunahme.

Kleinwuchs

Beim Kleinwuchs unterscheidet man **primäre Wachstumsstörungen,** bei denen das Knochenalter dem Lebens-

alter entspricht, von **sekundären Wachstumsstörungen,** bei denen das Knochenalter retardiert ist; bei den sekundären Störungen kann deshalb eine normale Endgröße noch erreicht werden.

Kleinwuchs als Symptom kann Ausdruck verschiedenster Krankheiten sein. Er kommt aber auch in Normvarianten hervor:

▶ Beim **familiären Kleinwuchs** sind in einer Familie mehrere kleinwüchsige Mitglieder anzutreffen. Dementsprechend wächst auch das Kind konstant und gleichmäßig unterhalb der 3. Perzentile. Eine normale Endgröße wird nicht erreicht (primäre Wachstumsstörung), ▌Abb. 2.
▶ Auch die **konstitutionelle Entwicklungsverzögerung (KEV)** tritt familiär gehäuft auf. Hier verzögert sich der Eintritt der Pubertät und der damit verbundenen Wachstumsbeschleunigung. Die Kinder fallen also für eine Weile in der Größenentwick-

Alter	Größe	Gewicht
Bei Geburt	50 cm	3 400 g
6 Monate	60 cm	7 kg
1 Jahr	75 cm	10 kg
4 Jahre	100 cm	16 kg
6 Jahre	120 cm	20 kg

▌ Tab. 1: Durchschnittliche Größe und Gewicht.

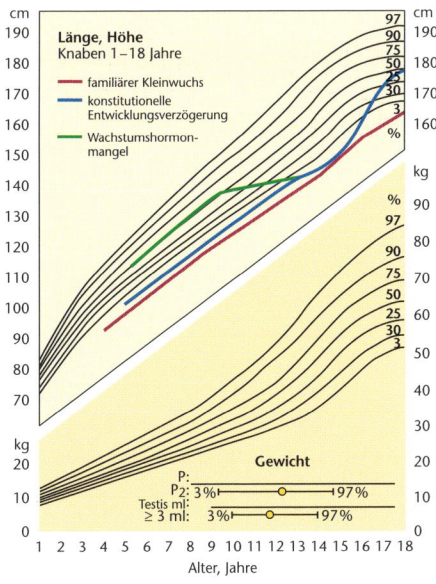

Abb. 2: Wachstumsverlauf bei familiärem Kleinwuchs (rot), KEV (blau) und GH-Mangel (grün). [1]

Stoffwechselstörungen: z. B. Mukopolysaccharidose Typ I Pfaundler-Hurler. Bei dieser Störung im Kohlenhydratabbau treten außerdem typische faziale Dysmorphien, psychomotorische Retardierung und Hornhauttrübungen auf.

Hochwuchs

Auch bei hochwüchsigen Kindern stehen die entsprechenden Normvarianten im Vordergrund: familiärer Großwuchs und konstitutionelle Entwicklungsbeschleunigung. Ein Hochwuchs alimentärer Ursache ist normalerweise mit der Adipositas vergesellschaftet (s. Adiposogigantismus S. 12). Daneben muss aber auch an endokrine Störungen wie etwa das AGS und die Pubertas praecox (s. S. 8), an Chromosomenaberrationen oder genetische Störungen gedacht werden.

Gedeihstörungen

Das Gewicht eines Kindes kann nur in Relation zu seiner Größe beurteilt werden. Liegt also das Gewicht unterhalb der 3. Perzentile, die Körpergröße des Kindes aber ebenso, so liegt ein Kleinwuchs bei einem passenden Gewicht vor. Liegt allerdings allein das Gewicht unterhalb der 3. Perzentile, so spricht man von einer Gedeihstörung bzw. Dystrophie (Abb. 2). Mögliche Ursachen einer Gedeihstörung zeigt Tab. 2.

lung hinter dem Normkollektiv zurück, holen mit Eintritt der Pubertät jedoch wieder auf und erreichen eine normale Endgröße, Abb. 3. Die KEV ist die häufigste Form des sekundären Kleinwuchses.

Zu den Krankheiten, die typischerweise mit einem Kleinwuchs einhergehen, zählen:

Chromosomenaberrationen: z. B. Down-Syndrom (s. S. 6), Ullrich-Turner-Syndrom (s. S. 9) oder Prader-Willi-Syndrom (s. S. 5)

Intrauterine Schädigung des Fetus (s. S. 7)

Hormonelle Störungen: z. B. Hypothyreose (s. S. 23) oder isolierter hypophysärer Wachstumshormonmangel. Durch therapeutische Substitution des entsprechenden Hormons (z. B. Wachstumshormon, GH) kann eine normale Endgröße erreicht werden, Abb. 2.

Skelettanomalien: z. B. Achondroplasie. Diese autosomal-dominant vererbte Skelettdysplasie zeigt ein vermindertes Wachstum der Extremitäten bei normaler Rumpflänge. Es liegt also ein dysproportionierter Kleinwuchs vor. Der Ausdruck „Liliputaner" für die Betroffenen wird als diskriminierend empfunden.

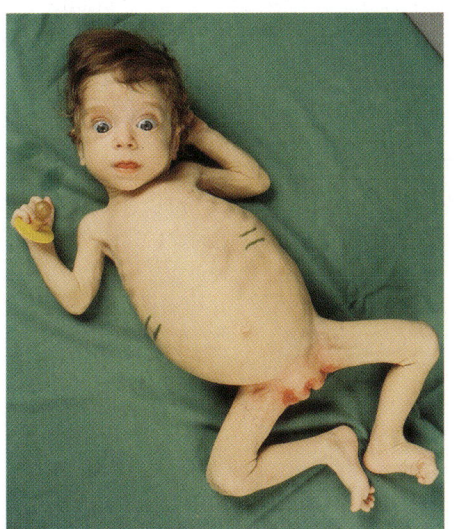

Abb. 3: Schwere Dystrophie bei einem Säugling; das aufgeblähte Abdomen rührt von einem Aszites her. [1]

Ursache	Beispiele
Verminderte Nahrungszufuhr	Mangelernährung, Diät, psychosoziale Probleme, chronische Erkrankungen
Erhöhter Nährstoffverlust	Erbrechen, Durchfälle bei Mukoviszidose oder Zöliakie, M. Crohn
Erhöhter Energieverbrauch	Hyperthyreose, chronische Infektionen

Tab. 2: Die drei Grundursachen der Gedeihstörung.

Zusammenfassung

✖ Wiegen und Messen sind elementarer Bestandteil jeder pädiatrischen Untersuchung.

✖ Kleinwuchs tritt als Normvariante in bestimmten Familien gehäuft auf.

✖ Kleinwuchs kann oft nicht therapiert werden.

✖ Gedeihstörungen entstehen häufig aufgrund von Mangelernährung oder sozialer und emotionaler Deprivation.

Ernährung

Ernährungsfragen spielen sowohl für die Eltern als auch für den beratenden Kinderarzt eine große Rolle. Bei Säuglingen ist die Frage der richtigen Ernährung für Mütter, die vorher noch kein Kind hatten, besonders dringend. Bei den älteren Kindern steht heute vor allem das Übergewicht im Vordergrund, das für die Entstehung von Krankheiten und sozialen Problemen verantwortlich gemacht wird. Und bei den Jugendlichen, insbesondere den Mädchen, sind Essstörungen ein relativ häufiges Thema.

Säuglingsernährung

Als beste Form der Säuglingsernährung wird heute wieder die Muttermilch angesehen. Das Stillen hat folgende Vorteile: Die Säuglingsnahrung ist billig und ständig verfügbar, und die enge Beziehung zwischen Mutter und Kind wird noch intensiviert; außerdem profitiert das Kind von der Muttermilch durch ein geringeres Atopie- und Infektionsrisiko.

> Grundsätzlich sollte das Stillen allen Müttern angeraten werden.

Einige Grundregeln sind beim Stillen jedoch zu beachten, damit die Säuglingsernährung für Kind und Mutter befriedigend verläuft:

▶ Ein ausreichendes Milchangebot stellt die schnelle Sättigung des Säuglings sicher; seltener kommt es dann zu Weinerlichkeit. Deshalb sollte die Milchbildung durch frühes und häufiges Anlegen sowie durch eine mütterliche Trinkmenge von mindestens 2,5 l/Tag gefördert werden; aus demselben Grund sollte der Säugling zuerst eine Brust vollständig leer trinken, bevor ihm die andere angeboten wird.
▶ Schmerzhaften Entzündungen und Rhagaden im Bereich der Brust kann durch gute Hautpflege und Hygiene vorgebeugt werden. Auch eine gute „Stilltechnik", bei der das Baby nicht mit der Brustwarze spielen kann, ist hilfreich. Das Baby soll beim Trinken nicht nur die Brustwarze, sondern den gesamten Vorhof mit in den Mund nehmen.
▶ Die Trinkhäufigkeit bestimmt der Säugling nach dem Grundsatz des „Self-Demand-Feeding" selbst. Ein guter Indikator für die richtige Ernährung ist es, wenn das Kind gedeiht und etwa sechsmal am Tag gewindelt werden muss. Die alleinige Ernährung mit Muttermilch ist über den sechsten Lebensmonat hinaus wenig sinnvoll (▪Abb. 1).

Die Muttermilch ist aufgrund ihrer Zusammensetzung optimal für die Ernährung des Säuglings geeignet: Der niedrige Mineraliengehalt schützt die kindliche Niere, die Protein- und Fettzusammensetzung ist besonders leicht verdaulich, und der hohe Laktosegehalt fördert die kindliche Darmflora. Außerdem enthält die Muttermilch Schutzstoffe wie IgA oder Lysozym. Lediglich an den Vitaminen K und D besteht ein Mangel, weshalb diese substituiert werden müssen, s. S. 22.
Auf das Stillen muss trotzdem verzichtet werden, wenn sich bei Mutter oder Kind sog. echte Stillhindernisse ergeben (▪Tab. 1).
In diesem Fall bietet der Handel etliche Säuglingsmilchzubereitungen an, die eine gute Ernährung des Säuglings gewährleisten. Die sog. Säuglingsanfangsnahrung (Pre- oder 1er Milch) ist an die Muttermilch adaptiert und deshalb für die gesamte Zeit als Muttermilchersatz geeignet – eine Umstellung auf kohlenhydratreichere, teiladaptierte Folgemilch ist nicht erforderlich.
Ausdrücklich gewarnt werden muss vor einer Ernährung mit reiner Kuhmilch, die vor allem wegen ihres hohen Eiweißanteils zu schweren Dystrophien führen kann (▪Abb. 2).
Etwa ab dem 5. Monat wird dem Säugling Beikost angeboten. Kartoffeln, Karotten, etwas Fleisch und Öl als Brei können dem Kind so lange gefüttert werden, bis es im Verlauf des 2. Lebensjahres lernt, mehr und mehr an den regulären Malzeiten der Familie teilzunehmen.

Säugling	Angeborene Laktoseintoleranz, Galaktosämie, Phenylketonurie, evtl. Lippen-Kiefer-Gaumenspalte
Mutter	Infektionen wie HIV, Tuberkulose, evtl. auch Hepatitis B oder C, schwere Tumorerkrankungen, Drogensucht, Einnahme bestimmter Medikamente

▪ Tab. 1: Stillhindernisse bei Mutter oder Kind.

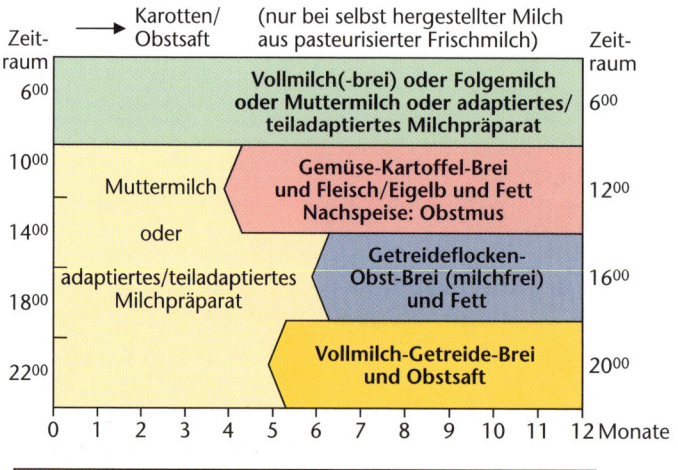
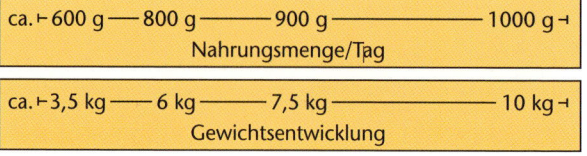

▪ Abb. 1: Säuglings-Ernährungsplan des Forschungsinstituts für Kinderernährung Dortmund. [1]

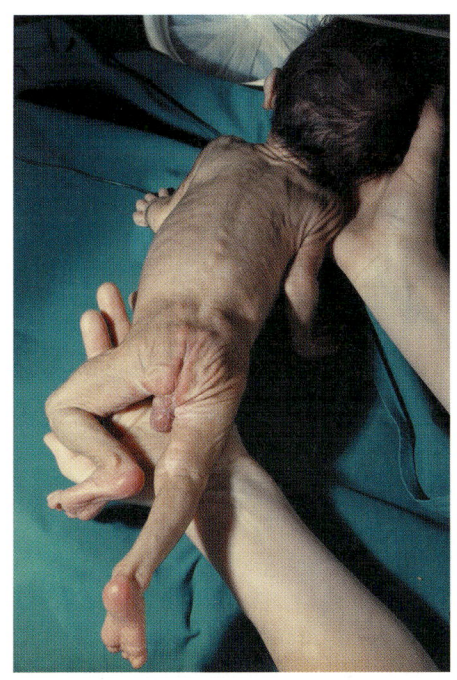

Abb. 2: Säugling mit schwerer Dystrophie nach Ernährung mit reiner Kuhmilch. [1]

Ernährungsbedingte Störungen

Adipositas

Das Übergewicht nimmt unter den kindlichen Ernährungsstörungen die führende Stellung ein. Man spricht von Adipositas, wenn das Gewicht über der 95. Perzentile oder 20 % über dem Längensollgewicht liegt. Die Kinder sind normalerweise nicht nur übergewichtig, sondern auch hochwüchsig; man spricht von Adiposogigantismus. An äußeren Zeichen kommen Striae, bei Jungen Pseudogynäkomastie und Pseudohypogenitalismus vor.

Ätiologie

Studien aus der Zwillingsforschung haben gezeigt, dass bei etwa 70 % der Übergewichtigen eine genetische Disposition angenommen werden kann. Ursächlich ist dennoch fast immer zu reichliche Ernährung und Bewegungsmangel. Selten kommen auch endokrinologische Störungen wie M. Cushing, Hypothyreose oder primärer Hyperinsulinismus als Ursache in Betracht. Deshalb sollte eine primär alimentäre Adipositas nur dann diagnostiziert werden, wenn keine Wachstumsstörung vorliegt, die Entwicklung normal verläuft und eine Hypoglykämie ausgeschlossen werden kann.

Therapie

Vor allem wegen der langfristigen Schäden wie Diabetes mellitus Typ 2, Hypertonie, KHK, Dyslipidämie und vielfältige Erkrankungen des Bewegungsapparates sollte das Gewicht mit Diätplänen und Programmen zur Steigerung der Aktivität frühzeitig stabilisiert und dann reduziert werden. Der Schlüssel zum langfristigen Erfolg ist aber die psychotherapeutische und pädagogische Betreuung.

Anorexia nervosa

Bei weiblichen Jugendlichen ist auch die Anorexia nervosa (Magersucht) mit einer Inzidenz von 0,5 – 1 % nicht ganz selten. Es handelt sich dabei um eine Ernährungsstörung, die durch einen selbst herbeigeführten Gewichtsverlust mit einem Body-Mass-Index unter 17,5 und einer stark ausgeprägten Angst vor dem Dickwerden geprägt ist.

Ätiologie und Klinik

Die Ursachen sind nicht ganz geklärt; es werden sowohl genetische als auch psychosoziale Faktoren oder Störungen des Hirnstoffwechsels angeschuldigt.
Typisch für die Magersucht sind das Körperbild (▌Abb. 3) und eine sekundäre Amenorrhö; aber auch Kreislaufstörungen, Elektrolytstörungen oder Blutbildabweichungen können vorkommen.

Therapie

Die Behandlung erfolgt normalerweise stationär; zunächst muss das Gewicht durch spezielle Ernährungspläne, in schweren Fällen auch durch künstliche Ernährung, angehoben werden. Entscheidend ist aber vor allem eine gezielte Psychotherapie, meist Verhaltenstherapie, wodurch die langfristige Prognose erheblich verbessert wird. Nach Entlassung hat dann die Nachsorge eine besondere Bedeutung, da im Lauf der Jahre nur etwa $2/3$ der Mädchen dauerhaft geheilt werden können. Die Prognose ist im Allgemeinen umso besser, je später die Krankheit ausgebrochen ist.

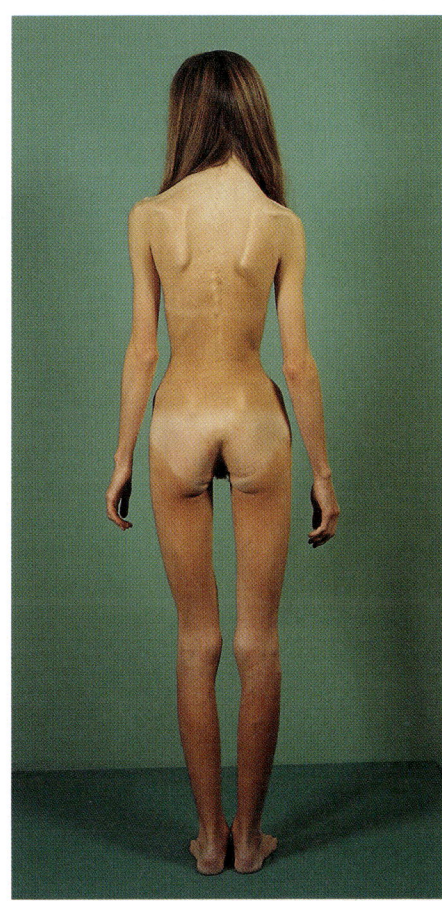

Abb. 3: Anorexia nervosa bei einer 14-Jährigen. [1]

Zusammenfassung

✖ Wegen der vielfältigen Vorteile für Mutter und Kind sollte prinzipiell jeder Mutter zum Stillen geraten werden.

✖ Echte Stillhindernisse sind selten; sollten sie vorliegen, wird eine gute Ernährung durch sog. Säuglingsanfangsnahrungen sichergestellt.

✖ Vor allem wegen der Spätschäden muss bei adipösen Kindern das Gewicht möglichst frühzeitig stabilisiert oder besser noch reduziert werden.

Die pädiatrische Untersuchung

Wie bei jeder ärztlichen Konsultation stehen auch in der Praxis des Kinderarztes die ausführliche Anamnese und die körperliche Untersuchung am Anfang jeder Tätigkeit. Die Untersuchung hat viele Gemeinsamkeiten mit der Erwachsener; stellt der Untersucher sich aber nicht auf die besondere Problematik im Umgang mit Kindern und deren Betreuungsperson (in aller Regel der Mutter) ein, sind Frustrationen unvermeidlich.

Umgang mit Kindern und Betreuungspersonen

„Kinder sind keine kleinen Erwachsenen." Dieser Umstand macht ein besonderes Eingehen auf die Situation des Kindes erforderlich:

‣ Viele Kinder haben vor dem Arztbesuch Angst. Achten Sie deshalb auf eine kindgerechte Gestaltung des Behandlungszimmers: Medizinische Instrumente und die Behandlungsliege wirken auf Kinder oft bedrohlich; Spielzeug und lustige Bilder schaffen demgegenüber eine Atmosphäre, in der sich auch das Kind wohl fühlen kann (‣ Abb. 1). Viele Kinderärzte verzichten aus diesem Grund auch auf den weißen Kittel.

‣ Die sprachlichen Fähigkeiten von Kindern sind begrenzt. Mit Kindern bis zum vierten Lebensjahr ist eine sinnvolle ärztliche Kommunikation kaum möglich, danach zumindest eingeschränkt. Geben Sie sich dennoch Mühe, das Kind persönlich anzusprechen und spielerischen Kontakt aufzubauen und zu erhalten.

‣ Je kleiner das Kind ist, desto weniger Verständnis kann es für die belastenden, teilweise sogar schmerzhaften Untersuchungen des Arztes aufbringen. Lenken Sie das Kind ab, gehen Sie geduldig und behutsam vor. Durch spielerische Zuwendung können Sie vielleicht das Interesse des Kindes wecken. Führen Sie unangenehme Prozeduren (z. B. die Ohrenspiegelung) erst am Ende der Untersuchung durch.

‣ Ältere Kinder und Jugendliche haben eventuell Probleme, die sie lieber mit dem Arzt allein, also ohne Anwesenheit der Mutter besprechen möchten. Geben Sie hierzu Gelegenheit.

‣ Machen Sie sich auch die besondere Situation der Betreuungsperson bewusst. Ihr Kind ist krank, auch sie ist eventuell verunsichert und ängstlich. Schnell kommt es dann zu Konflikten mit dem Arzt. Versuchen Sie deshalb freundlich und geduldig, das Vertrauen und Verständnis der Betreuungsperson zu gewinnen. Ohne sie ist eine Behandlung des kranken Kindes nicht möglich.

Anamneseerhebung

Bei Kleinkindern ist die Anamnese hauptsächlich nach Angaben der Betreuungsperson zu erheben; ältere Kinder können eventuell schon allein Auskunft über ihre Beschwerden geben. Die Schilderungen der Betreuungsperson bzw. des Kindes müssen dabei unbedingt ernst genommen werden. Achten Sie jedoch bei Angaben der Begleitperson auch darauf, ob sie diejenige Person ist, die auch tatsächlich die tägliche Pflege des Kindes ausübt: Väter kennen das normale Befinden ihrer Kinder in aller Regel weniger gut als die Mütter.

Prinzipiell ist bei der Anamnese wie bei der ähnlichen Situation mit Erwachsenen vorzugehen. Im Vordergrund stehen zunächst die aktuellen Probleme und Beschwerden. Je nach Schwere der Erkrankung und Besonderheiten des Falles sollten Sie dann jedoch eine Reihe von pädiatrisch möglicherweise wichtigen Fragen in Angriff nehmen, ‣ Tab. 1.

Während Sie sich mit der Mutter bzw. der Betreuungsperson unterhalten, haben Sie auch die Möglichkeit, das Kind zu beobachten und einen ersten Eindruck von seinem Zustand zu bekommen. Stellen Sie sich z. B. folgende Fragen:

‣ Wie sieht das Kind aus? Ist es blass? Macht es einen kranken Eindruck?

‣ Wie ist seine Haltung? Der Gesichtsausdruck?

‣ Spielt das Kind? Weint es? Oder ist es apathisch?

‣ Wie sind seine Bewegungen? Eventuell auch sein Temperament?

‣ Wie ist die Interaktion mit der Begleitperson? Spricht es? Wenn ja, wie?

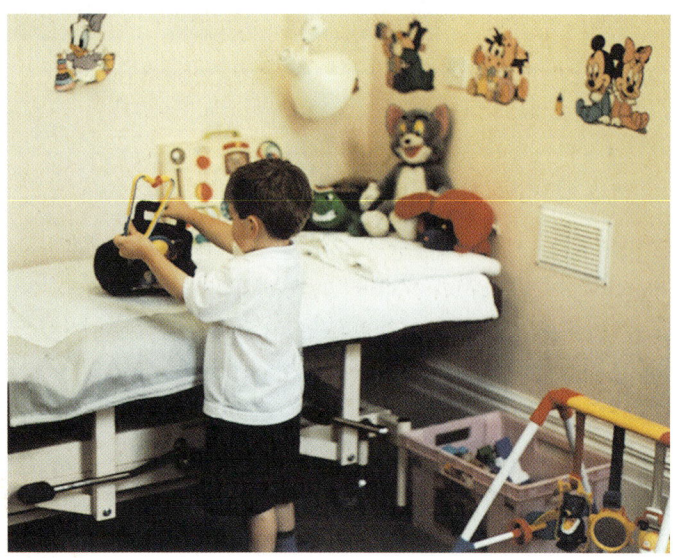

‣ Abb. 1: Kindgerechtes Behandlungszimmer. [3]

Schwangerschaft und Geburt	Schwangerschaftsverlauf und Risikofaktoren; Infektionen, Intoxikationen, Alkohol-, Nikotin-, bzw. Medikamenten-abusus; Verlauf und Komplikationen bei der Geburt
Entwicklung nach der Geburt	Screening; Ikterus, Krämpfe; Trinkgewohnheiten und Wachstum
Ernährung	Dauer des Stillens; Ernährungsgewohnheiten und Nahrungsmittelunverträglichkeiten; Vit.-D- und Fluor-Prophylaxe
Impfungen	Empfohlene Impfungen, Komplikationen
Infektionskrankheiten	Durchgemachte Kinderkrankheiten; erkrankte Kinder in der Umgebung, Geschwister etc.
Bisherige Krankheiten	Fehlbildungen, Unfälle, Krankenhausaufenthalte, Erkrankungen und ihre Komplikationen, bekannte chronische Leiden, Allergien (insbesondere gegen Medikamente)
Soziale und familiäre Situation	Wohnverhältnisse, Pflege, Geschwister, Schule; Krankheiten in der Familie
Psychische Besonderheiten	Aufmerksamkeitsstörungen, Ängste, Bettnässen, Verhältnis zu den Eltern, Geschwistern, Freunden

Tab. 1: Pädiatrisch relevante Fragen bei der Anamnese.

Körperliche Untersuchung

Im Anschluss an die Anamnese folgt die körperliche Untersuchung des Kindes. Anders als bei Erwachsenen ist es selten möglich, systematisch umfassende Befunde zu erheben, ohne Widerstand beim Kind zu erwecken. Führen Sie deshalb zunächst Untersuchungen durch, die wenig belastend für das Kind sind, und heben Sie sich die unangenehmen Untersuchungen, z. B. die Inspektion des Rachens, bis zum Schluss auf. Für Kleinkinder ist es außerdem beruhigend, wenn sie während der Untersuchung auf dem Schoß der Mutter sitzen dürfen (▌Abb. 2).

Typische Arbeitsschritte der pädiatrischen Untersuchung sind:

▶ **Inspektion:** Achten Sie auf den kindlichen Allgemein- und Ernährungszustand, die Motorik, Gesicht und Augen, die Hautbeschaffenheit und -farbe und die Atmung; versuchen Sie auch, deutlich hörbare Atemgeräusche wahrzunehmen.
▶ **Wiegen und Messen** (Körperlänge und Kopfumfang): Diese Maßnahmen sind insbesondere in der Säuglings- und Kleinkindphase von herausragender Bedeutung, um frühzeitig Wachstumsverzögerungen und Gedeihstörungen festzustellen.
▶ **Auskultation** des Herzens und der Lunge: Die Auskultation erfolgt ähnlich der Untersuchung beim Erwachsenen; allerdings wird ein kleineres Stethoskop verwendet. Die Perkussion des Thorax spielt wegen der schwierigeren Beurteilung der Befunde in der Pädiatrie eine untergeordnete Rolle.
▶ **Untersuchung des Abdomens:** Bei dieser Untersuchung ist es ratsam, sich an das übliche Schema Inspektion – Palpation – Perkussion – Auskultation zu halten. Bei der Palpation ist bei Kindern noch vorsichtiger vorzugehen als bei Erwachsenen, da schmerzhafte Maßnahmen nicht toleriert werden. Beginnen Sie deshalb streichelnd und palpieren Sie den Ort des Bauchschmerzmaximums zuletzt.
▶ **Mund-/Racheninspektion und Otoskopie:** Beenden Sie die Untersuchung mit diesen Schritten.

Wichtig ist vor allem die vollständige Untersuchung; übersehene Befunde können gerade in der Pädiatrie schnell fatale Folgen haben.

Die Dokumentation der Untersuchungsergebnisse erfolgt – sofern es sich um eine Vorsorgeuntersuchung handelt – im Gelben Heft, s. S. 22. Vergessen Sie nicht, das Kind nach Abschluss Ihrer Untersuchung zu loben. Endet der Arztbesuch auf versöhnliche Weise, so wird das Kind vor dem nächsten Besuch weit weniger Angst haben.

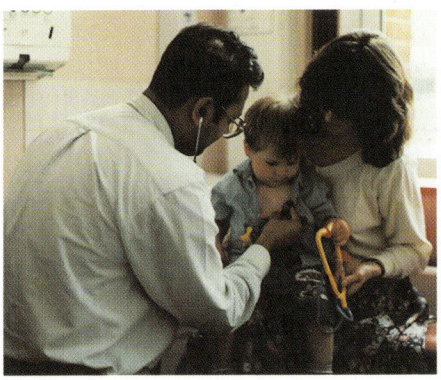

Abb. 2: Auf dem Schoß der Mutter erträgt das Kleinkind belastende Untersuchungen besser. [3]

Zusammenfassung

✖ Der Arztbesuch ist für Kinder und Eltern in vielen Fällen belastend; Einfühlungsvermögen und Geduld sind daher unverzichtbare Voraussetzungen der pädiatrischen Tätigkeit.

✖ Die pädiatrische Anamnese beinhaltet neben beschwerdebezogenen Fragen auch solche, die für die Beurteilung der regelrechten Entwicklung des Kindes relevant sind.

✖ Befunde aus schmerzhaften oder irritierenden Untersuchungen sind bei Kindern manchmal schwer zu erheben; behutsames und überlegtes Vorgehen ohne allzu starre Fixierung auf ein Schema führt aber oft zum Erfolg.

✖ Die körperliche Untersuchung wird am vollständig entkleideten Kind durchgeführt.

Die Untersuchung des Neugeborenen I

Normalerweise ist der erste Arzt, der ein Neugeborenes untersucht, ein Geburtshelfer. Ein Kinderarzt wird aber in allen Fällen hinzugezogen, in denen bei Mutter oder Kind schon im Vorfeld oder bei der Geburt Probleme auftreten.

Unmittelbar nach der Geburt wird das Kind abgenabelt und in warme Tücher gehüllt. Danach muss Fruchtwasser, das die Atmung behindert oder Auffälligkeiten zeigt, abgesaugt werden. Noch im Kreißsaal folgt die erste Vorsorgeuntersuchung U1.

Im Rahmen der U2 findet ein Neugeborenenscreening auf verschiedene angeborene Stoffwechselstörungen statt (s. S. 22).

Postnatale Adaption

Unmittelbar nach der Geburt macht der kindliche Organismus eine Reihe von Anpassungsvorgängen durch, die der Adaption an die neue Lebensumgebung dienen.

Kreislauf und Atmung

Im Mutterleib wird der Fetus über die Plazenta und die V. umbilicalis mit Sauerstoff versorgt. Die Lunge wird kaum durchblutet, da über das offene Foramen ovale und den Ductus arteriosus ein physiologischer Rechts-links-Shunt besteht. Nach der Geburt sinkt mit dem ersten Atemzug der pulmonale Gefäßwiderstand, das Foramen ovale und der Ductus arteriosus verschließen sich. Das kindliche Blut wird jetzt in der Lunge oxygeniert; das linke Herz versorgt den Organismus mit Sauerstoff. Diese Anpassungsvorgänge sind in ❚ Abb. 1 dargestellt. Das Neugeborene hat eine Atemfrequenz von ca. 40/Min., und eine Herzfrequenz von ca. 120/Min.

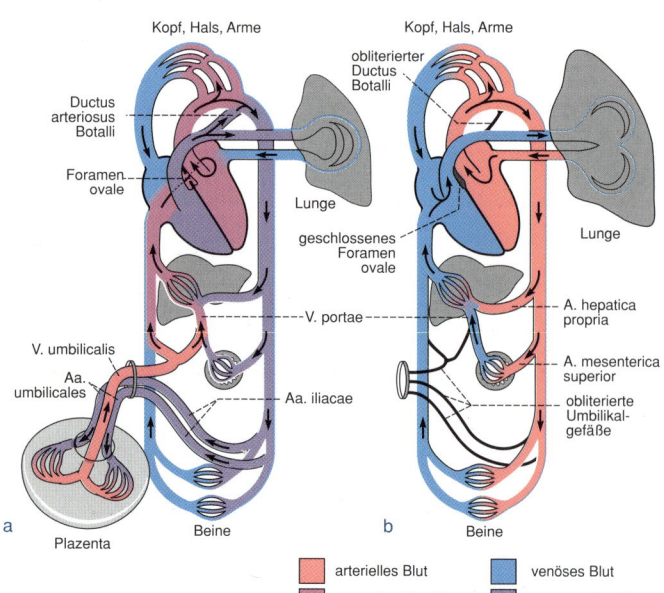

❚ Abb. 1: Postnatale Adaption der kindlichen Kreislaufverhältnisse; Kreislauf vor (a) und nach (b) der Geburt. [1]

Kriterien	0 Punkte	1 Punkt	2 Punkte
Aussehen	Blass, blau	Zentral rosig, Extremitäten blau	Rosige Hände und Füße
Puls	Keiner	< 100/min	> 100/min
Grimassieren beim Absaugen	Keines	Mäßiges Grimassieren	Schreien, Husten, Niesen
Aktivität	Schlaff, keine Spontanbewegung	Mäßig gebeugte Extremitäten	Gute, spontane Bewegung
Respiration	Keine	Langsam, unregelmäßig, flach	Gut, kräftiges Schreien

❚ Tab. 1: Punkteverteilung beim Apgar-Score.

Temperaturregulation

Besonders empfindlich reagiert das Neugeborene auf die ungewohnten Temperaturverhältnisse. Der Fetus ist vor Wärmeverlusten oder Überwärmung durch den Mutterleib geschützt. Nach der Geburt muss das Kind seine Körpertemperatur selbst regulieren. Dies geschieht in erster Linie über den oxidativen Abbau der kindlichen Glykogen- und Fettreserven (braunes Fett). Daraus ergibt sich Folgendes:

▶ Das Neugeborene muss durch schnelles Abtrocknen vor zusätzlichen Temperaturverlusten durch Verdunstungskälte geschützt werden.
▶ Respiratorische Probleme, die zu einer Sauerstoffminderversorgung führen, müssen so schnell wie möglich behoben werden.
▶ Frühgeborene, die grundsätzlich wenig braunes Fett haben, sind besonders vor den Folgen einer Unterkühlung zu schützen (Wärmelampe!).

Leidet das Neugeborene unter einer Hyperthermie, so können Störungen des Stoffwechsels und Lungenschädigung die Folge sein; auch die Sterblichkeit ist erhöht.

Ausscheidung

Spätestens am 2. Lebenstag sollte das Neugeborene Mekonium entleert haben. Dieser Stuhl hat eine grünlich schwarze Farbe und besteht hauptsächlich aus verschluckten Haaren, abgeschilferten Zellen des Darms und Gallenflüssigkeit.

Der erste Urin wird normalerweise spätestens im Verlauf des 1. Lebenstages ausgeschieden.

Apgar-Score

Um festzustellen, ob sich der kindliche Organismus wie oben beschriebenen an die neuen Lebensbedingungen angepasst hat, haben sich der Apgar-Score und die Bestimmung des Nabelarterien-pH-Werts bewährt. Mit dem Apgar-Score werden Befunde, die in den ersten Lebensminuten erhoben werden, zusammengefasst und mit einem Zahlenwert von 1 bis 10 belegt. Dieser Zahlenwert gibt Auskunft über den

postnatalen Zustand des Kindes und ermöglicht in bestimmten Fällen auch eine Prognose für seine weitere Entwicklung. Beurteilt werden im Apgar-Score die Hautfarbe des Kindes, die Herzfrequenz, die Reflexe beim Absaugen, der Muskeltonus und die Atmung, ▌Tab. 1.
Der Apgar-Wert wird mit Hilfe einer Apgar-Uhr 1 Min., 5 Min. und 10 Min. nach der Geburt bestimmt. Ein unauffälliges Kind hat einen Wert von neun oder zehn. Weniger als sechs Punkte (oder ein Nabelarterien-pH-Wert unter 7,15) weisen auf eine Asphyxie hin, die die Verlegung auf eine pädiatrische Intensivstation erforderlich macht. Eventuell wird sogar eine Reanimation notwendig (s. Zyanose II, S. 46).

Beurteilung des Reifegrades

Ist der Zustand des Neugeborenen stabil, wird sein Reifealter ermittelt. Hierfür werden verschiedene Indizes verwendet, die teils auf neurologischen, teils auf somatischen Kriterien beruhen. Verbreitet ist der Pertussa-Index (▌Tab. 2).
Die durch die Befunderhebung ermittelte Punktezahl wird zu 30 addiert. Maximal können also 40 Punkte erreicht werden; das entspricht einem Reifealter von 40 Gestationswochen. Unreife termingeborene Kinder tragen ebenso wie Frühgeborene besondere Risiken (s. a. Das Frühgeborene S. 20). Das gesunde und reife Neugeborene wiegt ca. 3400 g, ist ca. 50 cm groß und hat einen Kopfumfang von ca. 35 cm.

Kriterien	0 Punkte	1 Punkt	2 Punkte
Ohr-knorpel	Ungeformt	Weicher Knorpel tastbar, evtl. nur im Tragus	Fest
Haut	Durchscheinend, verletzlich	Dünn, rosig, Venen sichtbar	Rosig, fest, Hautfalten erkennbar
Genitale	Hoden nicht tastbar; kleine Labien größer als große Labien	Hoden noch inguinal; große und kleine Labien gleich groß	Deszendierte Hoden; große Labien bedecken kleine Labien
Fuß-sohlen	Keine Falten	Falten im vorderen und mittleren Drittel	Falten über gesamter Sohle
Mamillen	Kaum Drüsengewebe	Drüsengewebe tastbar, Mamille erkennbar	Prominente Mamillen, ca. 10 mm Durchmesser

▌Tab. 2: Punkteverteilung nach dem Pertussa-Index.

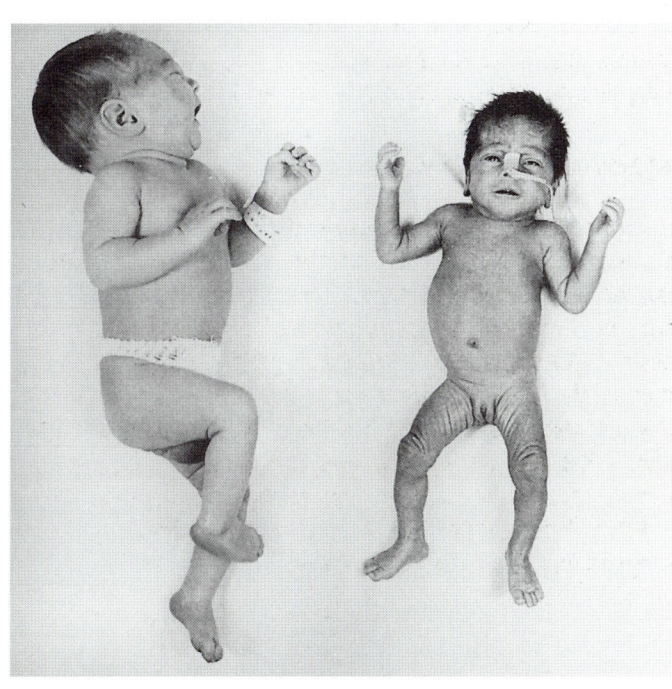

▌Abb. 2: Reifes Neugeborenes (links) im Vergleich zu einem Frühgeborenen in der 33. SSW (rechts). [4]

Zusammenfassung

✖ Die Erstuntersuchung des Neugeborenen erfolgt noch im Kreißsaal und dient in erster Linie der Beurteilung der Vitalfunktionen und der Reife.

✖ Der Apgar-Score wird durch die Bestimmung des Nabelarterien-pH-Werts ergänzt.

✖ Das Neugeborene muss zum Schutz vor Wärmeverlusten abgetrocknet und in warme Tücher gehüllt werden.

✖ Das Neugeborene ist ca. 50 cm groß, wiegt ca. 3400 g und hat einen Kopfumfang von ca. 35 cm.

Die Untersuchung des Neugeborenen II

Bei der vollständigen körperlichen Untersuchung des entkleideten Neugeborenen wird nach Anpassungsstörungen, akuten Erkrankungen, Fehlbildungen und Geburtsverletzungen gesucht.

Schwere Fehlbildungen

Im Rahmen der U1 oder U2 ist nach schweren und offensichtlichen Fehlbildungen zu suchen, die eine sofortige Therapie notwendig machen. Im Folgenden einige Beispiele (Choanalatresie und Ösophagusatresie s. S. 47, Omphalozele und Gastroschisis s. S. 58, Fehlbildungen des Urogenitaltrakts s. S. 65):

▶ **Myelomeningozele:** Bei diesem Neuralrohrdefekt sind Rückenmarkshäute und Rückenmark sackartig ausgestülpt (▮Abb. 3). Rupturiert dieser Tumor, so besteht akute Infektionsgefahr; er muss daher umgehend operativ korrigiert werden. Die Myelomeningozele ist häufig mit Blasen- und Darmfunktionsstörungen sowie Beinlähmungen vergesellschaftet; meist kommt es in der Folge auch zu einem Hydrozephalus.
▶ **Analatresie:** Bei dieser Fehlbildung ist der Enddarm verschlossen (▮Abb. 4). Wird das Fehlen des Anus bei der Untersuchung nicht oder zu spät festgestellt, so droht ein Ileus. Therapie der Wahl ist die operative Korrektur, die jedoch eine befriedigende Kontinenz nicht immer sicherstellen kann.
▶ **Lippen-Kiefer-Gaumen-Spalte:** Diese Spaltbildungen können isoliert oder gemeinsam auftreten und überhaupt ein unterschiedliches Ausmaß zeigen (▮Abb. 5). Die Spaltbildungen wirken sich negativ auf Nahrungsaufnahme, Spracherwerb und die Nasenfunktion (z. B. Seromukotympanon als Folgeerkrankung der Gaumenspalte) aus und sollten deshalb frühzeitig operativ korrigiert werden; der Logopäde unterstützt die normale Sprachentwicklung.

Geburtstraumatische Verletzungen

Operative Entbindungen oder ein verlängerter Geburtsverlauf können zu Verletzungen des Neugeborenen führen; es kommen Frakturen, Blutungen und Nervenläsionen vor. Die wichtigsten sind:

▶ **Klavikulafraktur:** Bei dieser häufigsten Geburtsverletzung kann eine Schonhaltung des Armes oder der einseitig fehlende Moro-Reflex (s. S. 2) auffallen; eventuell tastet man bei der Palpation eine Stufe. Einer Therapie ist normalerweise nicht notwendig.
▶ **Caput succedaneum:** Durch Druck auf Blut- und Lymphgefäße während der Geburt kann es zu einer teigig-ödematösen subkutanen Geschwulst kommen (▮Abb. 6). Eine Therapie ist nicht erforderlich; die Geschwulst bildet sich

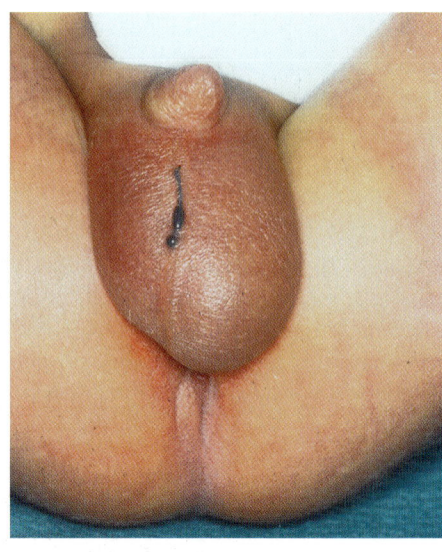

▮ Abb. 4: Analatresie; über eine skrotale Fistel entleert sich Stuhl. [1]

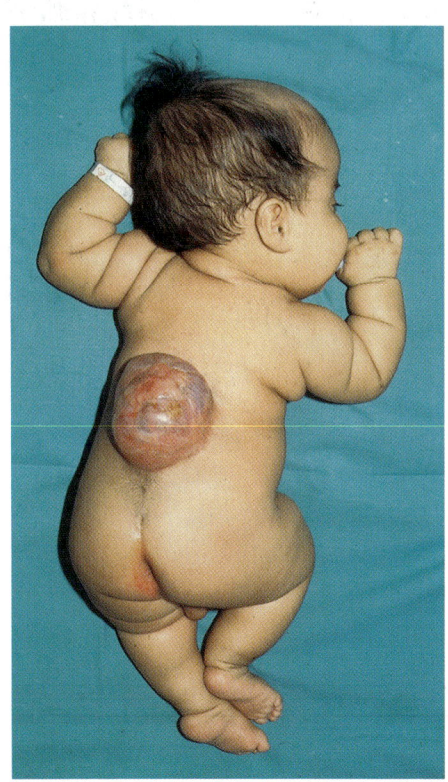

▮ Abb. 3: Myelomeningozele. [1]

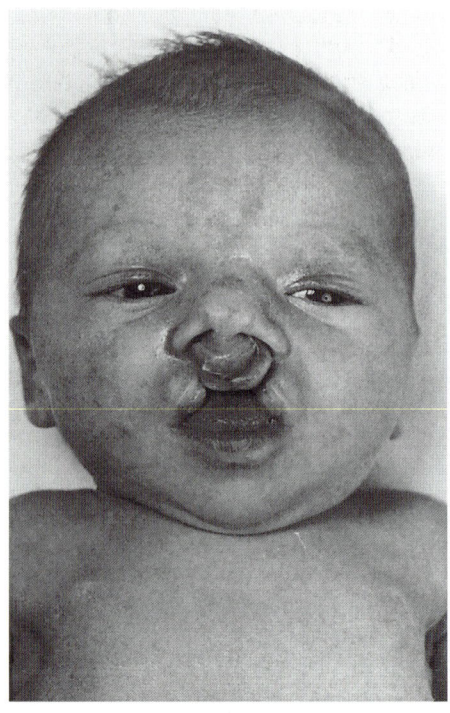

▮ Abb. 5: Beidseitige Lippen-Kiefer-Gaumen-Spalte. [4]

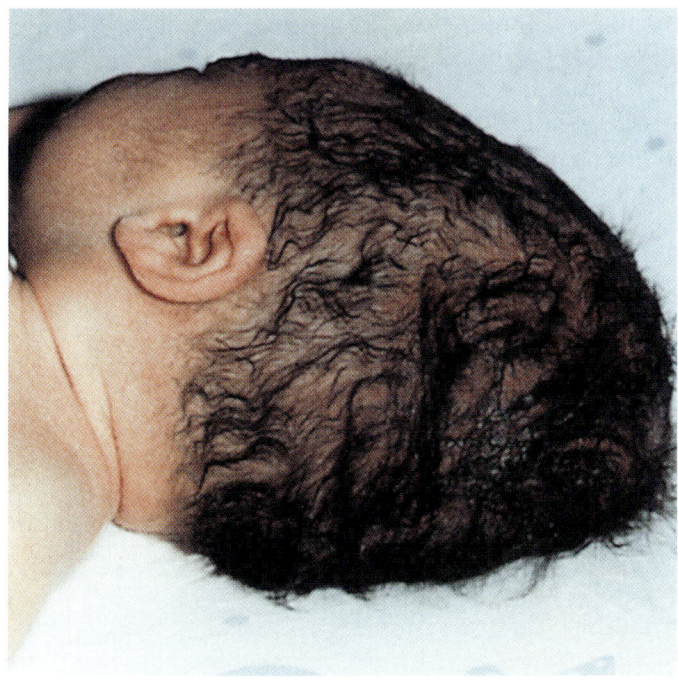

Abb. 6: Caput succedaneum (Geburtsgeschwulst). [3]

innerhalb weniger Tage von selbst zurück.

▶ **Kephalhämatom:** Dieses prall-elastische, fluktuierende subperiostale Hämatom (▮Abb. 7) wird durch Scherkräfte während der Geburt verursacht; es ist durch die Schädelnähte begrenzt. Eine Therapie ist normalerweise nicht erforderlich. In der Folge kann der Hämatomabbau jedoch zu einer Hyperbilirubinämie führen, so dass regelmäßige Bilirubinkontrollen und gegebenenfalls eine Phototherapie erforderlich werden.

▶ **Schiefhals:** Eine schwierige Kopfentwicklung während der Geburt kann zur Hämatombildung im Musculus sternocleidomastoideus führen. Das Hämatom ist oft als Knoten im Muskel tastbar. Vernarbt der Muskel, so kann eine Schiefhaltung des Kopfes zur kranken Seite hin resultieren, die eine krankengymnastische Behandlung notwendig macht.

▶ **Lähmungen des Plexus brachialis:** Zug an Arm oder Kopf während der Geburt kann den Plexus brachialis verletzen. Bei der häufigeren oberen Plexuslähmung Erb-Duchenne (betroffen sind die Segmente C5 und C6) hängt der Arm schlaff und innenrotiert am Körper (▮Abb. 8), die Motorik der Finger ist jedoch nicht beeinträchtigt. Moro-Reflex und Muskeleigenreflexe fehlen. Bei der selteneren unteren Plexuslähmung Klumpke sind die Segmente C7, C8 und

Th1 betroffen. Dies führt zu einer Pfötchenstellung der betroffenen Hand, eventuell auch zu einem Horner-Syndrom (Miosis, Ptosis, Enophthalmus). Die Plexuslähmungen erfordern eine physiotherapeutische Behandlung.

▶ **Fazialisparese:** Die geburtstraumatische Fazialisparese führt unter anderem zu einem fehlenden Lidschluss; dies erfordert zumindest den Schutz des Auges vor Austrocknung. Ansonsten ist die Prognose gut.

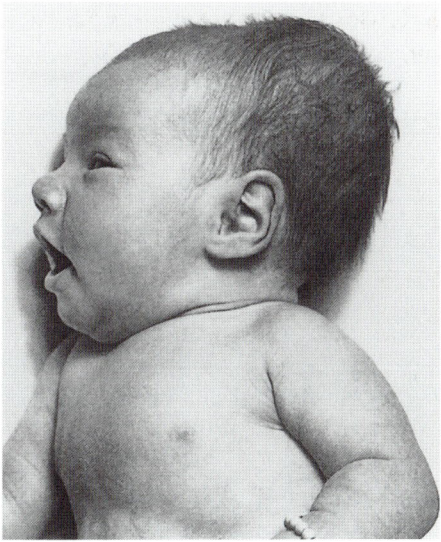

▮ Abb. 7: Kephalhämatom (Kopfblutgeschwulst). [4]

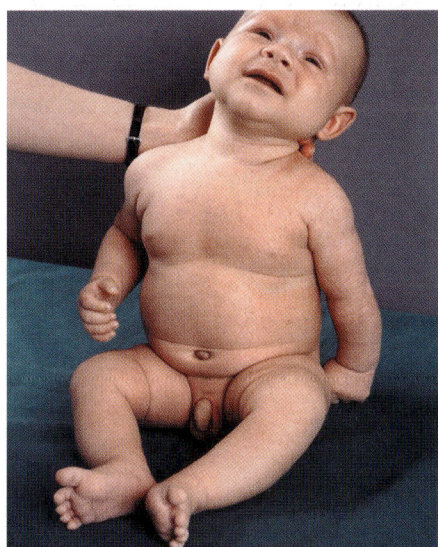

▮ Abb. 8: Obere Plexuslähmung Erb-Duchenne links. [1]

Zusammenfassung

✖ Bei der U1 und U2 wird nach angeborenen Fehlbildungen gesucht, die eine sofortige Therapie notwendig machen.

✖ Bei den geburtstraumatischen Schäden stehen Frakturen, Blutungen und Nervenläsionen im Vordergrund.

Das Frühgeborene

Kommt ein Kind vor der vollendeten 37. Schwangerschaftswoche bzw. – laut WHO – mit einem Gewicht < 2500 g zur Welt, spricht man von Frühgeburtlichkeit. Das Verhindern und Bekämpfen von Komplikationen, die bei unreifen Frühgeborenen vermehrt auftreten, ist schwierig. Vor allem chronische neurologische Schäden und daraus resultierende körperliche oder geistige Behinderung sind in dieser Gruppe relativ häufig. Deshalb sollte die Behandlung von Frühgeborenen nur in speziellen Perinatalzentren stattfinden, um eine optimale Versorgung zu gewährleisten. Die Sterblichkeit bei diesen Kindern ist in den letzten Jahren dank des medizinischen Fortschritts erheblich gesunken.
Ursachen der Frühgeburtlichkeit zeigt beispielhaft ▌Tab. 1.

Typische Probleme der Frühgeborenen

Der klinische Alltag bei der Versorgung Frühgeborener ist zum einen durch die häufiger auftretenden Infektionen geprägt: Vom Amnioninfektionssyndrom, vom vorzeitigen Blasensprung, der für eine Keimaszension prädisponiert, und von den TORCH-Infektionen war bereits bei den Ursachen der Frühgeburtlichkeit die Rede. Außerdem haben die Frühgeborenen wegen der kürzeren Schwangerschaftsdauer einen relativen Mangel an diaplazentar übertragenen mütterlichen Antikörpern, weshalb die Infektabwehr bei ihnen nur eingeschränkt funktioniert.
Andererseits ist die mangelnde Reife der Kinder, besonders in den Bereichen Atmung und Ernährung problematisch. Auch Hypoglykämien oder ein pathologischer Ikterus kommen häufiger vor als bei reif geborenen Kindern.
Darüber hinaus sind die Frühgeborenen durch die folgenden seltenen, aber gravierenden Erkrankungen besonders gefährdet, die ihre Ursache ebenfalls in der Unreife von Organsystemen haben.

Atemnotsyndrom (ANS)

Surfactant ist als oberflächenaktive Substanz für die regelrechte Entfaltung der Lunge bei den ersten Atemzügen verantwortlich. Der unreifen Lunge fehlt diese Substanz, es kommt daher nicht zur Ventilation. Da infolgedessen auch die Lungenperfusion herabgesetzt ist, bleibt die De-novo-Synthese von Surfactant ebenfalls aus; ein Teufelskreis entsteht.
Klinik: Das ANS ist geprägt durch eine schwere respiratorische Insuffizienz: Tachypnoe > 60/Min., Nasenflügeln,

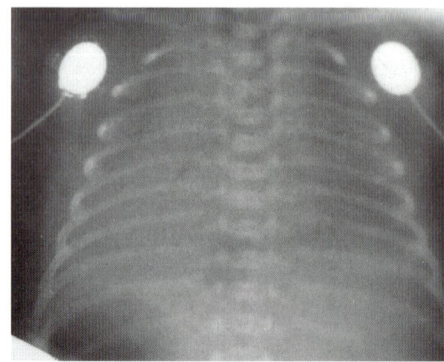

▌Abb. 1: „Weiße Lunge" bei ANS; Herzschatten und Zwerchfellkonturen sind nicht abgrenzbar. [1]

interkostale und sternale Einziehungen und eventuell Zyanose werden beobachtet. Im Röntgenbild stellen sich die Lungen mehr oder weniger verschattet dar; dies kann in schweren Fällen bis zum Bild der „weißen Lunge" gehen (▌Abb. 1).
Therapie: Das Syndrom wird durch Gabe von Surfactant, Sauerstoff und eventuell künstliche Beatmung therapiert.

Persistierender Ductus arteriosus (PDA)

Verschließt sich der Ductus arteriosus nach der Geburt nicht, so kann dies insbesondere bei Frühgeborenen mit ANS zu schweren Komplikationen führen: Wegen der herabgesetzten Lungenperfusion kommt es über den Ductus arteriosus zunächst zu einem Rechts-links-Shunt. Wird das ANS behandelt und die Lungenperfusion damit gesteigert, führt das zur Shuntumkehr; es bildet sich ein Links-rechts-Shunt. Lungenödem und kardiale Insuffizienz sind die Folge.
Klinik: Der PDA ist auskultatorisch oft am systolischen Herzgeräusch zu erkennen; kommt es zur Shuntumkehr, so verschlechtert sich die Beatmungssituation dramatisch. Im Röntgenbild macht sich der PDA mit Kardiomegalie und einer vermehrten Lungengefäßzeichnung bemerkbar. Im Herzecho kann der Defekt direkt dargestellt werden.
Therapie: Der Ductus arteriosus kann medikamentös durch Gabe von Prostaglandinsynthesehemmern oder auch operativ verschlossen werden.

Bronchopulmonale Dysplasie (BPD)
Mangelnde Lungenreife, Beatmungstraumata und die Toxizität des Sauerstoffs verursachen eine schwere chronische Erkrankung der Lunge.

Ursachen auf Seiten der Mutter	Ursachen auf Seiten des Kindes
▸ Alter der Mutter (< 16 J. oder > 35 J.)	▸ Fehlbildungen, z. B. Darmatresie mit Polyhydramnion
▸ Akute Infektionen, insbesondere Amnioninfektionssyndrom	▸ Infektionen, z. B. durch TORCH-Erreger
▸ Schwangerschaftsinduzierte Hypertonie	▸ Rh-Inkompatibilität
▸ Zervixinsuffizienz, vorzeitiger Blasensprung	
▸ Schwere Allgemeinerkrankungen, Herz- und Nierenerkrankungen	
▸ Lageanomalien des Kindes, Mehrlingsschwangerschaft	

▌Tab. 1: Einige Ursachen der Frühgeburtlichkeit.

Klinik: Die BPD macht sich durch einen erhöhten Sauerstoffbedarf, Dyspnoe und Tachypnoe bemerkbar. Durch rezidivierende Infekte und pulmonale Hypertonie bis hin zum Rechtsherzversagen kann der Verlauf kompliziert werden.
Diagnostik: Im Röntgenbild zeigen sich typischerweise überblähte und atelektatische Regionen nebeneinander.
Therapie: Da die Behandlung lediglich symptomatisch ist, gilt es, die BPD durch pränatale Steroidgabe zur Lungenreifung, rasche Surfactanttherapie und den Verschluss eines eventuell vorhandenen PDA zu vermeiden.

Hirnblutung und periventrikuläre Leukomalazie (PVL)

Wegen der Fragilität des unreifen Kapillarsystems werden Frühgeborene durch Hirnblutungen gefährdet, die sich in einer Vielzahl von Symptomen äußern können.
Klinik: Apnoe, schlaffer Muskeltonus, Krampfanfälle, vorgewölbte Fontanelle, Blutdruckabfall oder Temperaturregulationsstörungen kommen vor; der Verlauf kann aber auch gänzlich asymptomatisch sein. Als Folge der Hirnblutung kann es zum Hydrocephalus occlusus kommen. Außerdem können zerebrale Ischämien zu Nekrosen der periventrikulären weißen Substanz führen, sog. periventrikuläre Leukomalazie (PVL). Die Kinder werden meist erst in der Folge durch motorische Defekte wie spastische Diplegie der Beine und infantile Zerebralparese auffällig.
Diagnostisch kommt wie bei allen morphologischen Schädigungen des Hirns bei Neugeborenen die Sonographie zum Einsatz (▌Abb. 2).

Retinopathia praematurorum (ROP)

Die unreifen Gefäße der Netzhaut sind für die Toxizität des Sauerstoffs besonders anfällig. Bei Frühgeborenen kann es daher zu Umbauvorgängen im Bereich der Retina kommen, die in letzter Konsequenz sogar zur Erblindung durch Netzhautablösung führen können.
Therapie: Zur Behandlung kommen bei der ROP Kryo- und Lasertherapie zum Einsatz.

Nekrotisierende Enterokolitis (NEC)

Die NEC ist eine schwere hämorrhagisch-nekrotisierende Entzündung, bei der Bakterien in die ischämisch vorgeschädigte Darmwand einwandern und Nekrosen verursachen, die sich durch Perforation oder Durchwanderungsperitonitis verkomplizieren können.
Klinik: Neben Allgemeinsymptomen sind ein aufgetriebenes Abdomen, fehlende Peristaltik und teilweise auch blutige Stühle zu beobachten. Im Röntgenbild zeigt sich die NEC mit der typischen Pneumatosis intestinalis (bläschenförmige Lufteinlagerungen in der Darmwand).
Therapie: Neben der antibiotischen Behandlung werden Nahrungskarenz und parenterale Ernährung verordnet; die chirurgische Therapie beinhaltet die Resektion nekrotischer Darmanteile und die vorübergehende Anlage eines Anus praeter.

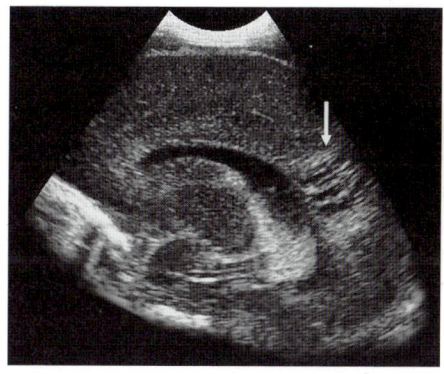

▌Abb. 2: PVL in der Sonographie; periventrikulär finden sich Nekrosen (Pfeil). [1]

Zusammenfassung

✖ Frühgeborene sind durch Krankheiten der unreifen Organsysteme besonders bedroht und sollten deshalb nur in speziellen Perinatalzentren behandelt werden.

✖ Infektionen und die mangelnde Reife der Verdauungs- und Atmungsorgane bereiten bei Frühgeborenen häufig Probleme.

✖ Die pränatale Induktion der Lungenreifung durch Gabe von Kortikoiden vermindert das Risiko schwerer Lungenkomplikationen.

✖ Hirnblutungen sind bei Frühgeborenen unterhalb der 28. Schwangerschaftswoche häufig und für einen hohen Prozentsatz körperlicher und geistiger Behinderungen verantwortlich.

Vorsorge

Das Gelbe Heft

In Deutschland hat jedes Kind einen gesetzlichen Anspruch auf zehn Vorsorgeuntersuchungen. Diese sollen der frühzeitigen Entdeckung von Krankheiten dienen, die die weitere Entwicklung des Kindes gefährden könnten. Die Dokumentation dieser Untersuchungen erfolgt im „Gelben Heft", das spezielle Vordrucke für die Anamnese und Befunderhebung der Vorsorgeuntersuchungen U1 bis U10 enthält. Bei jeder Untersuchung wird das Kind gemessen, gewogen und vollständig untersucht. Dennoch haben die einzelnen Untersuchungen besondere Schwerpunkte, ∎Tab. 1.

Vitamin-Prophylaxen

Im Prinzip ist die Vitaminversorgung der deutschen Kinder ausreichend. Gerade bei Neugeborenen und Säuglingen können jedoch bei den Vitaminen K und D Engpässe auftreten. Sie werden deshalb prophylaktisch substituiert.

Vitamin K
Vitamin K ist schlecht plazentagängig, weshalb das Neugeborene mit einem physiologischen Mangel zur Welt kommt. Wird das Neugeborene gestillt, so verschärft sich die Mangelsituation, da Muttermilch arm an Vitamin K ist. Dies hat eine verminderte Synthese von hepatischen Gerinnungsfaktoren zur Folge. Nimmt diese Entwicklung pathologische Formen an, so spricht man von M. haemorrhagicus neonatorum. Beim klassischen **M. haemorrhagicus neonatorum** treten nach der ersten Lebenswoche generalisierte Blutungen auf. Bei der Spätform kommt es in der dritten bis siebten Lebenswoche häufig zu intrakraniellen Blutungen; die Letalität beträgt dann ca. 20 %.

> Jedem Neugeborenen wird bei den Untersuchungen U1, U2 und U3 prophylaktisch Vitamin K verabreicht.

Vitamin D
Vitamin D spielt im Kalziumstoffwechsel eine elementare Rolle und ist ebenfalls nur in sehr geringen Mengen in der Muttermilch vorhanden. Bei einem pathologischen Mangel kommt es zur **Vitamin-D-Mangel-Rachitis**. Die Knochenfestigkeit ist beeinträchtigt, und es kommt zu Verbiegungen. Reaktiv wird in den Metaphysen vermehrt Osteoid gebildet; die dabei an Hand- und Fußgelenken sichtbaren Höcker nennt man Marfan-Zeichen (∎Abb. 1). Durch die Hypokalziämie kann es auch zu tetanischen Krämpfen kommen.

> Dem Säugling wird ab der U2 ein Jahr lang Vitamin D (meist in Verbindung mit Fluor zur Kariesprophylaxe) prophylaktisch verabreicht.

Neugeborenenscreening

Im Rahmen der U2 findet ein Neugeborenenscreening statt. Alle Säuglinge werden zumindest auf kongenitale Hypothyreose, Phenylketonurie und Galaktosämie gescreent. Vielerorts wird durch die moderne Tandemmassenspektrometrie ein stark erweitertes Screening für eine Vielzahl von angeborenen Stoffwechselstörungen zur Verfügung gestellt.

Phenylketonurie (PKU)

Die Phenylketonurie ist die häufigste angeborene Stoffwechselkrankheit; sie wird autosomal-rezessiv vererbt. Meist aufgrund eines Enzymdefekts kann mit der Nahrung aufgenommenes Phenylalanin nicht zu Tyrosin verstoffwechselt werden. Es häuft sich daher im Körper an.
Klinik: Toxische Metaboliten des Phenylalanins führen zu starker geistiger Retardierung. Äußerlich auffällig ist die gestörte Pigmentsynthese, die zu dem typischen blonden, blauäugigen Aspekt führt (∎Abb. 2).
Therapie: Die starken psychomotorischen Schäden können nur durch früh einsetzende und konsequente phenylalaninarme Diät vermieden werden. Deshalb ist die frühzeitige Diagnose der Krankheit beim sog. Guthrie-Test besonders wichtig.

Galaktosämie

Die Galaktosämie wird autosomal-rezessiv vererbt. Der Pathomechanismus der Erkrankung beruht auf einer Enzymstörung im Galaktoseabbau; die im Milchzucker enthaltene

Vorsorgeuntersuchung	Untersuchungsschwerpunkte
U1 (am 1. Lebenstag)	Postnatale Adaption, Reifegrad, Fehlbildungen
U2 (am 3.–10. Lebenstag)	„Neugeborenen-Basisuntersuchung", Neugeborenenscreening
U3, U4, U5, U6 und U7 (ab der 4.–6. Lebenswoche)	Wachstum, Entwicklung, Hüftfehlbildungen, Maldescensus testis, Rachitis, Routineimpfungen
U8 (im 42.–48. Lebensmonat)	Körperliche und geistige Entwicklung, Hör- und Sehprüfung, Urinuntersuchung
U9 (im 60.–64. Lebensmonat)	„Schulreife"
U10 (im Alter von 13–15 Jahren)	„Jugendgesundheitsuntersuchung", Sexualität, Sucht, soziale oder familiäre Probleme

∎ Tab. 1: Die Vorsorgeuntersuchungen.

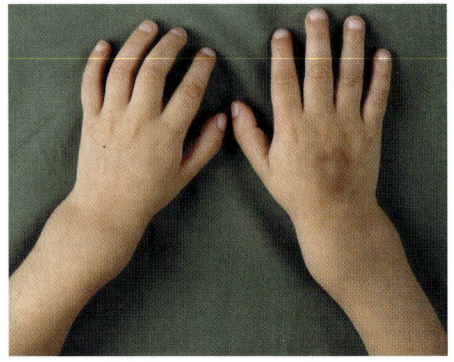

∎ Abb. 1: „Marfan-Zeichen": Die Handgelenke sind bei der Vitamin-D-Mangel-Rachitis wegen Auftreibungen der Metaphysen geschwollen. [1]

auch später kann es noch zur klassischen Trias aus Leberzirrhose, Katarakt und massiven Hirnschäden kommen.

Angeborene Hypothyreose

Die kongenitale Hypothyreose ist die häufigste angeborene Endokrinopathie. Sie wird heute aufgrund des Screenings nur selten in ihrer klinisch manifesten Form gesehen.
Klinik: Zu ihr gehören Icterus prolongatus, Trinkschwäche, herabgesetzter Muskeltonus und die typischen körperlichen Zeichen (Myxödem, Makroglossie und struppiges Haar, ▌Abb. 3). Die körperliche und geistige Entwicklung der unbehandelten Kinder ist stark eingeschränkt.
Therapie: Unter optimaler Behandlung mit Substitution von Thyroxin ist die körperliche und geistige Entwicklung normal.

Impfungen

Die Teilnahme an den von der ständigen Impfkommission (STIKO) empfohlenen Schutzimpfungen ist nicht zwingender Bestandteil der Vorsorgeuntersuchungen. Dennoch werden diese Impfungen in aller Regel von der U4 an durchgeführt.

▌ Im ersten Lebensjahr wird dreimal im Abstand von mindestens 4 Wochen gegen Diphtherie, Pertussis, Tetanus, Haemophilus influenzae Typ B (HiB), Polio und Hepatitis B geimpft.
▌ Im zweiten Lebensjahr folgt eine zweimalige Impfung gegen Mumps, Masern und Röteln, neuerdings auch gegen Windpocken.
▌ In späteren Terminen werden Impfungen aufgefrischt.

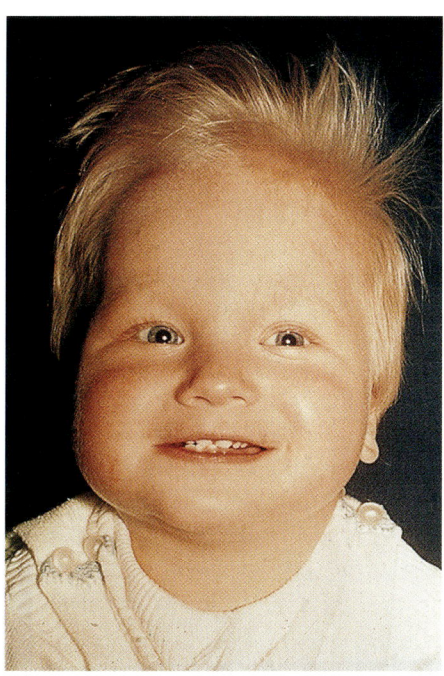

▌ Abb. 2: Typischer Aspekt bei einem einjährigen Jungen mit unbehandelter PKU: blonde Haare, blaue Augen. [1]

Galaktose kann nicht weiter verstoffwechselt werden und reichert sich im Körper an.
Klinik: Symptome zeigen sich nach der ersten Milchfütterung des Säuglings mit Erbrechen, Nahrungsverweigerung und Durchfällen; Ikterus und Hepatosplenomegalie sind ebenfalls typisch. Der entstehende Leberschaden kann so massiv sein, dass die Kinder noch im Neugeborenenalter sterben.
Therapie: Früh einsetzende lebenslängliche und konsequente laktose- und galaktosefreie Diät ist zwingend, denn

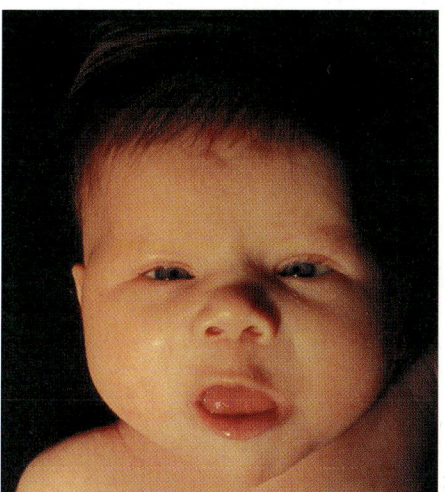

▌ Abb. 3: Myxödem, Makroglossie und struppiges Haar bei kongenitaler Hypothyreose. [1]

Zusammenfassung

✖ Jedes Kind hat einen gesetzlichen Anspruch auf zehn Vorsorgeuntersuchungen.

✖ Kongenitale Hypothyreose, PKU und Galaktosämie sind schwere endokrinologische bzw. Stoffwechselkrankheiten, die im Neugeborenenscreening früh erkannt und dann gut behandelt werden können.

✖ Vitamin-K- und Vitamin-D-Mangel können schwere Folgen haben (M. haemorrhagicus neonatorum, Rachitis); deshalb werden diese Vitamine prophylaktisch substituiert.

✖ Die systematische Immunisierung der Bevölkerung durch die empfohlenen Schutzimpfungen hat lebensbedrohliche Krankheitsbilder (z.B. Meningitis oder Epiglottitis durch HiB) nahezu zum Aussterben gebracht.

B Spezieller Teil

Fieber

Fieber ist ein Symptom, das außergewöhnlich viele Krankheiten begleitet. Man spricht von Fieber im medizinischen Sinn nur dann, wenn die Körpertemperatur über 38 °C ansteigt. Die Fiebermessung erfolgt bei allen Kindern am besten rektal. Die orale und die axilläre Fiebermessung sind möglich, allerdings deutlich ungenauer. Besteht das Fieber seit längerer Zeit, so ergeben sich manchmal schon aus dem Verlauf der Fieberkurve (▌Abb. 1) erste Hinweise auf die zugrunde liegende Erkrankung. So tritt etwa der biphasische Fieberverlauf typischerweise bei viralen Krankheiten auf, bei denen auf ein Prodromalstadium erst die eigentliche Organmanifestation folgt (s. Masern S. 28). Das intermittierende Fieber spiegelt den klassischen Verlauf einer Sepsis wider, bei der im Verlauf des Tages Keime aus einem Herd ausgeschwemmt werden; die Fieberspitzen abends wechseln dabei mit Hypothermien morgens.

Kommen beim akut auftretenden Fieber nicht wegweisende Symptome – wie etwa die Exantheme bei den klassischen Kinderkrankheiten (s. S. 28) – hinzu, so müssen differentialdiagnostisch sehr viele Krankheiten ausgeschlossen werden. Häufigere bzw. besonders dringliche Erkrankungen zeigt ▌Tab. 1.

Sepsis

Unter dem Begriff Sepsis versteht man eine generalisierte hämatogene Infektion, die ein sog. systemic inflammatory response syndrome (SIRS) hervorruft. Gefürchtete Folge dieser systemischen entzündlichen Reaktion ist der septische Schock, der unbehandelt zu einem Multiorganversagen und dann zum Tod führen kann. Erreger, die eine Sepsis verursachen, sind hauptsächlich Bakterien, ▌Tab. 2.

Ätiologie

Eine Sepsis entsteht am häufigsten bei Neugeborenen und Kindern, die unter einer Immunschwäche leiden. Ursachen einer Immunschwäche im Kindesalter sind z. B. angeborene Immundefekte, AIDS, Leukämien oder andere onkologische Erkrankungen, Asplenie oder eine medikamentöse Therapie mit Zytostatika oder Steroiden. Bei immunkompetenten Kindern geht die Sepsis meist von einem Herd, also z. B. einem Harnwegs- oder Atemwegsinfekt aus.

Klinik

Symptome der Sepsis sind hohes Fieber mit Schüttelfrost, Bewusstseinstrübung, Tachykardie, Tachypnoe, Erbrechen und Hepatomegalie. Im Gegensatz dazu ist die Symptomatik bei Neugeborenen recht unspezifisch, und das Fieber kann ganz fehlen. Dann müssen auch Trinkschwäche, Icterus prolonga-

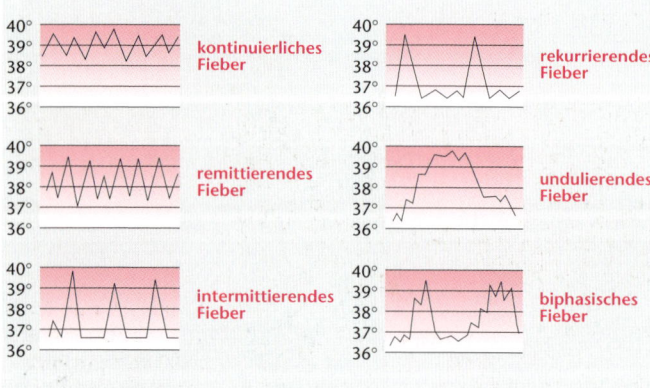

▌ Abb. 1: Fieberarten. [5]

Erkrankung	Symptome, Befunde, Diagnostik
Sepsis	▶ Evtl. Petechien ▶ Blutkultur, Liquorpunktion
Meningitis (s. S. 74)	▶ Nackensteifigkeit, Übelkeit, Erbrechen, Bewusstseinstrübung, Krampfanfall ▶ Liquorpunktion, Blutkultur
Enzephalitis	▶ Bewusstseinstrübung, Übelkeit, Erbrechen, fokale Ausfälle, akutes Schielen, Krampfanfall ▶ Liquorpunktion, Blutkultur
Harnwegsinfekt (s. S. 64)	▶ Miktionsschmerzen, Bauchschmerzen ▶ Urinkultur
Oberer Atemwegsinfekt (s. S. 30)	▶ Halsschmerzen, Rötung des Rachens, Schnupfen, „verstopfte" Nase, evtl. belegte Tonsillen ▶ Evtl. Rachenabstrich
Bronchitis (s. S. 36)	▶ Brustschmerzen, Husten, Rasselgeräusche, evtl. Giemen, Tachypnoe
Pneumonien (s. S. 36)	▶ Brustschmerzen, Husten, Knisterrasseln, abgeschwächtes Atemgeräusch, feinblasige Rasselgeräusche, Tachypnoe ▶ Röntgen-Thorax
Otitis media (s. S. 34)	▶ Ohrenschmerzen, gerötetes Trommelfell
Hepatitis (s. S. 63)	▶ Ikterus, Hepatomegalie ▶ Serologie
Gastroenteritis (s. S. 54)	▶ Durchfall, Bauchschmerzen, Übelkeit, Erbrechen, hochgestellte Darmgeräusche, trockene Schleimhäute, wunder Analbereich ▶ Evtl. Hämatokrit und Elektrolyte
Exanthema subitum (s. S. 29)	▶ Evtl. Krampfanfall
EBV-Infektion (s. S. 32)	▶ Hepatomegalie, belegte Tonsillen, Exanthem ▶ Serologie

▌ Tab. 1: Häufigere bzw. besonders dringliche Ursachen des akuten Fiebers.

Neugeborene	Kleinkinder
▶ E. coli	▶ Staphylokokken
▶ B-Streptokokken	▶ Streptokokken
▶ Staphylokokken	▶ Gramnegative Darmbakterien
▶ Listerien	▶ Evtl. Meningokokken oder
▶ Enterokokken	Haemophilus influenzae

■ Tab. 2: Typische Sepsiserreger in verschiedenen Altersgruppen.

tus (s. S. 62) und ein fahles Hautkolorit („Das Kind sieht nicht gut aus") als deutliche Warnzeichen wahrgenommen werden.

Hypotonie, Laktatazidose, Oligurie und Bewusstseinsstörungen weisen auf einen septischen Schock hin. Besondere diagnostische Bedeutung haben Petechien und Hautblutungen, die bei einer Verbrauchskoagulopathie (s. S. 89) und insbesondere bei der Meningokokkensepsis mit Waterhouse-Friderichsen-Syndrom auftreten.

> Jedes Kind muss vollständig entkleidet eingehend nach Hauteffloreszenzen abgesucht werden.

Diagnostik

Unter den technischen Untersuchungen kommt der Anlage von Blutkulturen zum Erregernachweis die größte Bedeutung zu. Im Blut finden sich Entzündungszeichen: Leukozytose mit Linksverschiebung, erhöhtes CRP und erhöhte BSG. Darüber hinaus muss eine eventuell vorhandene „Eintrittspforte" der Keime identifiziert werden, etwa ein Harnwegsinfekt durch die Urinanalyse. Zumindest bei Säuglingen ist die Lumbalpunktion (s. a. S. 74) obligatorisch.

Therapie

Nach Abnahme der Blutkulturen muss sofort mit einer kalkulierten antibiotischen Therapie begonnen werden. Bewährt hat sich z. B. eine Kombination von Cephalosporin (Cefotaxim) und Aminoglykosid (Tobramycin) und bei Neugeborenen eine Dreifachkombination aus Ampicillin, Cefotaxim und einem Aminoglykosid. Nach Eintreffen der Kulturergebnisse wird die Therapie auf spezifischere Antibiotika umgestellt. Geht die Infektion von einem Herd aus, so ist dieser schnellstmöglich zu sanieren. Darüber hinaus kommt der Sicherung und Stabilisierung der Vitalfunktionen Atmung, Kreislauf und Gerinnung elementare Bedeutung zu: also eventuell Infusionsbehandlung, Beatmung und Gabe von Heparin, Fresh-frozen-Plasma und Streptokinase. Die Letalität ist trotz adäquater Therapie recht hoch; an einem septischen Schock stirbt sogar die Mehrzahl aller Kinder.

Waterhouse-Friderichsen-Syndrom

Das Waterhouse-Friderichsen-Syndrom ist eine besonders gefürchtete Komplikation der Meningokokkensepsis. Der septische Schock führt zu einer hämorrhagischen Nekrose beider Nebennieren und zum Multiorganversagen. Das Syndrom kommt hauptsächlich bei Kleinkindern vor.

Klinik

Das klinische Bild ist durch die Zeichen der Sepsis und des septischen Schocks geprägt. Erste Hinweiszeichen auf die schwere Verbrauchskoagulopathie (s. S. 88) sind meist kleine petechiale Hautblutungen, die sich im weiteren, sehr raschen Verlauf zu großflächigen Sugillationen (■ Abb. 2) entwickeln. Daraus entstehen schwere Nekrosen der Haut und Muskulatur, die oft sogar eine Amputation notwendig machen. Die Letalität des manifesten Syndroms liegt infolge Multiorganversagens bei etwa 95 %.

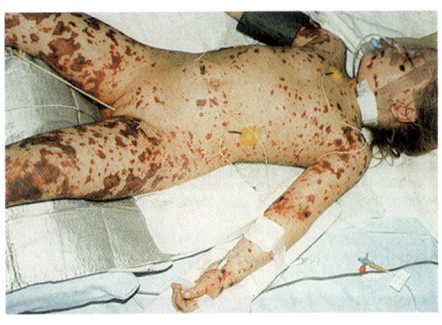

■ Abb. 2: Purpura fulminans; Hautblutungen bei Waterhouse-Friderichsen-Syndrom. [1]

Zusammenfassung

✖ Bei Fieber müssen vor allem schwere dringliche Krankheiten ausgeschlossen werden.

✖ Neugeborene können auch ohne Fieber eine Sepsis haben – „Das Kind sieht nicht gut aus".

✖ Die Meningokokkensepsis hat einen raschen fulminanten Verlauf; deshalb muss jedes Kind vollständig entkleidet auf Hautblutungen untersucht werden.

Exanthematische Kinderkrankheiten

Die typischen Kinderkrankheiten äußern sich mit Hautausschlägen, meist an Kopf und Körper. Einige werden von Fieber begleitet. Da diese Krankheiten meist auch den Müttern bekannt sind, vermuten sie oft schon, dass ihr Kind an einer Kinderkrankheit erkrankt ist.

Masern

Die Masern haben nach Tröpfcheninfektion mit dem Morbilli-Virus eine Inkubationszeit von 8–12 Tagen. Masern sind schon bei Krankheitsverdacht meldepflichtig.

Klinik
Die Krankheit beginnt mit einem Prodromalstadium, das einer fieberhaften Erkältungskrankheit ähnelt und etwa vier Tage andauert. Dann fällt das Fieber, und die pathognomonischen Koplik-Flecken zeigen sich auf der Wangenschleimhaut als weiße, nicht abwischbare Stippchen gegenüber den unteren Backenzähnen. Mit Ausbruch des Exanthems steigt das Fieber erneut. Das Exanthem zeigt sich zuerst hinter den Ohren und breitet sich innerhalb weniger Tage über Gesicht, Körper und Extremitäten aus. Dabei hat es zuerst einen kleinfleckigen, hellroten Aspekt; später entstehen papulöse, konfluierende Flecken von bräunlicher Farbe (◼ Abb. 1). Das exanthematische Stadium dauert bis zu einer Woche. Der Erreger kann eine schwere Enzephalitis mit bleibenden Schäden verursachen. Bronchopneumonien und Otitis media entstehen durch bakterielle Superinfektion.

Diagnostik und Therapie
Die Diagnose wird meist klinisch gestellt. Typische Laborbefunde sind Leukopenie, bei bakterieller Superinfektion auch Leukozytose mit Linksverschiebung. Die Therapie ist symptomatisch; bei bakterieller Superinfektion werden Antibiotika eingesetzt. Die Kinder sind etwa 7 Tage vor Exanthemausbruch bis zum Abklingen des Exanthems sehr ansteckend. Die STIKO empfiehlt eine Impfung im 2. Lebensjahr.

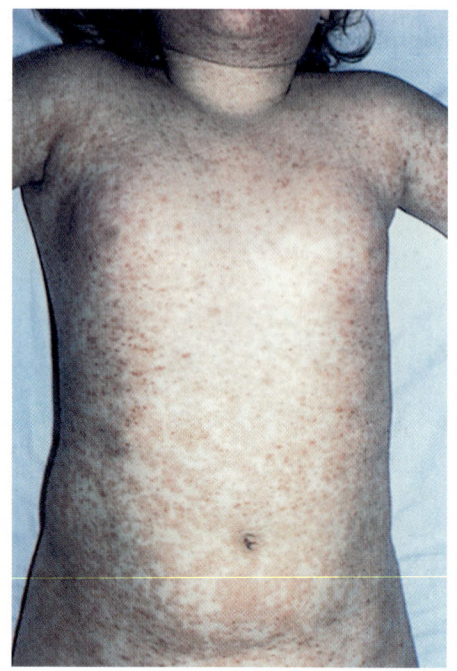

◼ Abb. 1: Masernexanthem; konfluierend und bräunliche Farbe. [4]

Röteln

Das Rubella-Virus hat nach Kontakt- oder Tröpfcheninfektion durch die Schleimhäute der oberen Atemwege eine Inkubationszeit von 10–21 Tagen.

Klinik
Die Krankheit beginnt meist ohne Prodromi mit geschwollenen, schmerzhaften zervikalen und okzipitalen Lymphknoten. Das Rötelnexanthem beginnt im Gesicht und breitet sich dann auf Körper und Extremitäten aus; es ist kleinfleckig, makulopapulös (◼ Abb. 2) und klingt nach einigen Tagen ab.

Diagnostik und Therapie
Die Diagnose wird meist serologisch gestellt. Eine kausale Therapie gibt es nicht. Die Kinder sind 7 Tage vor Exanthemausbruch bis 7 Tage danach ansteckend. Die Ansteckung Schwangerer muss wegen der Schädigung des Fetus unbedingt verhindert werden. Die STIKO empfiehlt eine Schutzimpfung im 2. Lebensjahr.

Windpocken

Die Windpocken werden durch das Varicella-Zoster-Virus aus der Gruppe der Herpesviren verursacht. Die Infektion erfolgt meist nach Hautkontakt mit infizierten Kindern oder Tröpfcheninfektion, die Inkubationszeit beträgt etwa zwei Wochen.

Klinik und Komplikationen
Nach der Inkubationszeit treten schubweise rote Flecken auf, die sich zu Papeln, Bläschen und Pusteln entwickeln. Die Pusteln brechen auf und verkrusten. Da durch die schubweise Entstehung der Effloreszenzen immer mehrere Stadien nebeneinander vorliegen, spricht man vom „Sternennhimmel" (◼ Abb. 3). Die Hauterscheinungen treten auch am behaarten Kopf auf. Bis die letzten Effloreszenzen abgeheilt sind, vergehen etwa zwei Wochen. ZNS-Komplikationen wie die häufige Zerebellitis und die seltene schwere Enzephalitis können vorkommen. Die vorgeschädigte Haut kann durch Staphylokokken oder Streptokokken sekundär infiziert werden.

Diagnostik und Therapie
Wenn Effloreszenzen am behaarten Kopf auftreten, kann die Diagnose klinisch gestellt werden. Einer Therapie mit Aciclovir bedarf es nur bei immun-

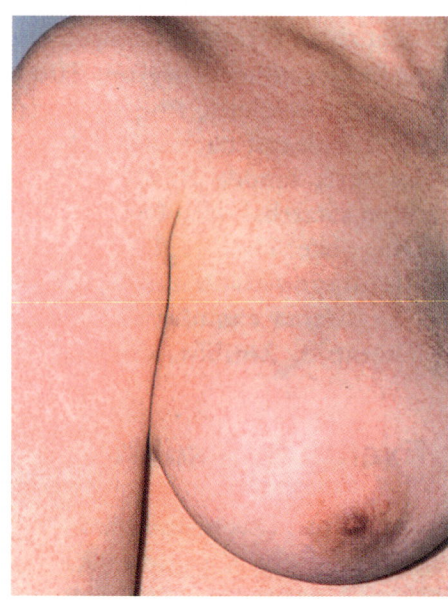

◼ Abb. 2: Rötelnexanthem; kleinfleckig, nicht konfluierend. [4]

geschwächten Kindern oder schweren Verläufen. Erkrankte Kinder sind 2 Tage vor Exanthemausbruch bis zum Abfall des Schorfs von den letzten Effloreszenzen infektiös. Das Virus kann diaplazentar übertragen werden und Fehlbildungen verursachen (s. S. 7). Das Virus verbleibt nach Abheilen der Windpocken lebenslang im Organismus und kann als Zoster (Gürtelrose) reaktiviert werden. Die Impfung gegen Varizellen zählt zu den von der STIKO empfohlenen Standardimpfungen.

Scharlach

Der Scharlach wird durch das erythrogene Toxin spezieller Stämme β-hämolysierender A-Streptokokken verursacht. Die zugrunde liegende Infektion ist meist eine Tonsillopharyngitis (s. S. 30). Die Inkubationszeit beträgt 2–5 Tage.

Klinik

Nach der Inkubationszeit treten zuerst die Anginasymptomatik und etwa 1–2 Tage später das Scharlachexanthem auf. Dieses ist hellrot und makulopapulös; es geht von den Leistenbeugen aus, steigt über den Rumpf zum Kopf auf und spart die Umgebung des Mundes aus (∎Abb. 4). Die Zunge ist zunächst belegt, dann treten aber die hochrot geschwollenen Papillen umso deutlicher hervor, und es entsteht das Bild der „Himbeerzunge". Nach 2–3 Wochen schuppt sich die Haut, und die Krankheit heilt ab.

Diagnostik und Therapie

Schnelltests können Antigene im Rachenabstrich nachweisen; beweisend ist aber nur die positive Kultur. Scharlach muss über 10 Tage mit Penicillin behandelt werden, um das rheumatisches Fieber (s. S. 82) oder eine Glomerulonephritis (s. S. 67) zu vermeiden.

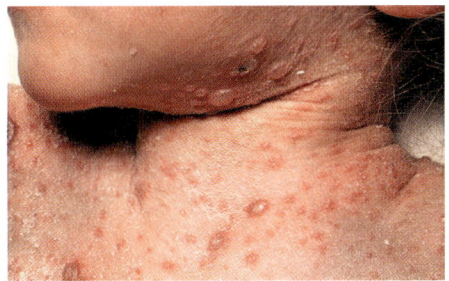

∎ Abb. 3: Windpocken; der typische „Sternenhimmel". [1]

Ringelröteln

Die Ringelröteln (Erythema infectiosum) werden durch das Parvovirus B19 hervorgerufen. Die Krankheit ist selten und hat nach Tröpfcheninfektion eine Inkubationszeit von 1–2 Wochen.

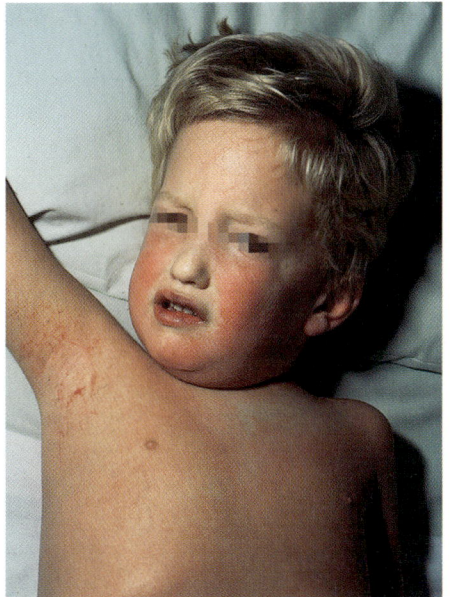

∎ Abb. 4: Scharlachexanthem; periorale Blässe. [1]

Klinik: Zunächst tritt eine schmetterlingsförmige Rötung im Gesicht unter Aussparung der perioralen Region auf, dann ring- und girlandenförmige Rötungen vorwiegend an den Extremitäten. Das Exanthem blasst schnell ab, kann jedoch noch einige Wochen rezidivieren. Die **Diagnose** wird meist klinisch gestellt. Eine **Therapie** ist weder möglich noch nötig. Die diaplazentare Infektion kann aber zum Hydrops fetalis führen.

Dreitagefieber

Die Erreger des Dreitagefiebers (Exanthema subitum) sind humane Herpesviren der Gruppe 6. Betroffen sind fast immer Säuglinge und sehr junge Kleinkinder. **Klinik:** Etwa 5–15 Tage nach Tröpfcheninfektion beginnt die Krankheit mit sehr hohem Fieber, das nach wenigen Tagen wieder abklingt. Dann tritt schlagartig ein rötelnähnliches Exanthem auf, das typischerweise das Gesicht ausspart. Die **Diagnose** kann meist klinisch gestellt werden. Eine kausale **Therapie** gibt es nicht. Allerdings ist der rasche Fieberanstieg ein häufiger Auslöser von Fieberkrämpfen (s. S. 79); deshalb ist Paracetamol indiziert.

Zusammenfassung

✖ Die **Maserninfektion** hat einen typische zweigipfligen Fieberverlauf; pathognomonisch sind die Koplik-Flecken; die Enzephalitis ist eine schwere Komplikation.

✖ Da bei den **Röteln** die okzipitalen Lymphknoten geschwollen sind, kann man sie auch „im Dunkeln" diagnostizieren; die Infektion Schwangerer kann eine Fetopathie verursachen.

✖ „Sternenhimmel" auch am behaarten Kopf erlaubt die klinische Diagnose **Windpocken.**

✖ Mögliche Spätfolgen des **Scharlach** sind rheumatisches Fieber und Glomerulonephritis; deshalb muss mit Penicillin über 10 Tage behandelt werden.

Halsschmerzen

Halsschmerzen treten bei Erkrankungen von Mundhöhle, Tonsillen, Pharynx oder Larynx auf. Bei der körperlichen Untersuchung sollte der Rachen in der Regel inspiziert werden. Eine wichtige Ausnahme hiervon muss bei Verdacht auf akute Epiglottitis gemacht werden, da bei dieser Krankheit jegliche Manipulation im Rachen des Kindes zum sofortigen Atemstillstand führen kann (s. S. 40). Allerdings ist die Epiglottitis sehr selten; die häufigste Ursache von Halsschmerzen sind banale Atemwegsinfekte.

Akute Pharyngitis

Die akute Pharyngitis tritt meist im Rahmen eines banalen Atemwegsinfekts auf. Verursacher sind meist Rhino-, RS- oder Parainfluenzaviren.
Klinik: Die Symptome sind Kratzen und Brennen im Hals, Schluckbeschwerden und Trockenheitsgefühl. Typischerweise wird diese Symptomatik von Fieber und Schnupfen begleitet. Auch eine Otitis media (s. S. 34) oder eine Sinusitis können hinzukommen. Bei der **Racheninspektion** zeigen sich Rötungen des weichen und harten Gaumens und der Rachenhinterwand.
Therapie: Die Behandlung ist symptomatisch: warme Halswickel, heiße Milch mit Honig oder Lutschtabletten mit Dexpanthenol.

Angina tonsillaris

Eine akute Infektion der Gaumenmandeln wird meist durch β-hämolysierende Streptokokken der Gruppe A, seltener auch durch Pneumokokken, Haemophilus influenzae oder Viren verursacht. Schulkinder sind am häufigsten betroffen.
Klinik: Symptome sind Fieber, Halsschmerzen, Schluckbeschwerden, Stechen im Ohr beim Schlucken, starkes Krankheitsgefühl und bei Kleinkindern auch Bauchweh oder Erbrechen.
Bei der **Racheninspektion** zeigen sich Rötung und Schwellung von Gaumen und Gaumenbögen; die Mandeln sind geschwollen, rot und typischerweise mit Stippchen besetzt (■ Abb. 1). Die Lymphknoten an Hals und Kieferwinkel sind druckschmerzhaft vergrößert.
Diagnostik und Therapie: Trotz häufig typischer Klinik sollte diagnostisch zumindest ein Schnelltest auf A-Streptokokken-Antigen durchgeführt werden. Ist ein Streptokokkeninfekt gesichert oder wahrscheinlich, so muss mit Penicillin über 10 Tage behandelt werden, um dem rheumatischen Fieber (s. S. 82) und der Glomerulonephritis (s. S. 67) vorzubeugen. Weitere Maßnahmen sind Gurgeln mit Kamillentee, Gabe von Paracetamol und Bettruhe.

Peritonsillarabszess

Der Peritonsillarabszess ist eine seltene Komplikation der Angina tonsillaris. Er kommt überwiegend bei Schulkindern vor. Der Abszess liegt im Bindegewebe zwischen Tonsille und dem Musculus constrictor pharyngis.

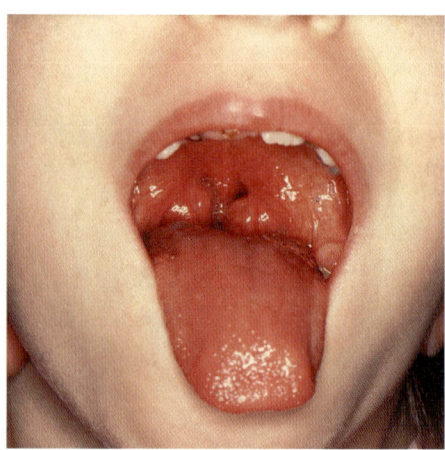

■ Abb. 1: Streptokokkenangina mit eitrigen Stippchen und Erdbeerzunge. [1]

Klinik: Zu den Symptomen der Angina kommen erneuter Fieberanstieg, erhebliche Schluckbeschwerden, kloßige Sprache, Schonhaltung des Kopfes und teilweise sogar eine Kieferklemme hinzu. Die Halslymphknoten sind erheblich geschwollen. Bei der **Racheninspektion** zeigt sich ein einseitiger geröteter Tumor im Bereich des vorderen Gaumenbogens, die Uvula ist zur Gegenseite gedrängt (■ Abb. 2).
Diagnostik und Therapie: Im Blut finden sich Entzündungszeichen: Erhöhung von BSG und CRP sowie Leukozytose mit Linksverschiebung. Eine antibiotische Behandlung mit Ampicillin und Oxacillin kann versucht werden. Ansonsten muss der Abszess chirurgisch eröffnet werden. Ist der Abszess ausgeheilt, so bietet sich zur Rezidivprophylaxe eine Tonsillektomie an.

Monozytenangina

Die Monozytenangina ist ein Begleitsymptom der infektiösen Mononukleose (s. S. 32). Sie ist an der isolierten Rötung der Tonsillen mit flächigen grauweißen Belägen und petechialen Einblutungen am weichen Gaumen zu erkennen (■ Abb. 3).

Herpangina

Die Herpangina wird von Coxsackie-Viren verursacht und tritt hauptsächlich bei Kleinkindern auf.
Klinik: Nach einer kurzen Inkubationszeit beginnt die Krankheit mit hohem Fieber, Schluck- und Kopfschmerzen. Bei der

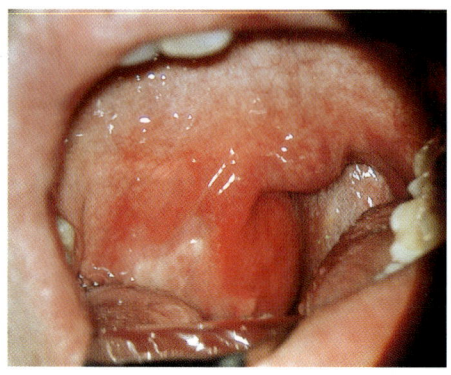

■ Abb. 2: Peritonsillarabszess. [6]

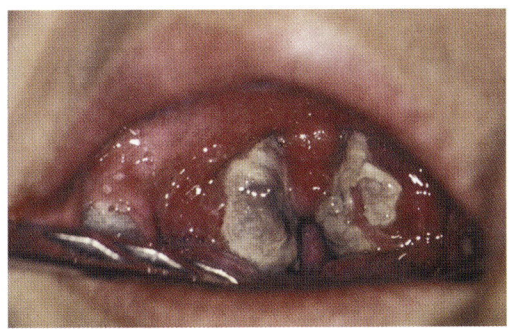

Abb. 3: Monozytenangina mit flächigen Belägen. [1]

Racheninspektion finden sich Bläschen und Ulzerationen mit hyperämischem Randsaum an Gaumenbögen, Uvula, Tonsillen und weichem Gaumen (▌Abb. 4). Die Krankheit heilt nach wenigen Tagen wieder ab.

Stomatitis aphthosa

Die Stomatitis aphthosa wird von Herpesviren des Typs I hervorgerufen. Die Erstinfektion mit diesem Virus verläuft fast immer klinisch stumm. Treten Symptome auf, so entsteht bei Kleinkindern typischerweise das Bild der Stomatitis aphthosa. **Klinik:** An den Lippen und im Mund bilden sich zahlreiche schmerzhafte Bläschen, die teilweise ulzerieren (▌Abb. 5)

und dann faulig riechen. Die Schmerzen können so stark sein, dass die Kinder jegliche Nahrungsaufnahme verweigern. Die Krankheit wird von hohem Fieber und Schwellung der Halslymphknoten begleitet. Eine gefürchtete **Komplikation** der Krankheit ist die Herpesenzephalitis, die tödlich verlaufen oder neurologische Residualsymptome verursachen kann. Deshalb müssen ihre Symptome frühzeitig erkannt werden.
Diagnostik und Therapie: Die Stomatitis kann klinisch diagnostiziert werden; serologische Tests stehen aber zur Verfügung. Die Behandlung erfolgt symptomatisch; die Schmerzen können mit einem Lokalanästhetikum gelindert werden. Die Krankheit heilt nach 1 – 2 Wochen ab.

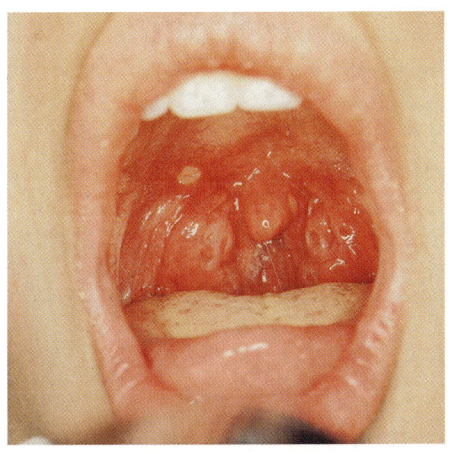

Abb. 4: Herpangina; verursacht durch Coxsackie-Viren. [1]

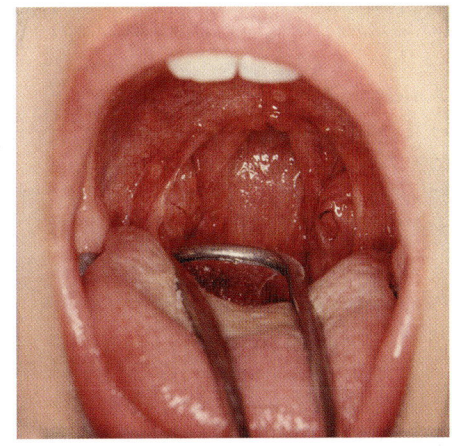

Abb. 5: Stomatitis aphthosa; Aphthen am Gaumen. [1]

Zusammenfassung

✖ Bei der akuten Epiglottitis kann eine Racheninspektion zum Tod durch Ersticken führen.

✖ Die Streptokokkenangina wird mit Penicillin über 10 Tage behandelt.

✖ Die Stomatitis aphthosa ist bei Kindern die häufigste Manifestation einer Erstinfektion mit Herpes-simplex-Virus Typ I; Zeichen einer Enzephalitis müssen früh erkannt werden.

Schwellungen im Halsbereich

Bei Kindern gehen Schwellungen im Halsbereich normalerweise von Lymphknoten aus. Bei der Palpation muss auf sechs wesentliche Merkmale geachtet werden: die Größe, die Verschieblichkeit auf dem Untergrund und die Anzahl der tastbaren Lymphknoten, die Lokalisation, die Konsistenz bzw. Festigkeit und eine eventuelle Schmerzhaftigkeit. Die Differentialdiagnosen der Lymphadenitis colli, also der geschwollenen Halslymphknoten, zeigt ▮ Tab. 1.

Schwellungen des Halses können aber auch durch eine Vergrößerung der Speicheldrüsen oder der Schilddrüse verursacht werden. Obwohl die Palpation meist Klarheit über den Ursprung der Schwellung verschafft, sollten diese Organe in die differentialdiagnostischen Überlegungen mit einbezogen werden.

Infektiöse Mononukleose

Die Mononukleose, auch Pfeiffer-Drüsenfieber genannt, wird durch das Epstein-Barr-Virus aus der Gruppe der Herpesviren verursacht. Nach der Infektion, meist durch Speichel, beträgt die Inkubationszeit zwischen 10 und 50 Tage.

Klinik und Komplikationen

In der Zeit des ersten Ansteckungsgipfels im frühen Kleinkindalter sind asymptomatische Verläufe häufig. Bei den Jugendlichen dagegen wird der typische Verlauf der „kissing disease" beobachtet: Vorwiegend die zervikalen Lymphknoten sind vergrößert (▮ Abb. 1), ebenso Leber und Milz. Die Jugendlichen haben Fieber, Halsschmerzen, evtl. eine schwere Angina mit auffälligen Belägen oder ein Exanthem. Schwere Komplikationen wie Pneumonie, Meningoenzephalitis, Myokarditis oder Milzruptur sind selten. Bei immunkompromittierten Patienten können allerdings B-Zell-Hyperplasien oder Lymphome entstehen.

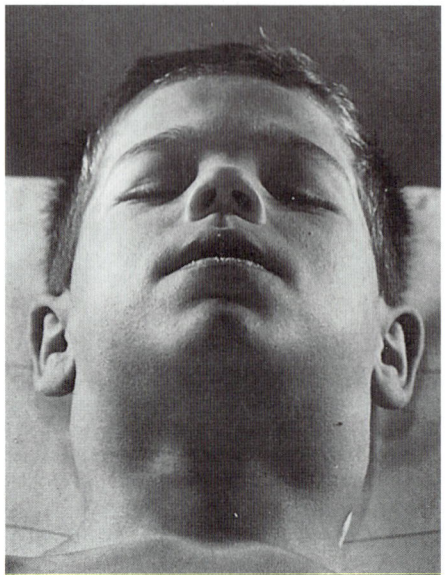

▮ Abb. 1: Lymphknotenschwellung bei Mononukleose. [4]

Diagnostik und Therapie

Typische Zeichen der Mononukleose im Blutbild sind Leukozytose und mononukleäre Lymphozyten, die sog. Pfeiffer-Zellen. Die Transaminasen im Serum sind fast immer erhöht. Die Diagnose wird mit serologischen Tests bewiesen. Die Therapie ist symptomatisch: Bettruhe und Paracetamol. Die Krankheit heilt dann nach einigen Wochen von selbst aus.

Kawasaki-Syndrom

Das Kawasaki- bzw. mukokutane Lymphknotensyndrom ist eine generalisierte Vaskulitis unklarer Ätiologie. Es tritt hauptsächlich bei Kleinkindern auf.

Klinik und Komplikationen

Die Diagnose wird klinisch anhand der Hauptsymptome gestellt: Bei Vorliegen von fünf der sechs Hauptsymptome ist von einem Kawasaki-Syndrom auszugehen. Ausreichend sind auch vier Hauptsymptome, wenn bereits ein Koronaraneurysma diagnostiziert wurde. Die Hauptsymptome sind: hohes Fieber über 5 Tage, Schwellung der Halslymphknoten, beidseitige „Konjunktivitis", Lacklippen mit Erdbeerzunge (▮ Abb. 2), polymorphes Exanthem am Körper und Hautveränderungen an den Extremitäten, d. h. im akuten Stadium Palmar- oder Plantarerytheme, danach Schuppung der Finger- oder Zehenspitzen. Gefürchtet sind die schweren Komplikationen: Koronaraneurysmen können bis zum Herzinfarkt führen, die periphere Gefäßschädigung bis zum Absterben einzelner Finger.

Einseitige Lymphadenitis	Beidseitige Lymphadenitis
▸ Abszedierende Lymphadenitis durch Streptokokken oder Staphylokokken	▸ Atemwegsinfekte (s. S. 30)
▸ Tuberkulose oder Infektion mit atypischen Mykobakterien	▸ Masern und Röteln (s. S. 28)
▸ Katzenkratzkrankheit	▸ Infektiöse Mononukleose
▸ Lymphome	▸ Kawasaki-Syndrom
	▸ Toxoplasmose

▮ Tab. 1: Ursachen der Lymphadenitis colli.

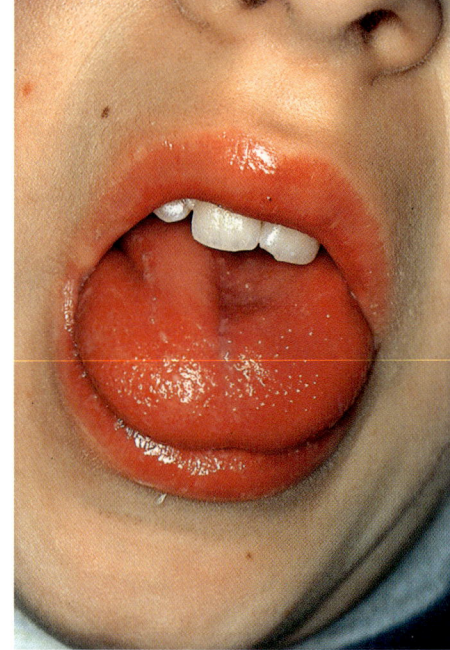

▮ Abb. 2: Lacklippen und Himbeerzunge bei Kawasaki-Syndrom. [1]

Diagnostik und Therapie

Im Blut finden sich Entzündungszeichen: BSG-Erhöhung, erhöhtes CRP und Leukozytose mit Linksverschiebung. Außerdem besteht eine Anämie. Nach einigen Wochen kann eine Thrombozytose auftreten. Typisch sind auch Erhöhung von α_2-Globulin, TNF und IL-6. Der Antistreptolysintiter ist negativ. Bei der Diagnostik muss außerdem die kardiale Situation durch EKG und Herzecho streng überwacht werden. Therapiert wird das Kawasaki-Syndrom mit Gammaglobulinen und ASS. Trotzdem liegt die Mortalität noch bei etwa 1 %.

Mumps

Eine Infektion mit dem Mumpsvirus hat nach Tröpfcheninfektion eine Inkubationszeit von 2 – 3 Wochen.

Klinik und Komplikationen

Nach der Inkubationszeit verursacht der Erreger eine typische, zunächst meist einseitige Schwellung der Ohrspeicheldrüsen (▌Abb. 3). Die häufig ebenfalls auftretende Meningitis bleibt oft unbemerkt. Die Krankheit wird von Fieber begleitet. Nach einigen Tagen klingen die Beschwerden dann ab. Schwere Komplikationen sind die seltene Enzephalitis, die häufig Residualsymptome zur Folge hat, die Orchitis, die zur Zeugungsunfähigkeit führen kann, und die öfter auftretende Pankreatitis.

Diagnostik und Therapie

Im Blutbild zeigt sich eine Leukopenie, und die Serumamylase ist erhöht. Die Diagnose kann aber nur mit serologischen Tests bewiesen werden. Therapeutisch kann Paracetamol gegen Fieber und Schmerzen eingesetzt werden. Die Kinder sind vom 5. Tag vor bis zum 7. Tag nach der Parotisschwellung infektiös. In der Regel wird im 2. Lebensjahr gegen das Virus geimpft (s. S. 23).

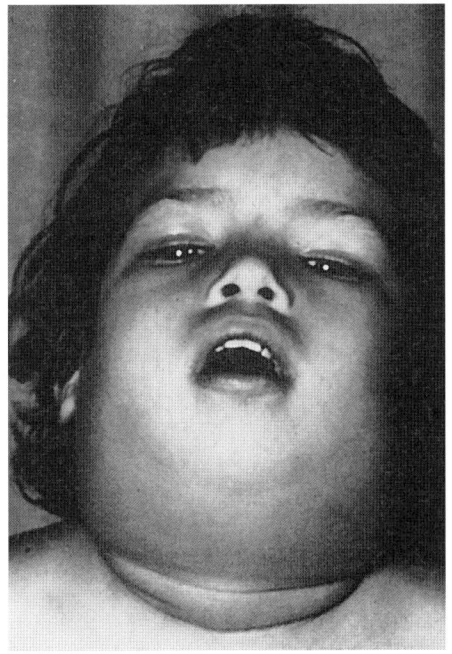

▌Abb. 3: Beidseitige Schwellung der Ohrspeicheldrüse bei Mumps. [4]

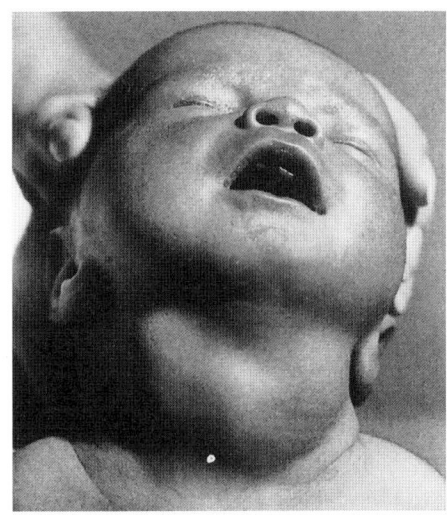

▌Abb. 4: Struma Grad III bei einem Neugeborenen. [4]

Struma

Eine Struma, d. h. eine Vergrößerung der Schilddrüse ist bei Kindern selten. Bei der Beurteilung müssen drei Grade unterschieden werden: Bei Grad I ist die Vergrößerung lediglich tastbar, bei Grad II ist die Struma auch sichtbar, und Grad III bezeichnet eine Vergrößerung, die bereits aus der Entfernung zu erkennen ist. Am häufigsten wird eine Struma durch alimentären Iodmangel verursacht. Kommt ein Kind wegen des Iodmangels der Mutter schon mit einer Struma zur Welt, so spricht man von Struma neonatorum (▌Abb. 4). Die Funktion der Schilddrüse ist durch die Iodmangelstruma zunächst nicht beeinträchtigt. Der spätere knotige Umbau (Struma nodosa) kann jedoch in Autonomien einzelner Schilddrüsenareale (heiße Knoten) mit einer Hyperthyreose münden. Deshalb sollte auch bei Beschwerdefreiheit Iodid substituiert werden. Bei der Differentialdiagnose müssen natürlich auch Krankheiten, die mit einer Hyperthyreose einhergehen (wie der M. Basedow oder die Hashimoto-Thyreoiditis), und letztlich auch Malignome in die Überlegungen mit einbezogen werden.

Zusammenfassung

✖ Bei Kindern sind banale Atemwegsinfekte die häufigste Ursache einer **Lymphadenitis colli.**

✖ Obwohl auch Kleinkinder häufig infiziert werden, zeigt sich das Vollbild der infektiösen **Mononukleose** nur bei Jugendlichen; eine kausale Therapie gibt es nicht.

✖ Das **Kawasaki-Syndrom** ist eine Vaskulitis mit der Gefahr kardialer Komplikationen.

✖ Gefährlich sind bei **Mumps** erst die Komplikationen: Enzephalitis und Orchitis.

Ohrenschmerzen

Kinder haben recht häufig Ohrenschmerzen. Das liegt zum einen an der absoluten Häufigkeit der akuten Mittelohrentzündung (Otitis media). Zum anderen kann sich über die komplexe sensible Innervation des Ohrs auch eine Reihe von Krankheiten mit Ohrenschmerzen äußern, bei denen sich das Krankheitsgeschehen an anderer Lokalisation abspielt. Dazu gehören etwa Erkrankungen der oberen Atemwege oder im Kleinkindalter der Zahndurchbruch.

Diagnostik

Die wichtigste Untersuchung bei Ohrenschmerzen ist die Otoskopie. Sie ist bei Kindern oft nicht ganz einfach durchzuführen. Die Kinder wehren sich mit Händen und Füßen gegen die als unangenehm empfundene Untersuchung. Erschwert wird die Lage, wenn der Gehörgang durch Ohrenschmalz verlegt ist, und das Ohr deshalb vor der eigentlichen Inspektion noch gespült werden muss. Nur mit Geduld und konsequentem Vorgehen kann dann der notwendige Befund erhoben werden.

Um bei der Otoskopie die Orientierung zu behalten, hat es sich bewährt, das Trommelfell nach anatomischen Landmarken in vier Quadranten zu unterteilen (Abb. 1).

Ist der otoskopische Befund unauffällig (Abb. 2), so sollte differentialdiagnostisch an die schon erwähnten fortgeleiteten Ohrenschmerzen, an eine Lymphadenitis colli (s. S. 32), eine Parotitis, evtl. auch an Traumen oder Kindesmisshandlung (s. S. 98) gedacht werden.

Otitis media

Die akute Mittelohrentzündung ist im Kindesalter eine häufige Erkrankung. Die Entzündung wird meist durch eine aus dem Nasenrachenraum aufsteigende Infektion hervorgerufen. Typische Erreger sind Pneumokokken, Haemophilus influenzae, Streptokokken und Staphylokokken. Auch virale Infekte kommen vor. Dass die rhinogene Infektion des Mittelohrs gerade bei Säuglingen und Kleinkindern so häufig vorkommt, hat anatomische Gründe: Zum einen ist bei ihnen die Keimaszension erleichtert, da die Ohrtrompete relativ kurz und weit ist. Zum anderen haben sie häufiger adenoide Vegetationen (s. S. 39), die eine Be-

Komplikation	Symptome und Befunde
Labyrinthitis	Drehschwindel und Erbrechen, Spontannystagmus, evtl. Taubheit, Weber-Versuch: Lateralisierung zur gesunden Seite
Meningitis	Kopfschmerz, Erbrechen, Bewusstseinstrübung, Nackensteife, Meningismuszeichen (s. S. 74)
Fazialisparese	Fehlender Lidschluss, kein Stirnrunzeln, verstrichene Nasolabialfalte, verzogener Mund
Mastoiditis	S. u.

Tab. 1: Komplikationen der Otitis media.

lüftungsstörung des Mittelohrs verursachen und damit Infekte begünstigen.

Klinik

Kinder mit Mittelohrentzündung haben hohes Fieber, starke Ohrenschmerzen und hören schlecht. Bei Säuglingen und Kleinkindern können auch Allgemeinsymptome wie Erbrechen oder Nahrungsverweigerung auftreten. Die häufigsten Komplikationen der Entzündung sind Mastoiditis, Labyrinthitis, Fazialislähmung und Meningitis.

Diagnostik

Das Trommelfell zeigt sich mit typischen Befunden: Rötung, Vorwölbung des hinteren oberen Quadranten und schollige Trübung der Oberfläche (Abb. 3). Zwei klinische Zeichen sind nur im Säuglings- und Kleinkindalter charakteristisch: zum einen der sog. Ohrzwang, bei dem sich die Kinder vor Schmerzen regelmäßig ans Ohr fassen, zum anderen der Tragusdruckschmerz. Demgegenüber ist ein Tragusdruckschmerz bei älteren Kindern ein klassisches Zeichen einer Entzündung des Gehörgangs.

Komplikationen

Außerdem müssen im Rahmen der Standarddiagnostik die wichtigsten Komplikationen frühzeitig ausgeschlossen werden. Einen Überblick über Komplikationen und typische Befunde gibt Tab. 1. Bei der Blutuntersuchung sind Leukozytose mit Linksverschiebung, erhöhtes CRP und dreistellige Werte bei der BSG unspezifische Hinweiszeichen auf eine Komplikation.

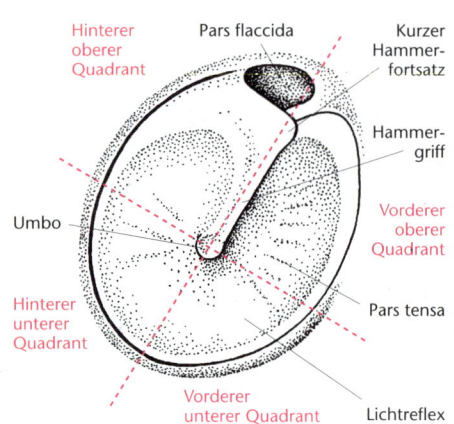

Abb. 1: Trommelfell; anatomische Orientierung und Quadranteneinteilung. [5]

Hinterer oberer Quadrant — Pars flaccida — Kurzer Hammerfortsatz — Hammergriff — Vorderer oberer Quadrant — Umbo — Hinterer unterer Quadrant — Pars tensa — Vorderer unterer Quadrant — Lichtreflex

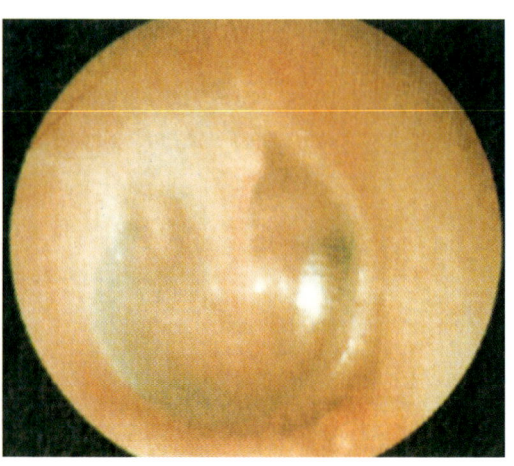

Abb. 2: Unauffälliges Trommelfell. [5]

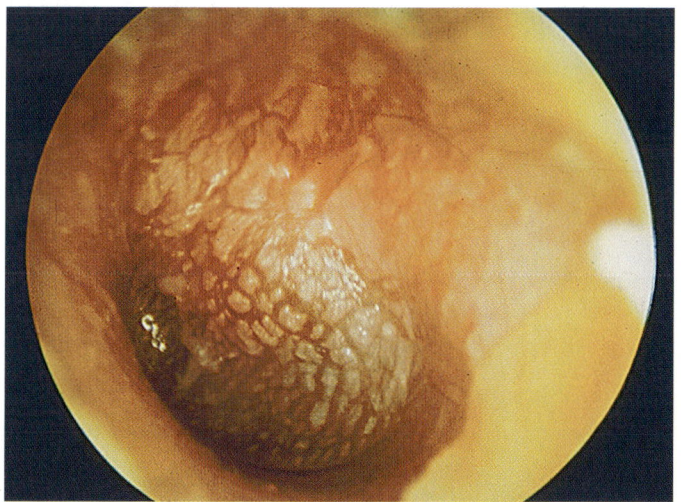

▌Abb. 3: Trommelfell bei Otitis media acuta. [5]

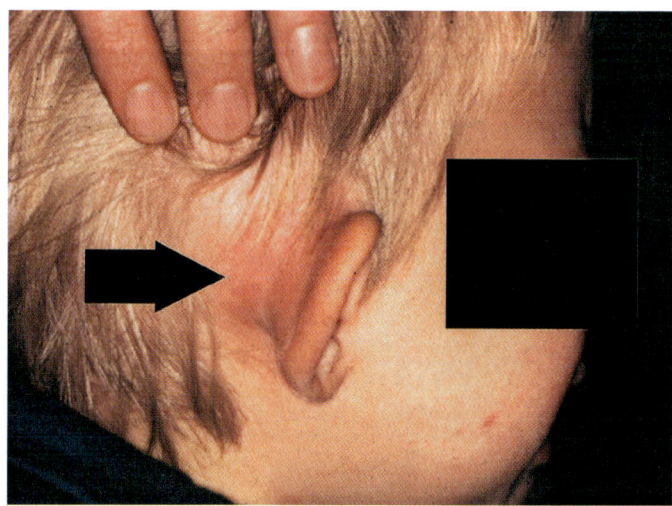

▌Abb. 4: Mastoiditis. [6]

Therapie und Prognose

Bei der eitrigen Mittelohrentzündung wird zunächst eine kalkulierte antibiotische Therapie mit Amoxicillin eingeleitet. Konnte ein Abstrich zur mikrobiologischen Untersuchung gewonnen werden, so kann die Therapie nach den Ergebnissen des Antibiogramms auf eine wirksamere Substanz umgestellt werden. Die Behandlung muss zur Verhinderung von Rezidiven oder Komplikationen nach Abklingen aller Symptome noch einige Tage fortgesetzt werden. Unterstützend können abschwellende Nasentropfen und Paracetamol eingesetzt werden. Die Prognose ist bei adäquater antibiotischer Therapie sehr gut. Vorübergehende Hörminderungen kommen jedoch häufig vor.

Mastoiditis

Die Mastoiditis tritt als Komplikation der akuten Otitis media vor allem dann auf, wenn die antibiotische Therapie nicht konsequent durchgeführt wird. Die Entzündung breitet sich dann nach wenigen Wochen auf den Warzenfortsatz aus, dessen knöcherne Zellen eitrig eingeschmolzen werden.

Klinik

Die Lokalsymptome der Otitis media bestehen weiter oder treten erneut auf, möglicherweise verstärkt. Das Ohr sondert einen rahmig-eitrigen Ausfluss ab. Das Fieber steigt an, und der Warzenfortsatz ist schmerzhaft geschwollen und gerötet (▌Abb. 4).

Diagnostik

Bei der Untersuchung ist das Mastoid druckschmerzhaft. Ist die Entzündung bis zum Periost durchgebrochen, so lassen sich Fluktuationen fühlen. Bei der Otoskopie ist zusätzlich zum Otitisbefund die obere hintere Gehörgangswand abgesenkt. Im Blut finden sich Entzündungszeichen: Leukozytose mit Linksverschiebung, hohe BSG, hohes CRP. Typische Zeichen im Röntgenbild nach Schüller sind ein verschattetes Felsenbein und eingeschmolzene Zellsepten.

Therapie und Prognose

Die Mastoiditis muss chirurgisch behandelt werden. Die Zellen des Warzenfortsatzes werden aufgebohrt und ausgeräumt (Mastoidektomie). Begleitend wird die antibiotische Therapie fortgesetzt. Bei adäquater Behandlung ist die Prognose gut.

Zusammenfassung

✖ Die Otoskopie kann bei jungen Kindern meist nur mit viel Geduld und Konsequenz zum Abschluss gebracht werden.

✖ Adenoide prädisponieren zu rezidivierenden Otitiden.

✖ Die wichtigsten Komplikationen der Otitis müssen immer ausgeschlossen werden: Mastoiditis, Labyrinthitis, Meningitis und Fazialislähmung.

✖ Die Mastoiditis entsteht meist als Folge einer inkonsequenten antibiotischen Therapie.

Husten

Husten zählt zu den häufigsten Symptomen in der Praxis des Kinderarztes; bei niedergelassenen Ärzten machen Infekte der Atemwege etwa 70 % der Fälle aus. Husten ist als Symptom bei akuten respiratorischen Notfällen (s. S. 40) ebenso zu beobachten wie bei chronischen Erkrankungen der Atemwege (s. S. 42). Bei manchen Erkrankungen kann allein der charakteristische Klang des Hustens diagnoseweisend sein, wie z. B. der bellende Husten beim Krupp-Syndrom (s. S. 40) oder der Keuchhusten.

Akute Bronchitis

Eine akute Bronchitis entsteht bei Kindern häufig im Zusammenhang mit banalen Infekten der oberen Atemwege; möglicherweise greift der Infekt wegen der relativ kurzen Luftwege einfacher auf die Bronchialschleimhaut über. Die typischen Erreger der akuten Bronchitis sind Viren (RS-, Adeno-, Rhino-, Influenza- und Parainfluenzaviren); bakterielle Superinfektionen kommen aber auch vor.

Klinik
Symptome der Bronchitis sind unproduktiver, später produktiver Husten und Fieber. Kommt es zur bakteriellen Superinfektion, steigt das Fieber stärker an und das Krankheitsgefühl wird ausgeprägter. Auch eine obstruktive Symptomatik kann entstehen (s. S. 38).

Diagnostik
Der typische Auskultationsbefund ist von mittel- oder grobblasigen Rasselgeräuschen geprägt. Zum Ausschluss einer Pneumonie kann ein Röntgenbild angefertigt werden, das dann lediglich eine verstärkte Bronchialzeichnung in den zentralen Lungenabschnitten zeigt.

Therapie
Die Behandlung erfolgt in aller Regel symptomatisch durch Fiebersenkung, Flüssigkeitsgabe und Mukolytika. Lediglich bei bakterieller Superinfektion sind Antibiotika indiziert.

Pneumonien

Husten kommt als typisches Symptom auch bei Pneumonien, also den Entzündungen des Lungenparenchyms, vor. Man hat versucht, diese vielgestaltige Krankheit nach verschiedenen Gesichtspunkten zu klassifizieren.

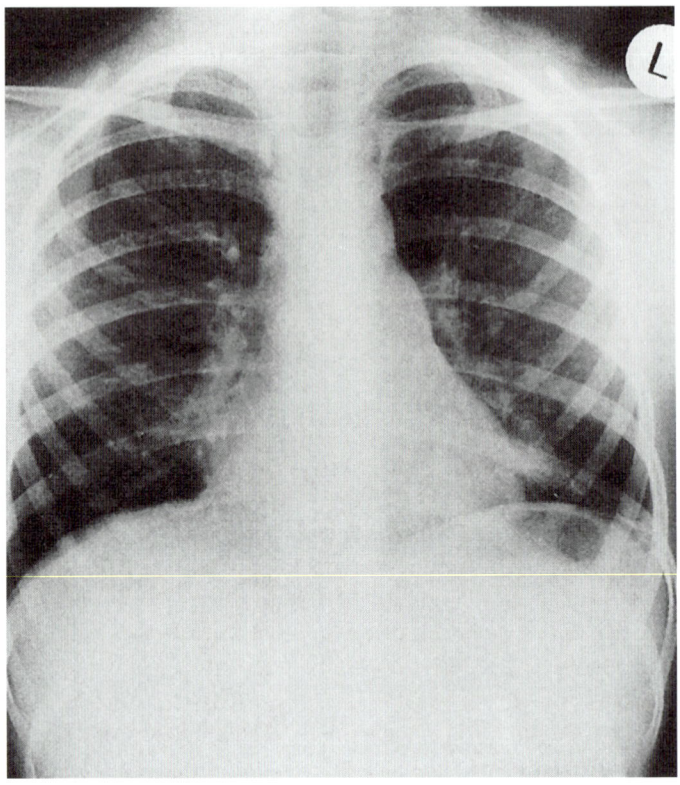

Abb. 1: Röntgenbild bei Bronchopneumonie; diffuse hilusnahe Verschattungen. [4]

▶ So unterscheidet man Lobärpneumonien, bei denen die Entzündung auf einen Lungenlappen begrenzt ist, von den Bronchopneumonien (■ Abb. 1), bei denen Atemwege und angrenzende Parenchymanteile diffus betroffen sind. Im Kindesalter treten meist Bronchopneumonien auf, da das Immunsystem noch zu wenig gereift ist, um die Infektion auf einen Lappen zu begrenzen. Außer diesen klassischen Formen gibt es die interstitiellen Pneumonien. Da die sonst für Pneumonien typischen Befunde häufig fehlen, werden sie auch atypische Pneumonien genannt.
▶ Praktische Bedeutung hat wegen der empirischen Therapie auch die Einteilung nach dem Lebensalter und dem für dieses Alter typischen Erregerspektrum (■ Tab. 1).

Klinik
Die Leitsymptome einer Lungenentzündung sind Husten, Tachypnoe, Dyspnoe, teils sehr hohes Fieber und eventuell Nasenflügeln oder thorakale Einziehungen. Von kleinen Kin-

Altersgruppe	Häufige Erreger	Beispiel einer empirischen Therapie
Neugeborene	B-Streptokokken, gramnegative Keime, Staphylococcus aureus	Ampicillin + Aminoglykosid + Oxacillin
Säuglinge und Kleinkinder	Viren (RS- und Adenoviren, Influenza- und Parainfluenzaviren), Pneumokokken, Haemophilus influenzae	Cephalosporin der 2. Generation
Schulkinder	Mykoplasmen, Chlamydien, Viren, Pneumokokken	Makrolide, Doxycyclin

■ Tab. 1: Häufigste Pneumonieerreger in den verschiedenen Altersgruppen.

dern wird bei Mitreaktion der abdominalen Lymphknoten oft auch Bachschmerz geklagt. Bei Säuglingen und jungen Kleinkindern können die Symptome jedoch auch sehr unspezifisch sein; deshalb muss bei diesen Kindern bei jedem unklaren Fieber an eine Pneumonie gedacht werden.

Diagnostik
Es lassen sich feinblasige Rasselgeräusche und eventuell Bronchialatmen auskultieren; bei größeren Infiltraten ist der Klopfschall abgeschwächt. Im Labor können bakterielle und virale Pneumonien meist differenziert werden: Bei bakteriellen Erregern sind die Leukozytose, der CRP-Anstieg und die BSG wesentlich stärker ausgeprägt. Außerdem kann der Erreger manchmal in Blutkulturen nachgewiesen werden. Wesentlich für die Diagnosestellung sind allerdings die meist typischen Röntgenbilder (Abb. 1 und 2).

Therapie
Die Behandlung beinhaltet immer symptomatische Maßnahmen wie Fiebersenkung mit Paracetamol und Wadenwickeln, Mukolyse mit ACC, Inhalationen und großzügige Flüssigkeitsgabe. Wird eine bakterielle Infektion vermutet, so werden Antibiotika eingesetzt; die empirische Therapie richtet sich dabei nach dem erwarteten Keimspektrum und setzt sich meist aus einer Kombination verschiedener Wirkstoffe zusammen (Tab. 1).

Keuchhusten

Der Keuchhusten, der durch das Bakterium Bordetella pertussis verursacht wird, kommt heute sehr selten vor, da fast alle Kinder noch im ersten Lebensjahr geimpft werden (s. S. 23).

Klinik
Die Hustenanfälle sind sehr charakteristisch: Weil das zähflüssige Sputum nicht ohne weiteres abgehustet werden kann, folgen mehrere Hustenstöße stakkatoartig ohne zwischenzeitliches Atemholen aufeinander und werden von einem juchzenden Inspirium beendet. Begleitend kann es zur Zyanose des Gesichtes oder petechialen Einblutungen kommen. Die Kinder erbrechen auch häufig. Besonders schwere Verläufe mit eventuell letalen Apnoeanfällen können bei Kindern unter einem Jahr beobachtet werden.
Nach einer Inkubationszeit von etwa 1 – 2 Wochen läuft die Krankheit typischerweise in drei Stadien ab (Tab. 2).

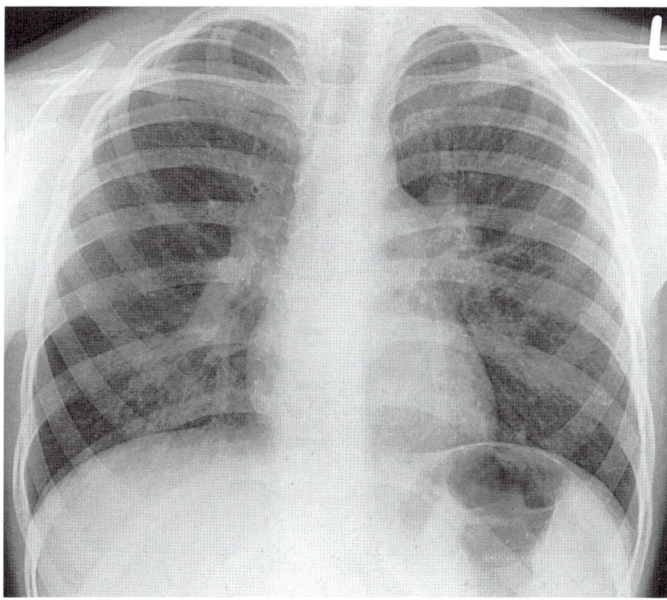

Abb. 2: Röntgenbild bei Mykoplasmenpneumonie; zentrale Infiltrate, peripher netzartige Zeichnung. [1]

Diagnostik
Die technische Diagnostik umfasst ein Blutbild, das typischerweise eine Leukozytose mit Lymphozytose zeigt, den Erregernachweis aus Nasopharyngealsekret und eine Röntgenaufnahme, um eine Pneumonie auszuschließen. Differentialdiagnostisch muss auch an virale Erkrankungen gedacht werden.

Therapie
Therapeutisch kommt Erythromycin zu Einsatz; ab dem späten Stadium convulsivum ist hiervon keine Besserung der Lage mehr zu erwarten. Da die Krankheit hochkontagiös ist, müssen nicht geimpfte Kontaktpersonen prophylaktisch mit einem Makrolid-Antibiotikum behandelt werden.

Zusammenfassung
✖ Die **akute virale Bronchitis** entsteht oft auf dem Boden eines banalen Atemwegsinfekts; sie klingt nach symptomatischer Behandlung innerhalb von ein bis drei Wochen ab.

✖ Für eine **Lungenentzündung** kommt je nach dem Lebensalter des erkrankten Kindes ein anderes Erregerspektrum in Betracht; die empirische antibiotische Therapie richtet sich nach diesem Spektrum.

✖ Der **Keuchhusten** ist eine seltene, hochkontagiöse Erkrankung, die nur in frühen Stadien einer antibiotischen Therapie zugänglich ist; besonders gefährdet sind Säuglinge.

Stadium	Dauer	Symptome
Stadium catarrhale	1 – 2 Wochen	Uncharakteristische Symptome eines Atemwegsinfekts
Stadium convulsivum	2 – 4 Wochen	Typische Keuchhustensymptomatik, s. o.
Stadium decrementi	1 – 2 Wochen	Die Hustenanfälle klingen langsam ab

Tab. 2: Stadien des Keuchhustens.

Atemgeräusche

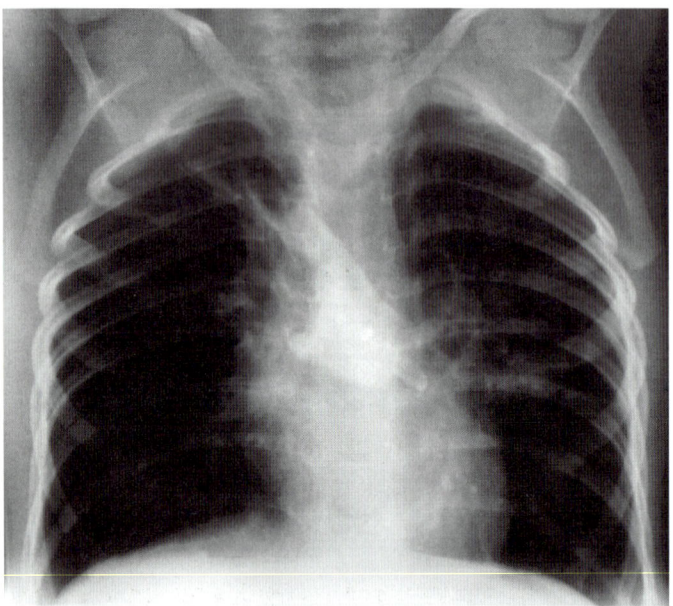

Abb. 1: Typisches Röntgenbild bei obstruktiver Bronchitis; Überblähung mit vermehrter Transparenz über beiden Lungen, tief stehenden Zwerchfellen und perihilären Infiltraten links. [1]

Die Auskultation der Lunge läuft zwar technisch ähnlich wie beim Erwachsenen ab; allerdings ist die Interpretation der Geräuschphänomene erschwert: So ist das normale Atemgeräusch oft schärfer als das hauchende, niederfrequente inspiratorische Atemgeräusch des Erwachsenen; man spricht deshalb von puerilem Atmen. Es darf dennoch nicht mit dem Bronchialatmen, das als Zeichen einer ausgedehnten Lungeninfiltration angesehen wird, verwechselt werden.

Darüber hinaus gibt es eine Reihe von Geräuschphänomenen, die teils schon vom „unbewaffneten" Ohr, teils auch erst mit dem Stethoskop wahrnehmbar sind. Von den grob- oder feinblasigen Rasselgeräuschen war bereits im Zusammenhang mit dem Husten die Rede (s. S. 36). Einige weitere Geräusche und Beispiele für häufigere Erkrankungen listet Tab. 1 auf.

Laryngo- und Tracheomalazie

Sind die Knorpelstrukturen des Larynx oder der Trachea bei Geburt noch nicht ausreichend ausgehärtet, so fallen die betroffenen Strukturen aufgrund des negativen Drucks bei jeder Inspiration in sich zusammen; als Zeichen der daraus resultierenden Einengung wird ein Stridor hörbar.

Therapie
Die Laryngo- oder Tracheomalazie führt normalerweise zu keinen weiteren Symptomen. Da die betroffenen Knorpel innerhalb des ersten Lebensjahres eine ausreichende Festigkeit erhalten, ist eine Behandlung fast nie notwendig. Die beunruhigten Eltern sollten aber über die Harmlosigkeit des Zustandes aufgeklärt werden.

Obstruktive Bronchitis und Bronchiolitis

Kommt es im Rahmen einer akuten Infektion der Bronchien oder Bronchiolen mit pneumotropen Viren (s. a. akute Bronchitis, S. 36) zu Epithelnekrosen, Schleimhautödemen und einer Hypersekretion der Becherzellen, so kann daraus eine Atemwegsobstruktion resultieren. Von der Bronchiolitis, bei der die RS-Viren als Verursacher im Vordergrund stehen, sind fast nur Säuglinge betroffen. Die obstruktive Bronchitis ist im Kindesalter relativ häufig: Etwa jedes zweite Kind erkrankt bis zum 6. Lebensjahr einmal.

Klinik und Diagnostik
Leitsymptome der obstruktiven Bronchitis sind das exspiratorische Giemen und das verlängerte Exspirium. Bei der Bronchiolitis fehlt das Giemen; oft sind dann Husten, mäßiges Fieber, das abgeschwächte Atemgeräusch und feinblasige Rasselgeräusche die einzigen Symptome. Bei beiden Krankheitsbildern tritt im Verlauf eine Tachydyspnoe auf.

Die Diagnose wird anhand des klinischen Bildes, des typischen Auskultationsbefundes und des Röntgenbildes (Abb. 1) gestellt.

Geräusch	Krankheiten
Stridor	▶ Bei Neugeborenen: Pierre-Robin-Sequenz (s. S. 47), kongenitale Laryngo- oder Tracheomalazie, angeborene Tracheal- oder Bronchusstenosen ▶ Bei Klein- und Schulkindern: Pseudokrupp, Epiglottitis, Fremdkörperaspiration (s. S. 41)
Giemen und Brummen	Obstruktive Bronchitis, Bronchiolitis oder Asthma bronchiale, CF (s. S. 42)
Schnarchen	Rachenmandelhyperplasie, obstruktive Schlafapnoen

Tab. 1: Einige Geräusche und häufige assoziierte Erkrankungen.

Schwierig ist die differentialdiagnostische Abgrenzung zum Asthma bronchiale, das mit ähnlichen klinischen und radiologischen Befunden einhergeht. Meist kann eine endgültige Diagnose nur durch den Verlauf gestellt werden: Bei mehr als drei Rezidiven einer obstruktiven Bronchitis wird die Diagnose Asthma sehr wahrscheinlich.

Therapie

Die Behandlung der obstruktiven Bronchitis basiert auf ähnlichen Prinzipien wie die Akuttherapie des Asthma bronchiale: Bei Bedarf wird Sauerstoff gegeben. Inhalative β_2-Sympathomimetika (Salbutamol) dilatieren die Bronchien, inhalative Steroide (Budesonid) hemmen die teilweise schwere Entzündung. Der Verlauf ist trotzdem häufig langwierig.

Adenoide

Bei manchen Kindern führt ein hyperreaktives Immunsystem zu einer persistierenden Vergrößerung der Rachenmandel. Die Nasenatmung ist dadurch dauerhaft behindert.

Klinik

Aus der behinderten Nasenatmung ergeben sich die Leitsymptome: Die Kinder atmen durch den Mund, sprechen näselnd und schnarchen nachts. Bei länger bestehenden Adenoiden entwickelt sich ein typischer Gesichtsausdruck, die Facies adenoidea (▌Abb. 2).
Beachtenswert sind die Folgeerscheinung der Hyperplasie: Es entwickelt sich ein Dauerschnupfen mit sichtbaren Schleimstraßen an der Rachenhinterwand. Die Kinder sind dadurch für Bronchitiden besonders anfällig. Durch eine Verlegung der Ohrtrompete treten rezidivierende Otitiden auf.

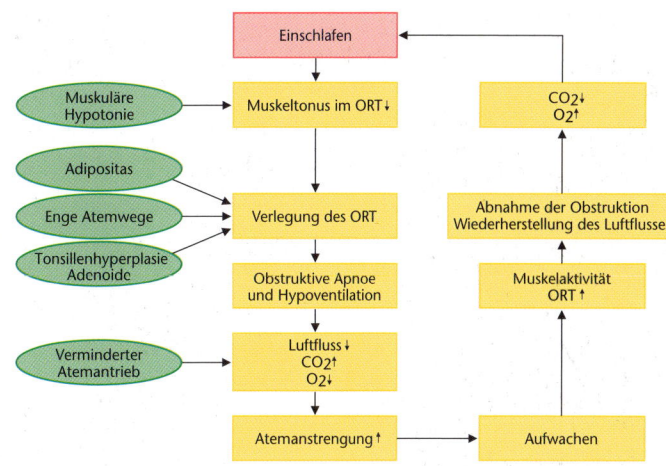

▌Abb. 3: Obstruktive Schlafapnoen; ORT = oberer Respirationstrakt. [1]

Aufgrund der Verlegung der Atemwege können **obstruktive Schlafapnoen** (OSA) auftreten, die zu Schlafstörungen und einer chronischen Sauerstoffminderversorgung führen (▌Abb. 3). Die Folge sind Ermüdbarkeit, Konzentrationsschwäche, schulischer Leistungsknick, in schweren Fällen aber auch Gedeihstörungen und ein Entwicklungsknick. Zu beachten ist, dass das Krankheitsbild der OSA in seltenen Fällen auch durch die anderen in ▌Abb. 3 genannten Faktoren ausgelöst werden kann.

Therapie

Adenoide bilden sich teilweise spontan zurück. Geschieht dies aber nicht innerhalb einiger Monate und treten die oben genannten Komplikationen auf, so sollten sie operativ durch Adenotomie entfernt werden.

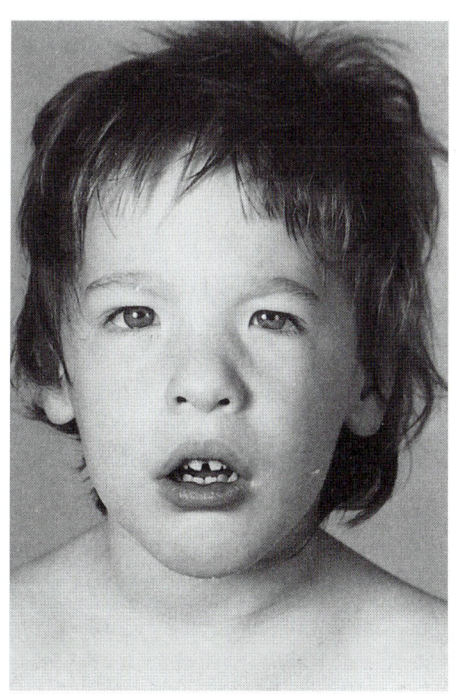

▌Abb. 2: Bei einer chronischen Vergrößerung der Rachenmandeln kommt es zu einer Behinderung der Nasenatmung mit typischer Facies adenoidea. [4]

Zusammenfassung

✖ Die **Laryngo- oder Tracheomalazie** bildet sich normalerweise innerhalb eines Jahres spontan zurück.

✖ Die **Bronchiolitis** kommt fast nur bei Säuglingen vor; sie wird durch RS-Viren verursacht und kann zu schweren Behinderungen der Atmung führen.

✖ **Adenoide** treten oft nur vorübergehend auf; eine OP-Indikation besteht nur bei Komplikationen.

Akute respiratorische Notfälle

Neben den Unfällen (s. S. 100) führen im Kindesalter am häufigsten respiratorische Notfälle zu einem Einsatz des Notarztes bzw. Kindernotarztes. Dass Probleme der Atmung einen so hohen Stellenwert haben, hat anatomische Ursachen: Bei Kindern sind die Lumina der Atemwege sehr klein. Deshalb gehen Einengungen durch Schwellung oder Fremdkörper mit einer mehr oder weniger ausgeprägten Atemnot einher und führen ohne adäquate Therapie oft schnell zu einer lebensbedrohlichen Sauerstoffminderversorgung.

In der akuten Notfallsituation müssen schon die Anamnese und einfache klinische Untersuchungen zu einer sachgerechten Beurteilung der Lage führen.

> Klinische Zeichen einer Sauerstoffminderversorgung sind Bewusstseinstrübung, Zyanose, Dyspnoe und Tachypnoe.

Unter den technischen Hilfsmitteln spielt die Pulsoxymetrie eine besondere Rolle: zum einen ist der Finger-Clip klein und einfach zu handhaben; andererseits lässt die gemessene periphere Sauerstoffsättigung eine relativ zuverlässige Aussage über die Oxygenierung des Patienten zu. Werte unter 90 % sind immer als kritisch anzusehen und erfordern eine Maskenbeatmung.

Pseudokrupp

Mit dem heute eher veralteten Begriff „Pseudokrupp" wird im klinischen Sprachgebrauch eine virale Atemwegsinfektion bezeichnet, die zu einer subglottischen Stenose des Larynx führt. Als Erreger treten meist Parainfluenza- oder RS-Viren auf.

Klinik
Das Larynxödem verursacht Heiserkeit, inspiratorischen Stridor und den typischen bellenden Krupphusten; er ist klingend und wird mit dem Bellen eines Seehundes verglichen. Meist hatten die Kinder schon vorher einen Atemwegsinfekt; die Temperatur ist mäßig erhöht.

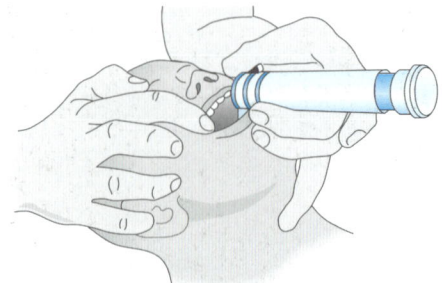

Abb. 1: Orotracheale Intubation. [2]

Therapie
Wegen der viralen Genese der Krankheit kommt nur eine symptomatische Behandlung in Frage: Anfeuchten der Atemluft, rektale Gabe von Kortikoiden und Vernebelung von Adrenalin. Nur sehr selten wird die Atmung so insuffizient, dass eine Intubation (Abb. 1) notwendig ist. Allerdings sollte jede Aufregung, etwa durch Blutentnahmen oder Untersuchung des Rachens, vermieden werden.

Akute Epiglottitis

Die Epiglottitis ist eine akut lebensbedrohliche Erkrankung. Sie wird durch das Bakterium Haemophilus influenzae verursacht und ist heute, da die meisten Kinder im ersten Lebensjahr gegen diesen Erreger geimpft werden, sehr selten.

Klinik
Die Kinder erkranken meist aus vollkommener Gesundheit und entwickeln in kurzer Zeit hohes Fieber. Der Kehldeckel schwillt extrem an (Abb. 2). Daraus resultieren die weiteren typischen Symptome inspiratorischer Stridor, starke Halsschmerzen, Schluckbeschwerden, Speichelfluss und kloßige Sprache. Die Atmung ist durch die Stenose stark beeinträchtigt.

Diagnostik und Therapie
Die Inspektion des Rachens ist wegen der großen Erstickungsgefahr ohne Intubationsbereitschaft eines erfahrenen Kinderarztes verboten. Schon bei Verdacht auf Epiglottitis muss immer die sofortige Klinikeinweisung unter ärztlicher Begleitung organisiert werden, denn auch heute noch sterben etwa 15 % der Kinder durch eine verspätete Diagnosestellung. In der Akutsituation ist vor allem auf eine ausreichende Sauerstoffversorgung zu achten; notfalls muss intubiert werden. Erst dann können Blutkulturen zum Erregernachweis angelegt werden. Im Blutbild findet sich eine Leukozytose mit Linksverschiebung; das CRP ist erhöht.

Die Behandlung, die meist auf einer Intensivstation durchgeführt werden muss, besteht aus einer antibiotischen Therapie mit Cefuroxim und intravenöser Kortisongabe.

Akuter Asthmaanfall

Beim Asthma bronchiale (s. S. 42) können einzelne Anfälle so schwere Formen annehmen, dass eine Notfalltherapie erforderlich wird: Eine ausreichende Sauerstoffsättigung wird durch O_2-Gabe sichergestellt; die Bronchokonstriktion wird mit inhalativen Betamimetika (Salbutamol), intravenösen Glukokortikoiden und Theophyllin bekämpft.

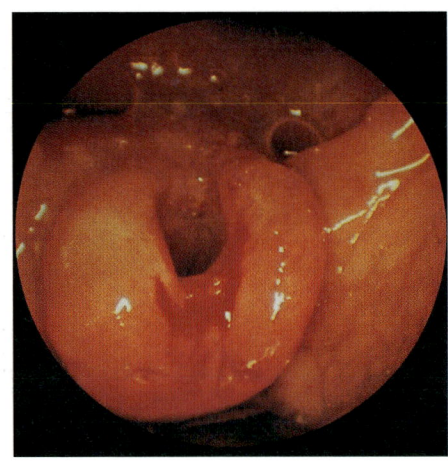

Abb. 2: Epiglottis bei akuter Epiglottitis. [7]

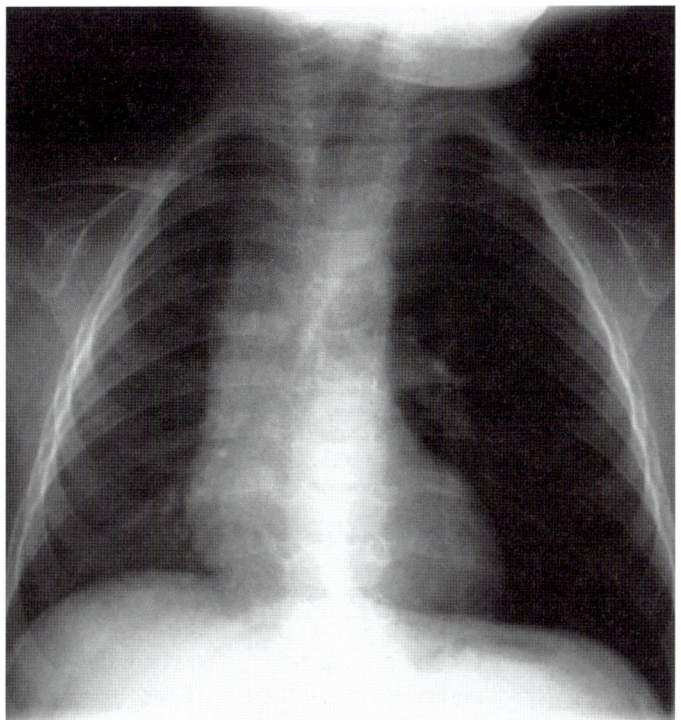

Abb. 3: Röntgenaufnahme nach Aspiration einer Mandel im rechten Hauptbronchus; die linke Lunge ist überbläht, das Mediastinum nach rechts verlagert. [1]

Therapie

Um Komplikationen wie chronische Pneumonien, narbige Stenosenbildung und Bronchiektasen zu verhindern, muss der Fremdkörper schnellstmöglich entfernt werden. In der akuten Notfallsituation gelingt dies oft durch Schläge auf den Rücken (Abb. 4); der Heimlich-Handgriff sollte bei Kindern wegen der Gefahr der Schädigung abdominaler Organe nicht durchgeführt werden. Unter Klinikbedingungen ist die bronchoskopische Fremdkörperentfernung das Mittel der Wahl.

Fremdkörperaspiration

Normalerweise wird der Respirationstrakt durch Husten vor Fremdpartikeln geschützt. Besondere Gefahren entstehen, wenn die eingeatmeten Partikel eine gewisse Größe überschreiten (typischerweise Erdnüsse, Apfelschnitze, Murmeln) und nicht mehr abgehustet werden können. Von einer Fremdkörperaspiration sind meist Kleinkinder betroffen.

Der in den Bronchialbaum aspirierte Fremdkörper fungiert häufig als Ventil: Luft kann zwar in den betroffenen Lungenabschnitt eingeatmet werden, jedoch bei der Exspiration nicht mehr entweichen; es kommt zur Überblähung.

Klinik und Diagnostik

Klinisch ist ein trockener Husten und oft auch ein in- und exspiratorischer Stridor feststellbar; sonstige Krankheitszeichen fehlen. Besteht ein Ventilmechanismus, so ist der Klopfschall im betroffenen Lungenabschnitt hypersonor. Dann kann man eventuell auch die klassischen Zeichen im Röntgenbild finden: Zwerchfelltiefstand der betroffenen Seite und eine Verlagerung des Herzens zur Gegenseite (Abb. 3).

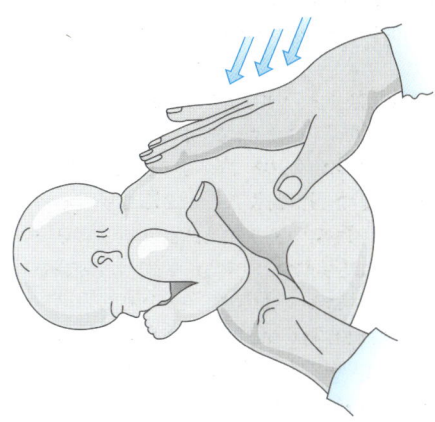

Abb. 4: Fremdkörperentfernung durch Rückenschläge (back thrusts). [2]

Zusammenfassung

✖ Bei den Notfällen im Kindesalter stehen meist respiratorische Probleme im Vordergrund.

✖ Obwohl der Pseudokrupp normalerweise milder verläuft als die akute Epiglottitis, kann auch er zum Erstickungstod führen; deshalb sollte auch hier eine Untersuchung des Rachens nur in Intubationsbereitschaft durchgeführt werden.

✖ Bei Husten ohne sonstige Krankheitszeichen muss immer an eine Fremdkörperaspiration gedacht werden; der Fremdkörper kann oft bereits durch Rückenschläge entfernt werden.

Chronische Atemwegserkrankungen

Kinder erkranken durchschnittlich etwa drei- bis achtmal pro Jahr an akuten Infekten der Atemwege. Besorgte Eltern sollten dann vom Kinderarzt über die Häufigkeit banaler Infekte aufgeklärt werden. Handelt es sich jedoch nicht um banale Infekte oder treten Symptome wie Atemnot in den Vordergrund, so wird der Ausschluss chronischer Atemwegserkrankungen erforderlich. Unter diesen Krankheiten nimmt in der westlichen Welt das Asthma bronchiale, von dem etwa 10 % der Kinder betroffen sind, einen prominenten ersten Platz ein. In Ländern mit geringem hygienischen Standard ist die Tuberkulose die häufigste Ursache einer chronischen Atemwegserkrankung.

Asthma bronchiale

Dem Asthma liegt eine Hyperreagibilität des Bronchialsystems zugrunde. Das bedeutet, dass auch an sich harmlose Reizungen der Schleimhaut zur klassischen Trias Kontraktion der glatten Muskulatur, Ödem der Bronchialschleimhaut und Hypersekretion führen. Eine Obstruktion der Atemwege ist die Folge. Typische Auslöser eines Asthmaanfalls sind beim sog. **exogen-allergischen Asthma** der Kontakt mit Allergenen wie Pollen, bestimmten Nahrungsmitteln, Tierepithelien oder den Exkrementen von Hausstaubmilben. Beim sog. **intrinsischen Asthma** sind die häufigsten Auslöser virale oder bakterielle Infekte, körperliche Anstrengung oder unspezifische Faktoren wie kalte Luft, Rauch, Hyperventilation oder psychische Belastungssituationen. Diese Faktoren und eine eventuelle genetische Prädisposition müssen in einer ausführlichen Anamnese ermittelt werden.

> Bei der Mehrzahl aller Asthmaanfälle liegt eine sog. Mischform, d. h. eine Kombination von exogen-allergischen und intrinsischen Komponenten vor.

Klinik

Das klinische Erscheinungsbild des Asthma bronchiale ist geprägt durch Husten, Tachypnoe und eine zunehmende Atemnot. Die Kinder wirken ängstlich, manchmal agitiert. Bei schweren Anfällen tritt eine zunehmende Zyanose auf; das Atmen gelingt dann nur noch aufrecht sitzend unter Einsatz der Atemhilfsmuskulatur.

Diagnostik

Bei der Auskultation fallen sofort ein verlängertes Exspirium und exspiratorisches Giemen, Pfeifen und Brummen auf. Der Klopfschall ist über beiden Lungen hypersonor.
Die technische Diagnostik im akuten Anfall umfasst unter anderem eine Röntgenaufnahme des Thorax (■Abb. 1) und eine Blutgasanalyse.
Später kommen Spezialuntersuchungen hinzu. Durch Prick-Test und RAST (Radio-Allergo-Sorbent-Test) kann die allergische Komponente des Asthmas erfasst werden. Die Lungenfunktionsprüfung (LuFu) gibt Aufschluss über den aktuellen Zustand und den Verlauf der Erkrankung; sie kann bei Kindern allerdings erst etwa ab dem 6. Lebensjahr durchgeführt werden. Die wichtigsten Parameter bei der LuFu sind die Einsekundenkapazität (FEV_1) und der exspiratorische Spitzenfluss (PEF), die beim Asthma aufgrund der Obstruktion regelmäßig erniedrigt sind.

Einteilung

Nach dem klinischen Erscheinungsbild und den Ergebnissen der LuFu kann das Asthma bronchiale in vier Schweregrade (■Tab. 1) eingeteilt werden.

Therapie

Zur Behandlung des akuten Asthmaanfalls s. S. 40.
Grundpfeiler der Langzeittherapie ist die Allergenkarenz; insbesondere bei der Hausstaubmilbenallergie beinhaltet das möglicherweise eine rigorose Sanierung der gesamten Lebensumgebung. Die medikamentöse Therapie richtet sich nach dem Schweregrad der Erkrankung und beinhaltet immer eine Bedarfsmedikation mit β_2-Sympathomimetika für den akuten Anfall, ab Stufe 2 auch eine Dauermedikation mit antiinflammatorischen Medikamenten. Die Grundzüge der Therapie zeigt ■Abb. 2.

Mukoviszidose

Die Mukoviszidose, auch zystische Fibrose (CF), ist in Nord- und Mittel-

Stufe	Symptome und LuFu
Stufe 1 (intermittierend)	Husten und leichte Atemnot seltener als 1-mal im Monat; keine Beeinträchtigung der Lebensqualität; FEV_1 und PEF > 80 %
Stufe 2 (mild)	Symptome öfter als 1-mal pro Monat, aber seltener als 1-mal pro Woche; geringe Beeinträchtigung der Lebensqualität; FEV_1 und PEF im anfallsfreien Intervall > 80 %
Stufe 3 (mittelschwer)	Deutliche Symptome öfter als 1-mal pro Woche; die Lebensqualität ist beeinträchtigt; FEV_1 und PEF < 80 %
Stufe 4 (schwer)	Starke Symptome an den meisten Tagen; deutliche Beeinträchtigung der Lebensqualität; FEV_1 und PEF < 60 %

■ Tab. 1: Schweregradeinteilung des Asthma bronchiale.

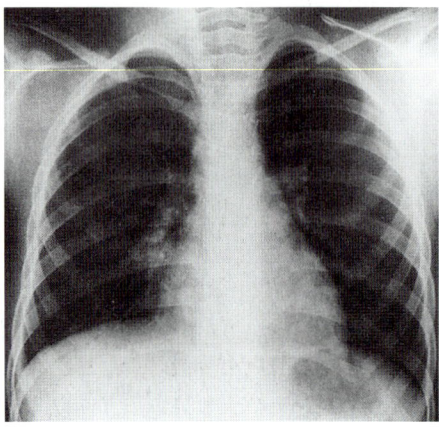

■ Abb. 1: Röntgenbild bei Asthma bronchiale; vermehrte Transparenz über beiden Lungen, der rechte Mittellappen ist atelektatisch. [4]

europa mit einer Häufigkeit von
1 : 2000 Geburten die häufigste angeborene Stoffwechselstörung.

Ätiologie und Pathogenese

Der Krankheit liegt ein Defekt der Chlo-
ridkanäle zugrunde, der auf dem CFTR-
Gen autosomal-rezessiv vererbt wird.
Durch den gestörten Fluss der Chlorid-
ionen werden die mukösen Sekrete
der exokrinen Drüsen eingedickt;
Entzündungen, Zerstörung und Funk-
tionsverlust der betroffenen Organe
sind die Folge.
Die Lunge ist immer betroffen: Die mu-
koziliäre Clearance ist wegen des zähen
Schleims herabgesetzt. Es kommt zu
Infekten, häufig mit Pseudomonas
aeruginosa oder Staphylococcus aureus.
Langfristig führt das zu chronischen
Entzündungsreaktionen, Untergang des
Lungengewebes, chronischer Hypoxie,
einem pulmonalen Hochdruck und
schließlich zum Cor pulmonale.

Klinik

Die Krankheit tritt meist schon im
ersten Lebensjahr mit Husten und
einer chronischen Lungenobstruktion
mit verlängertem Exspirium, Giemen
und Brummen in Erscheinung.
Der Thorax ist dauerhaft überbläht
(∎Abb. 3). Die chronische Hypoxie
führt zu Trommelschlägelfingern und
Uhrglasnägeln.
Häufig sind auch Verdauungsprobleme:
Zum einen kann es zu Verstopfung
kommen, bei den Neugeborenen zum
Mekoniumileus, bei älteren Kindern
zum DIOS, dem distalen intestinalen
Obstruktionssyndrom, und evtl. aufgrund der Koprostase zum Rektumprolaps. Andererseits sind wegen der
Fehlfunktion des exokrinen Pankreas
stinkende Fettstühle, chronische Maldi-
gestion und Gedeihstörungen klassische
Symptome der Mukoviszidose.
Weitere von der Mukoviszidose betroffene Organe sind die Schweißdrüsen,
die intrahepatischen Gallenwege, die
Nase, die Nasennebenhöhlen und die
männlichen Keimdrüsen.

Diagnostik

Ein positiver Schweißtest erhärtet
den Verdacht auf CF: Im Schweiß sind
sowohl Natrium als auch Chlorid
deutlich erhöht. Die Diagnose wird
dann durch molekulargenetischen
Nachweis einer Mutation im CFTR-

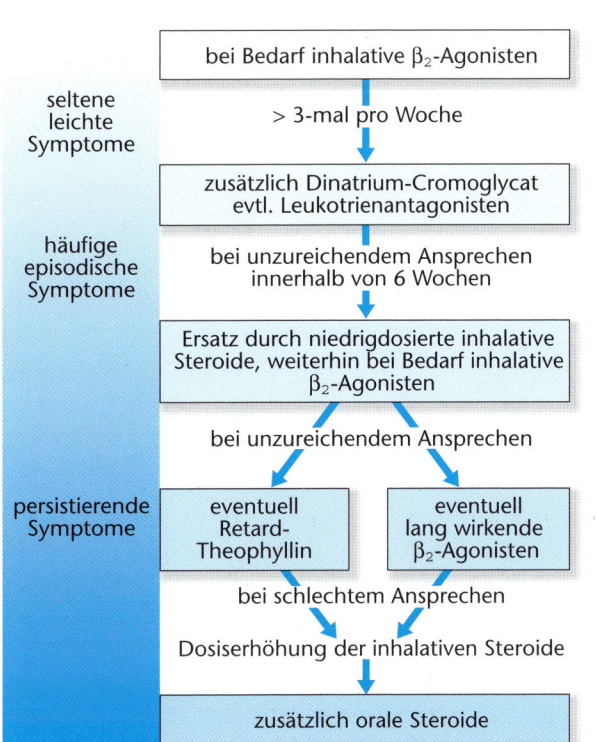

∎ Abb. 2: Langzeittherapie des
Asthma bronchiale. [1]

seltene
leichte
Symptome

bei Bedarf inhalative β₂-Agonisten

> 3-mal pro Woche

zusätzlich Dinatrium-Cromoglycat
evtl. Leukotrienantagonisten

häufige
episodische
Symptome

bei unzureichendem Ansprechen
innerhalb von 6 Wochen

Ersatz durch niedrigdosierte inhalative
Steroide, weiterhin bei Bedarf inhalative
β₂-Agonisten

bei unzureichendem Ansprechen

persistierende
Symptome

eventuell
Retard-
Theophyllin

eventuell
lang wirkende
β₂-Agonisten

bei schlechtem Ansprechen

Dosiserhöhung der inhalativen Steroide

zusätzlich orale Steroide

Gen gesichert. Außerdem müssen Störungen aller akut und chronisch betroffenen Organsysteme diagnostisch
erfasst werden.

Therapie

Die Mukoviszidose kann bis heute nicht
kausal behandelt werden. Zur Therapie
der pulmonalen Symptome gehören
Physiotherapie, Mukolyse, O_2-Langzeit-
therapie und antibiotische Behandlung
der Infekte; die intestinale Symptomatik
wird durch hohe Kalorienzufuhr und
Substitution von Pankreasenzymen und
fettlöslichen Vitaminen behandelt. Trotz
aller Bemühungen bleibt die Lebenserwartung aber eingeschränkt; an den
schweren Schäden des kardiorespirato-
rischen Systems versterben die Patienten auch heute spätestens im vierten
Lebensjahrzehnt.

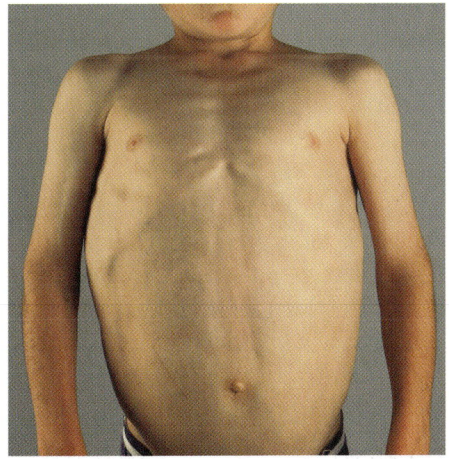

∎ Abb. 3: Überblähter Thorax bei Mukoviszidose. [1]

Zusammenfassung

✖ Jährlich mehrfache Atemwegsinfekte sind im Kindesalter normal.

✖ Leitsymptome der Bronchialobstruktion sind verlängertes Exspirium,
Dyspnoe und Husten.

✖ Bei einer Kombination von chronischer Atemwegserkrankung und Gedeihstörung sollte immer eine Mukoviszidose ausgeschlossen werden.

Eine Zyanose, d. h. ein bläuliches Hautkolorit, entsteht, wenn 100 ml Blut mehr als 5 g desoxygeniertes Hämoglobin enthalten. Bei der **peripheren Zyanose** kommt dieser Sauerstoffmangel durch eine vermehrte Sauerstoffausschöpfung im Gewebe zustande, z. B. blaue Lippen bei Kälte. Bei der **zentralen Zyanose**, bei der auch die Zunge und die Schleimhäute blau sind, enthält das vom Herzen in die Peripherie transportierte Blut schon von Anfang an zu wenig Sauerstoff. Dies ist zum einen bei einer verminderten Oxygenierung in der Lunge der Fall, wie etwa beim Atemnotsyndrom des Neugeborenen (s. S. 46) oder einer schweren Pneumonie, zum anderen, wenn dem arterielle Blutstrom wie bei einigen Herzfehlern größere Mengen venösen Bluts beigemischt werden.

Zyanotische Herzfehler

Unter den Herzfehlern, die eine Zyanose verursachen, sind die Fallot-Tetralogie, die kritische Pulmonalstenose, das hypoplastische Linksherzsyndrom und die Transposition der großen Gefäße mit einem Anteil von jeweils 5–10 % aller angeborenen Herzfehler relativ häufig; sehr selten (mit einem Anteil von nur ca. 1 %) sind dagegen die Pulmonalatresie und die Trikuspidalatresie, die hier deshalb keine weitere Erwähnung finden.

Fallot-Tetralogie

Die Fallot-Tetralogie ist gekennzeichnet durch das gleichzeitige Vorhandensein einer Pulmonalstenose, einer Hypertrophie des rechten Ventrikels, eines Ventrikelseptumdefekts und einer über diesem Ventrikelseptumdefekt reitenden Aorta (█ Abb. 1). Außerdem liegt immer ein (von Fallot ursprünglich nicht beschriebener) Defekt des Vorhofseptums vor; manche sprechen deshalb von der Fallot-Pentalogie.

Klinik
Das Erscheinungsbild der Erkrankung basiert im Wesentlichen auf der Hämodynamik des Herzfehlers: Da das Blut aus dem rechten Ventrikel wegen der

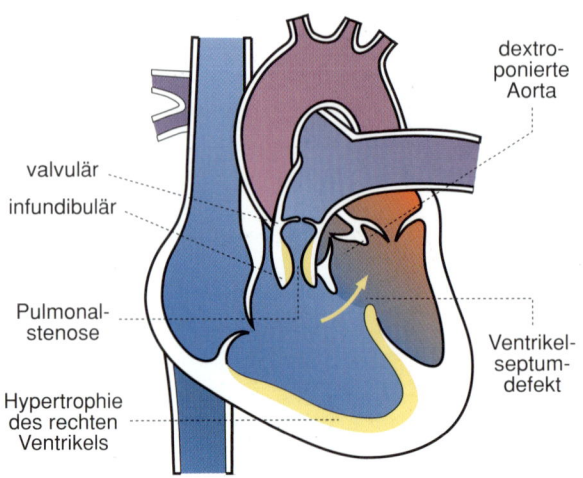

█ Abb. 1: Fallot-Tetralogie – Kombination aus Pulmonalstenose, VSD, „reitender Aorta" und Rechtsherzhypertrophie. [1]

dextroponierte Aorta

valvulär

infundibulär

Pulmonalstenose

Hypertrophie des rechten Ventrikels

Ventrikelseptumdefekt

Pulmonalstenose kaum in den Lungenkreislauf gelangen kann, pumpt das reaktiv hypertrophierte Kammermyokard nichtoxygeniertes Blut über den Ventrikelseptumdefekt in die Aorta. Es besteht also ein mehr oder weniger großer Rechts-links-Shunt.
Die Kinder zeigen im Verlauf des 1. Lebensjahrs eine zunehmende Zyanose, die sich manchmal anfallsartig verschlimmert. Bei diesen hypoxämischen Anfällen kann es zum Verlust des Bewusstseins und zu zerebralen Krampfanfällen kommen. Der chronische Sauerstoffmangel führt zur Ausbildung von Trommelschlägelfingern und Uhrglasnägeln.

Diagnostik
Bei der klinischen Untersuchung kann ein lautes, raues Systolikum mit p. m. im 3. ICR links parasternal auskultiert werden. Die Hypertrophie des rechten Herzens lässt sich im EKG oder im Röntgenbild (█ Abb. 2) nachweisen. Das Echokardiogramm stellt die Kombination der

Herzfehler gut dar und lässt dopplersonographisch außerdem eine erste Beurteilung der Hämodynamik zu. Das Angiokardiogramm zeigt schließlich die exakte Morphologie der Pulmonalarterie.

Therapie
Der Ventrikelseptumdefekt und die Pulmonalstenose werden noch im 1. Lebensjahr operativ korrigiert; bis dahin müssen die hypoxämischen Anfälle notfallmäßig medikamentös behandelt werden.

Pulmonalstenose

Die Pulmonalstenose kommt in verschiedenen Schweregraden vor. Geringgradige Obstruktionen sind asymptomatisch. Bei kritischen Stenosen kann das Blut jedoch kaum noch in den Pulmonalkreislauf gepumpt werden. Über das offene Foramen ovale wird dann ein Rechts-links-Shunt hergestellt. Es kommt zur Zyanose.

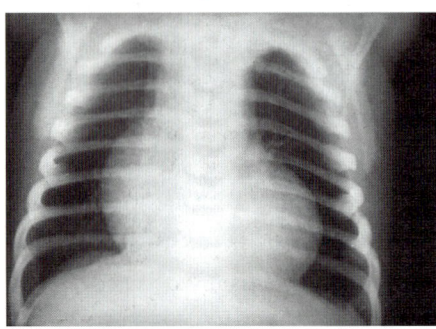

█ Abb. 2: Röntgen-Thorax bei Fallot-Tetralogie: angehobene Herzspitze und fehlendes Pulmonalissegment. [1]

Diagnostik und Therapie

Bei der Auskultation fällt ein lautes, raues Systolikum mit p. m. im 2. ICR links parasternal auf, das in die linke Achsel fortgeleitet wird. Das EKG macht die Druckbelastung des rechten Ventrikels sichtbar, das Röntgenbild zeigt eine Vergrößerung des rechten Herzens und ein poststenotisch vergrößertes Pulmonalissegment.
Leicht- und mittelgradige Stenosen können im Herzkatheterlabor mittels Ballondilatation therapiert werden. Die hochgradigen Formen müssen eventuell operativ korrigiert werden.

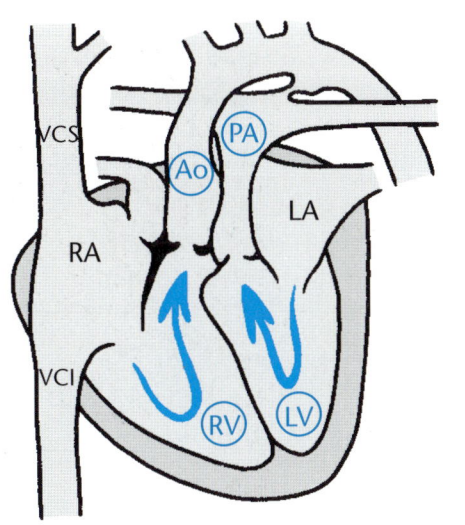

Abb. 3: TGA– der rechte Ventrikel mündet in die Aorta, der linke Ventrikel in die Pulmonalarterie. RA = rechtes Atrium, RV = rechter Ventrikel, LA = linkes Atrium, LV = linker Ventrikel, Ao = Aorta, PA = A. pulmonalis, VCS = V. cava superior, VCI = V. cava inferior. [2]

Transposition der großen Gefäße (TGA)

Bei der TGA entspringt die Aorta dem rechten, die Pulmonalarterie dem linken Ventrikel (▌Abb. 3). Dies führt zu einer Trennung des Körperkreislaufs vom Lungenkreislauf, die beide in sich geschlossen sind. Ohne Shuntverbindung über das Foramen ovale oder den Ductus arteriosus können die Kinder also nicht leben.

Klinik und Diagnostik

Die Neugeborenen sind schon kurz nach der Geburt zyanotisch. Im Röntgenbild ist das Herz vergrößert und eiförmig. In der Echokardiographie oder in der Herzkatheteruntersuchung lässt sich die Morphologie gut darstellen.

Therapie

Therapeutisch wird zunächst der Ductus arteriosus durch Prostaglandingabe offen gehalten, das Foramen ovale wird durch die Ballonatrioseptostomie nach Rashkind noch vergrößert. Dann muss in den ersten Lebenswochen die Switch-Operation (▌Abb. 4) durchgeführt werden.

Hypoplastisches Linksherzsyndrom

Bei diesem Herzfehler sind die Strukturen des linken Herzens (Mitral- und Aortenklappe, linker Vorhof und Aorta ascendens) nicht oder kaum ausgebildet. Da über den linken Ventrikel kein Blut in den Körperkreislauf gelangt,

sind die Kinder von einem offenen Foramen ovale und Ductus arteriosus abhängig: Über das Foramen ovale gelangt sauerstoffreiches Blut aus dem linken Atrium zurück in den rechten Vorhof, von dort über die rechte Kammer, die Pulmonalarterie und den Ductus arteriosus in die Aorta. Nur so können Körper und Koronarien versorgt werden.

Klinik und Diagnostik

Neugeborene mit hypoplastischem Linksherzsyndrom fallen schon in den ersten Lebenstagen durch ein fahlgraues oder ausgeprägt zyanotisches

Aussehen auf. Daneben zeigen sie eine Tachydyspnoe und eine Hepatomegalie. In der Echokardiographie kann der Herzfehler dann dargestellt werden.

Therapie

Die Therapiemöglichkeiten sind sehr begrenzt: Eine Herztransplantation kommt wegen des Mangels an Spenderorganen meist nicht in Frage; es können aber drei aufeinander folgende Operationen (nach Norwood und Fontan) versucht werden. Die Prognose ist zwar auch dann nicht gut, ohne Behandlung versterben die Kinder jedoch nach dem Verschluss des Ductus arteriosus.

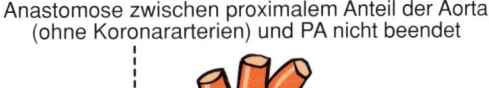

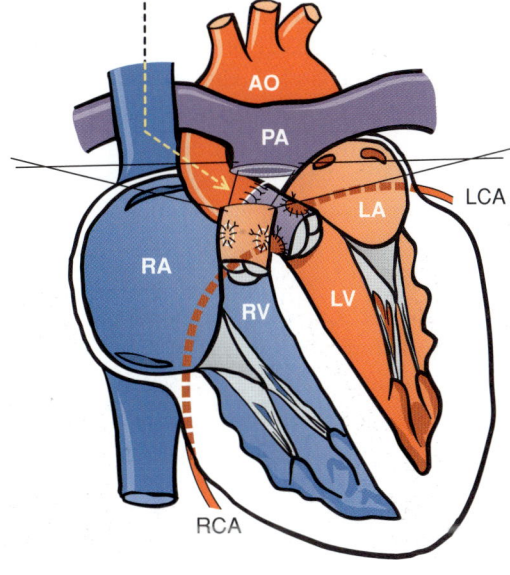

Abb. 4: Switch-OP bei der TGA. Nach Anastomosierung der großen Gefäße mit der passenden Herzkammer muss auch die arterielle Versorgung des Herzens sichergestellt werden. Deshalb werden die Koronarien mit dem Stumpf der Arteria pulmonalis verbunden. RA = rechtes Atrium, RV = rechter Ventrikel, LA = linkes Atrium, LV = linker Ventrikel, Ao = Aorta, PA = A. pulmonalis, LCA = linke Koronararterie, RCA = rechte Koronararterie. [1]

Zyanose II

Das zyanotische Neugeborene

Eine zentrale Zyanose, d. h. eine Blau-
färbung der Haut und Schleimhäute,
weist immer auf eine schwere Sauer-
stoffunterversorgung hin. Bei der Suche
nach deren Ursachen müssen Anpassungsstörungen, Herzfehler (s. S. 44),
Erkrankungen oder Fehlbildungen der
Lunge oder extrapulmonale Fehlbildungen in Betracht gezogen werden.

Asphyxie

Bei der Asphyxie fallen die betroffenen
Kinder sofort nach der Geburt durch
einen niedrigen Apgar-Wert (s. S. 16)
auf. Sie haben dann eine blau-zyanoti-
sche, manchmal sogar eine grauweiße
Hautfarbe. Dieser Zustand ist gekennzeichnet durch Hypoxie, Hyperkapnie
und eine gemischt metabolische und
respiratorische Azidose.
Risikofaktoren für das Auftreten einer
Asphyxie können sowohl während der
Schwangerschaft als auch während der
Geburt auftreten (■ Tab 1).
Da bei einem länger andauernden Sauerstoffmangel die postpartale Adaption
(s. S. 16) nicht stattfindet und so ein
Teufelskreis entsteht, muss eine suffiziente Sauerstoffzufuhr schnellstmöglich gewährleistet werden. Bei einer
leichten Asphyxie mit einem Apgar-
Wert von 4–7 genügt meist schon Sau-
erstoffvorlage oder eine kurzzeitige
Maskenbeatmung. Bei einer schweren
Asphyxie mit einem Apgar-Wert von
0–3 muss intubiert werden. Die lebens-
rettenden Reanimationsmaßnahmen
sind in ■Abb. 5 dargestellt.

Atemnotsyndrom (ANS)

Das Atemnotsyndrom wurde bereits im
Zusammenhang mit dem Surfactant-

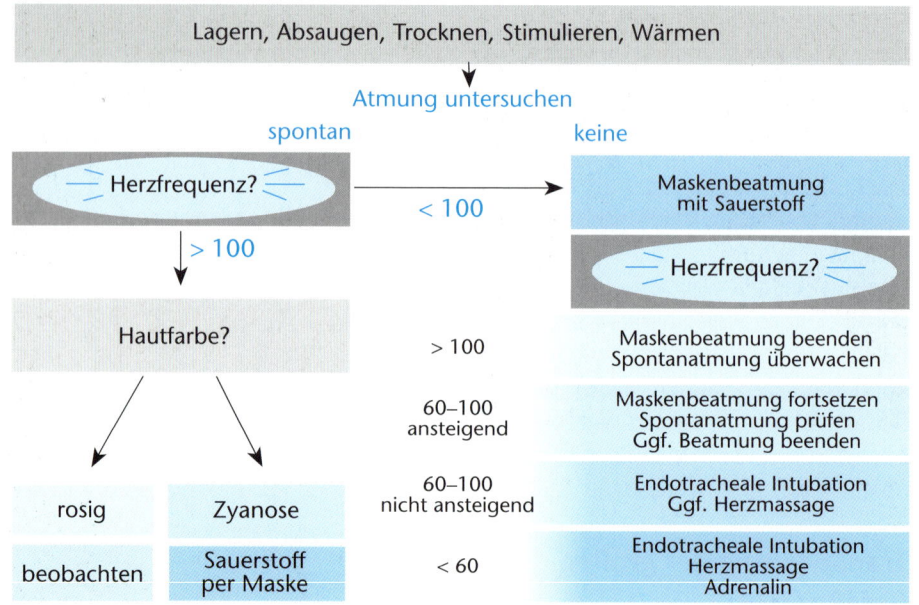

■ Abb. 5: Vorgehen bei der Reanimation Neugeborener. [2]

mangel bei Frühgeborenen dargestellt
(s. S. 20). Zu derselben Kombination
aus Zyanose, Tachypnoe, Nasenflügeln
und sternalen Einziehungen kann es
beim Neugeborenen auch aufgrund anderer Ursachen kommen:

▶ **Pneumonie:** Lungenentzündungen
(s. a. S. 36) werden meist durch Keime
der mütterlichen Vaginalflora (z. B. B-
Streptokokken) oder Viren ausgelöst;
Pilzpneumonien kommen fast nur bei
Frühgeborenen vor. Neben den klinischen Symptomen weisen Entzündungszeichen im Blut, positive Blutkulturen oder Infiltrationen der Lunge im
Röntgenbild den Weg zur Diagnose.
Die Lungenentzündung wird je nach
vermutetem oder nachgewiesenem Erreger antibiotisch, antiviral oder antimy-
kotisch behandelt. Um die Atmung zu
erleichtern, wird Sauerstoff gegeben.
▶ **Mekoniumaspirationssyndrom:**
Feten, die vor oder während der Geburt
in eine Sauerstoffmangelsituation geraten, setzen noch im Mutterleib Mekonium ab. Mekonium, das das Kind dann
aspiriert, kann von der Lunge nicht
resorbiert werden. Es kommt zu Obstruktionen und chemischer Schädigung
der Lunge. Unbehandelt führt dies
zu kardialen Begleitschäden und zum
Schock. Typische Befunde sind eine
grünliche Verfärbung des Fruchtwassers
und grobblasige Rasselgeräusche über

der Lunge. Die geschädigten Areale
können auch im Röntgenbild nachgewiesen werden. Therapeutisch müssen
die Atemwege immer wieder abgesaugt
werden. Mikrobiologischen Komplikationen wird durch Antibiotikatherapie
vorgebeugt. Öfter kommt es komplizie-
rend zum Pneumothorax.
▶ **Pneumothorax:** Dabei entweicht
Luft über die Lunge in den Pleuraspalt;
dies geschieht entweder bei einer durch
andere Pathologien vorgeschädigten
Lunge oder durch mechanische Schädigung bei der Reanimation oder Beatmung. Besonders gefährlich ist der sog.
Spannungspneumothorax, bei dem mit
jedem Atemzug Luft im Pleuraspalt ge-
fangen wird, die nicht mehr entweichen
kann. Lungen, Herz und Mediastinum
werden dann immer mehr komprimiert
und verlagert. Diagnostisch wegweisend
ist neben der respiratorischen Insuffizienz das fehlende Atemgeräusch über
der betroffenen Lunge. Auch im Röntgenbild zeigen sich typische Befunde
(■Abb. 6). Beim Spannungspneumothorax hilft häufig nur noch die sofortige
Drainage des Pleuraspalts.

Fehlbildungen

Auch angeborene Fehlbildungen können beim Neugeborenen zu einer
schweren Atemnot mit Zyanose führen.
Sie können teilweise schon mit sehr ein-

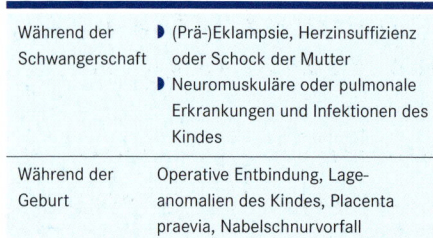

Während der Schwangerschaft	▶ (Prä-)Eklampsie, Herzinsuffizienz oder Schock der Mutter ▶ Neuromuskuläre oder pulmonale Erkrankungen und Infektionen des Kindes
Während der Geburt	Operative Entbindung, Lage-anomalien des Kindes, Placenta praevia, Nabelschnurvorfall

■ Tab. 1: Beispiele für Risikofaktoren der Asphyxie.

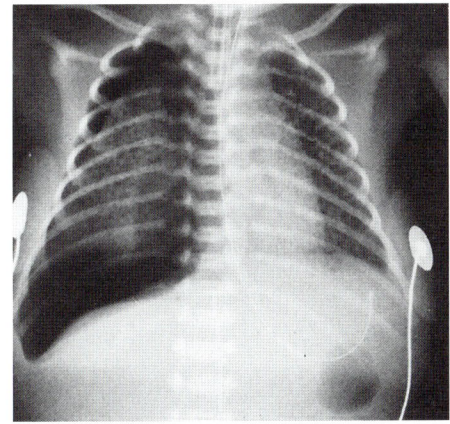

■ Abb. 6: Spannungspneumothorax – die rechte Lunge ist teilweise kollabiert, Herz und Mediastinum sind nach links verlagert. [4]

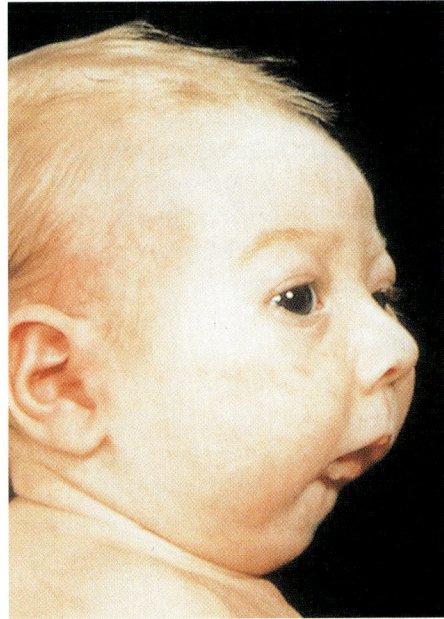

■ Abb. 7: Pierre-Robin-Sequenz. [3]

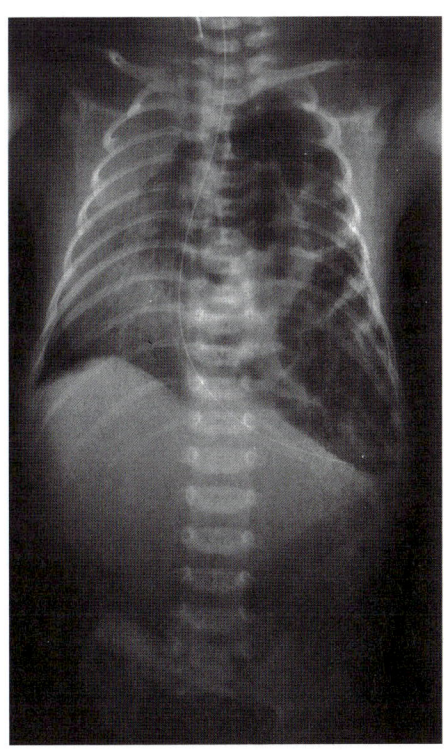

■ Abb. 8: Zwerchfellhernie – Darmschlingen im linken Thorax. [1]

fachen klinischen Untersuchungen diagnostiziert werden.

▶ Bei der beidseitigen **Choanalatresie** kommt es rasch zur Zyanose, da die Möglichkeit zur Mundatmung beim Neugeborenen nur sehr eingeschränkt besteht. Schlägt der Versuch, die Nase zu sondieren, fehl, so ist die Diagnose schnell gestellt.
▶ Die **Pierre-Robin-Sequenz,** eine Fehlbildung, bei der eine große, nach hinten fallende Zunge die Atmung stark behindert, kann schon an der typischen Fazies (■ Abb. 7) erkannt werden.
▶ Bei der angeborenen **Zwerchfellhernie** werden Teile des Verdauungstrakts in den Thorax verlagert und verdrängen

dort die Lungen. Die typischen Geräusche der Darmperistaltik können dann über dem Thorax auskultiert werden. Letzte Sicherheit gibt die Röntgenaufnahme, bei der Darmschlingen im Thorax zu sehen sind (■ Abb. 8).
▶ Bei der **Ösophagusatresie** kann der Speichel nicht geschluckt werden, was zur Aspiration mit Husten und rasselnder Atmung führt; vor dem Mund sammelt sich schaumiger Speichel.

Die Diagnose kann meist durch Sondierung des Ösophagus gestellt werden. Die Kinder müssen dann bis zur Operation wiederholt abgesaugt werden.

Die Therapie all dieser Fehlbildungen besteht immer in der schnellen operativen Korrektur; bis dahin müssen manche Kinder sogar intubiert werden, um eine suffiziente Sauerstoffzufuhr sicherzustellen.

Zusammenfassung

✖ Eine zentrale Zyanose weist immer auf eine krankhafte Veränderung hin.

✖ Fallot-Tetralogie, kritische Pulmonalstenose, hypoplastisches Linksherzsyndrom und TGA sind relativ häufige zyanotische Herzfehler.

✖ Obwohl die meisten zyanotischen Herzfehler operativ korrigiert werden können, sind die Kinder durch hypoxämische Anfälle stark gefährdet.

✖ Eine länger andauernde Asphyxie beim Neugeborenen kann bleibende Schäden zur Folge haben; sie muss deshalb so schnell wie möglich durch ausreichende Sauerstoffzufuhr behandelt werden.

✖ Als Ursachen eines ANS bei reifen Neugeborenen kommen Pneumonien und Mekoniumaspiration in Frage; der Pneumothorax ist eine schwere Komplikation.

Herzgeräusche

Angeborene Herzvitien kommen bei etwas weniger als 1 % der Neugeborenen vor. Viele Herzfehler verursachen Geräusche, die bei der Auskultation gehört werden können. Die Geräuschphänomene werden einerseits danach eingeteilt, ob sie während der Systole oder der Diastole auftreten, andererseits in welchem Auskultationsareal sie ihr Punctum maximum haben (■Abb. 1). Die Lautstärke der Geräusche wird in Grade zwischen 1/6 und 6/6 eingeteilt. Gerade bei Kindern mit ihrer relativ hohen Herzfrequenz kann die Auskultation leiser Geräusche Schwierigkeiten bereiten und muss daher geübt werden.

Besondere Probleme bei der Auskultation entstehen dadurch, dass bei 50 – 80 % aller Kinder zumindest vorübergehend sog. akzidentelle Herzgeräusche auftreten. Diese haben kein pathologisches Korrelat, geben aber dennoch zur Suche nach krankhaften Veränderungen Anlass. Darüber hinaus müssen auch die sog. funktionellen Herzgeräusche, wie sie z. B. bei Fieber, körperlicher Belastung oder einer Anämie auftreten, in die differentialdiagnostischen Überlegungen eingeschlossen werden.

Ventrikelseptumdefekt (VSD)

Der Ventrikelseptumdefekt (■Abb. 2) ist der häufigste angeborene Herzfehler; er hat an der Gesamtheit aller angeborenen Herzfehler einen Anteil von etwa 30 %. Die Hämodynamik ist durch einen Links-rechts-Shunt gekennzeichnet: Blut aus der linken Herzkammer wird durch den relativ höheren Druck über den Defekt in die rechte Kammer transportiert. Erhöht sich aufgrund der dauernden Volumenbelastung des Lungenkreislaufs der pulmonale Widerstand, so kommt es in letzter Konsequenz zur Shuntumkehr, die sog. Eisenmenger-Reaktion.

Klinik und Diagnostik

Kleine Defekte sind klinisch unauffällig. Größere Defekte können zur Herzinsuffizienz führen; bei Säuglingen gehören zu den Symptomen dann auch Trinkschwäche und Gedeihstörung.

Der Blutstrom durch den Defekt ist bei der Auskultation als lautes systolisches Geräusch mit p. m. über dem 3. – 4. ICR links parasternal zu hören. Allerdings ist das Geräusch um so leiser, je größer der Defekt ist. Im EKG wird manchmal die Überlastung des linken bzw. nach Eisen-

menger-Reaktion des rechten Herzens sichtbar. Das Röntgenbild kann einen vergrößerten Herzschatten und eine erhöhte Lungenperfusion zeigen. Schließlich können im Herzecho mit Doppler-Funktion Lokalisation und Größe des Defekts sowie die Shuntrichtung und das interventrikuläre Druckgefälle dargestellt werden (■Abb. 3).

Therapie

Kleinere VSD schließen sich meist spontan innerhalb der ersten Lebensjahre. Hämodynamisch relevante Defekte werden chirurgisch durch einen Patch-Verschluss korrigiert. Allerdings kann die Operation nach stattgefundener Eisenmenger-Reaktion nicht mehr durchgeführt werden; dann helfen nur noch komplizierte Organtransplantationen.

Vorhofseptumdefekt (ASD)

Der ASD macht etwa 10 % aller angeborenen Herzfehler aus. Ist der Defekt klein, so bleibt er meist völlig ohne Konsequenzen. Erst bei größeren Defekten kann sich ein hämodynamisch relevanter Links-rechts-Shunt ausbilden. Der linke Vorhof, das rechte Herz und der Lungenkreislauf sind dann dauerhaft verstärkt belastet.

Klinik und Diagnostik

Der ASD wird meist erst im Schulkindalter oder später durch erhöhte Infektanfälligkeit, Atemnot bei körperlicher Belastung und Palpitationen des Herzens auffällig. Ist der rechte Vorhof geschädigt, kann es auch zu supraventrikulären Rhythmusstörungen kommen. Auskultatorisch ist ein fixiert und breit gespaltener Herzton und manchmal ein leises Systolikum zu hören. Bei der echokardiographischen Untersuchung kann der Herzfehler gut dargestellt werden; die Belastung des rechten Herzens zeigt sich aber auch im EKG und im Röntgenbild.

Therapie

Der Defekt kann interventionell mittels eines Doppelschirmchens oder chirurgisch verschlossen werden.

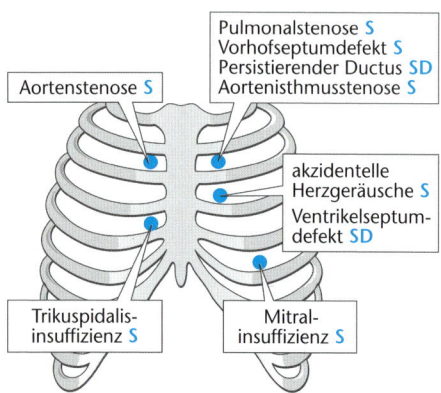

Pulmonalstenose **S**
Vorhofseptumdefekt **S**
Persistierender Ductus **SD**
Aortenisthmusstenose **S**

Aortenstenose **S**

akzidentelle Herzgeräusche **S**
Ventrikelseptumdefekt **SD**

Trikuspidalisinsuffizienz **S**

Mitralinsuffizienz **S**

■ Abb. 1: Herzfehler und ihre Auskultationsareale; S = systolisches Geräusch, SD = systolisch-diastolisches Geräusch. [2]

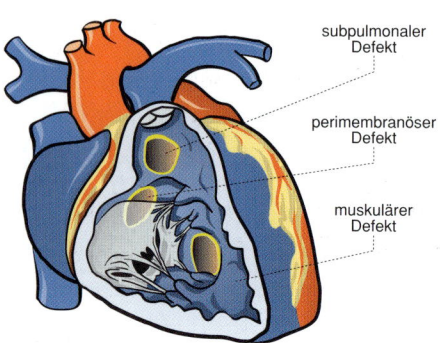

subpulmonaler Defekt

perimembranöser Defekt

muskulärer Defekt

■ Abb. 2: Typische Lokalisationen des VSD. [1]

Persistierender Ductus arteriosus (PDA)

Der PDA ist eigentlich kein Herzfehler, sondern eine Gefäßanomalie, die jedoch deutliche Auswirkungen auf die Herzfunktion hat. Die Pathologie ist dadurch gekennzeichnet, dass sich der Ductus arteriosus nicht wie üblich innerhalb der ersten Lebenstage verschließt (▮Abb. 4).

Klinik und Diagnostik
Hämodynamisch ist nur ein größerer PDA mit Links-rechts-Shunt relevant. Nach Monaten oder Jahren kann dann die verminderte Belastbarkeit der Kinder auffallen. Auf die besondere Problematik der Frühgeborenen mit PDA wurde an anderer Stelle eingegangen (s. S. 20). Der PDA kann mittels Auskultation durch das typische Maschinengeräusch, EKG, Röntgenbild und Echokardiographie diagnostiziert werden.

Therapie
Eine Korrektur des PDA kann durch interventionellen Verschluss im Herzkatheterlabor oder seltener durch Operation erreicht werden.

Aortenstenose

Die kritische Aortenstenose des Säuglings zeigt zum einen Symptome, die durch die systemische Minderperfusion verursacht werden; das kann eine schlechte Durchblutung mit schwachen oder fehlenden Pulsen sein, aber auch eine ausgeprägte Schocksymptomatik. Andererseits kommt es zur Stauung im großen und kleinen Kreislauf und somit zu Hepatomegalie und Tachydyspnoe. Weniger ausgeprägte Stenosen können

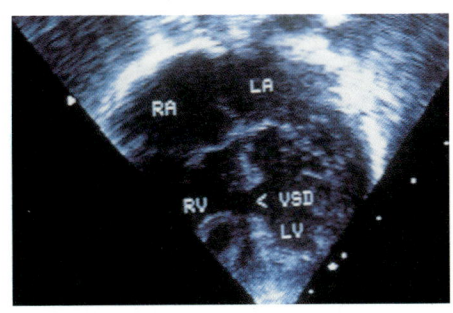

asymptomatisch sein oder erst im Schulkindalter zu einer leichteren Ermüdbarkeit führen.

Diagnostik und Therapie
Der typische Auskultationsbefund ist ein spindelförmiges Systolikum im 2. ICR rechts parasternal, das in die Karotiden fortgeleitet wird. EKG, Röntgen und Herzecho sichern die Diagnose. Im Herzkatheterlabor kann die Klappenstenose durch eine Ballondilatation gesprengt werden; aber auch chirurgische Kommissurotomie ist möglich. Meistens muss die Klappe aber später doch noch ersetzt werden.

Aortenisthmusstenose

Bei der Aortenisthmusstenose ist die Aorta am Übergang zur Aorta descen-

▮ Abb. 3: Echokardiographischer Befund beim VSD (Pfeil). [3]

dens verengt. Die Stenose bedingt eine Blutdruckerhöhung in der oberen Körperhälfte, während Bauchorgane und Beine nur schlecht versorgt werden; schlimmstenfalls führt das zu Herzinsuffizienz, Nierenschädigung und zerebralen Symptomen.

Diagnostik und Therapie
Bei der Blutdruckmessung und der Palpation der Pulse fallen die großen Unterschiede zwischen oberer und unterer Körperhälfte auf. Auskultatorisch ist das uncharakteristische Systolikum oft am besten links paravertebral zwischen den Schulterblättern zu hören. Die Diagnose wird im Herzecho gesichert. Die Stenose muss dann entweder interventionell aufgedehnt oder chirurgisch korrigiert werden. Rezidive sind aber möglich.

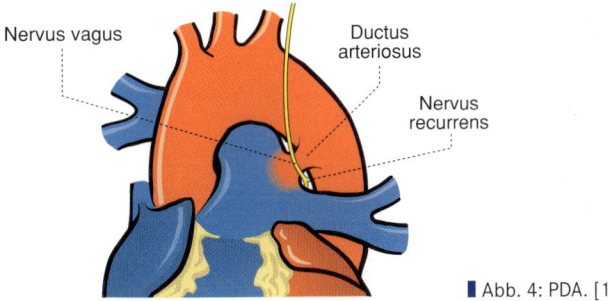

Nervus vagus

Ductus arteriosus

Nervus recurrens

▮ Abb. 4: PDA. [1]

Zusammenfassung

✖ Kinder haben eine höhere Herzfrequenz als Erwachsene. Diesbezügliche Schwierigkeiten bei der Auskultation können aber durch Übung überwunden werden.

✖ Der VSD ist der häufigste angeborene Herzfehler; der wenig ausgeprägte Auskultationsbefund kann dabei über die Schwere des Defekts hinwegtäuschen.

Bauchschmerzen

Bauchschmerz ist in der Kinderheilkunde ein häufiges, aber meist auch recht unspezifisches Symptom. Zum einen können bei Kindern auch topographisch so entlegene Krankheiten wie die Otitis media Bauchschmerzen verursachen, zum anderen kann nur in rund 5 % der Fälle überhaupt eine organische Ursache für die Schmerzen gefunden werden. Schwierigkeiten bei der Anamnese treten insbesondere bei Kleinkindern auf. Da ihr Zeitgefühl noch sehr schwach ausgeprägt ist, können sie die Unterscheidung zwischen akuten und chronischen Beschwerden kaum treffen. Außerdem werden gerade von Kleinkindern Bauchschmerzen oft in der periumbilikalen Region wahrgenommen, auch wenn die Schmerzursache eine andere Lokalisation erwarten ließe.

> Je weiter die Schmerzen vom Bauchnabel entfernt sind, desto sicherer kann eine organische Ursache angenommen werden.

Akute Bauchschmerzen müssen immer sehr ernst genommen werden, da viele der differentialdiagnostisch in Frage kommenden Krankheiten ein schnelles chirurgisches Eingreifen erfordern. Neben der Appendizitis muss aber immer auch an eine Gastroenteritis (s. S. 54), Nahrungsmittelunverträglichkeiten (s. S. 55), einen Harnwegsinfekt (s. S. 64), eine Lymphadenitis mesenterialis oder einfach an eine Verstopfung oder Blähungen gedacht werden. Außerdem kommt bei Jungen eine Hodentorsion und bei Mädchen eine Erkrankung des inneren Genitales in Frage. Wie vielfältig die Differentialdiagnose akuter Bauchschmerzen ist, zeigt ▌Abb. 1.
Zum diagnostischen Minimum bei akuten Bauchschmerzen gehören neben Anamnese und körperlicher Untersuchung immer auch die Abdomensonographie, Blutbild und Bestimmung des CRP sowie ein Urin-Streifentest.

Akute Appendizitis

Die Appendizitis ist eine zunächst lokale bakterielle Entzündung des Wurmfortsatzes. Am häufigsten trifft sie Kinder zwischen dem 4. und 12. Lebensjahr.

Klinik
Die Erkrankung beginnt mit Übelkeit, Erbrechen und einem diffusen Bauchschmerz. Im Verlauf „wandert" der Schmerz in den rechten Unterbauch. Weil Bewegungen und Hüpfen starke peritoneale Schmerzen verursachen, verhalten sich die Kinder meist ruhig oder zeigen ein „Schonhinken", bei dem das rechte Bein angezogen wird.

Diagnostik und Therapie
Es gibt wichtige Hinweiszeichen auf eine Appendizitis, wie die Erhöhung der Entzündungsparameter im Blut oder eine rekto-axilläre Temperaturdifferenz von mehr als 1 °C. Allerdings können diese Zeichen gerade bei Kleinkindern fehlen. Deshalb müssen in jedem Fall auch die speziellen Schmerzpunkte getestet werden (▌Abb. 2). Schmerz am McBurney-Punkt im rechten Unterbauch und Loslassschmerz nach Druck in den linken Unterbauch sind nahezu pathognomonisch. Nach Perforation des Wurmfortsatzes ist häufig auch ein „Douglas-Schmerz" bei der obligatorischen rektalen Untersuchung auslösbar.
Insgesamt ist das Bild der akuten Appendizitis sehr variabel, und einzelne oder alle der oben genannten Befunde können fehlen. Deshalb ist schon bei jedem Verdacht auf akute Appendizitis wegen der drohenden Perforationsgefahr eine rasche chirurgische Entfernung des Wurmfortsatzes (Appendektomie) zu veranlassen.

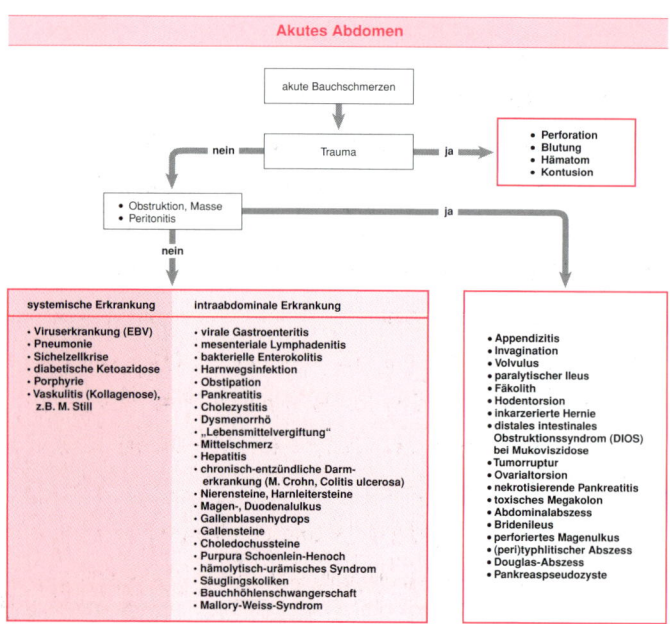

▌Abb. 1: Akutes Abdomen – Differentialdiagnosen. [6]

▌Abb. 2: Schmerzpunkte bei Appendizitis; 1 = McBurney-Punkt, 2 = Loslassschmerz, 3 = Douglas-Schmerz bei rektaler Untersuchung. [4]

Meckel-Divertikel

Beim Meckel-Divertikel handelt es sich um ein Restgebilde des Dottergangs; es liegt im Bereich des distalen Ileums und ist häufig mit Magenschleimhaut ausgekleidet. Etwa 2 % der Bevölkerung tragen ein solches Divertikel. Symptome treten aber erst bei Komplikationen wie Entzündung, Invagination oder Torsion des Divertikels auf.

Klinik
Die Komplikationen des Meckel-Divertikels rufen oft starke Bauchschmerzen mit Abwehrspannung hervor und können deshalb oft nicht von den Symptomen einer akuten Appendizitis unterschieden werden. Wenn eine Laparotomie wegen Verdacht auf Appendizitis mit Perforationsgefahr nicht weiter hinausgezögert werden kann, ergibt sich dann manchmal intraoperativ die Diagnose Meckel-Divertikel.

Diagnostik und Therapie
Prinzipiell kann ein Meckel-Divertikel aber szintigraphisch mit Technetium-Pertechnetat dargestellt werden, da sich diese radioaktive Substanz vermehrt in der Magenschleimhaut anreichert (▌Abb. 3). Die Szintigraphie wird z. B. erforderlich, wenn bei schmerzlosem analen Blutabgang oder Teerstühlen ein blutendes Ulkus in der Magenschleimhaut des Divertikels vermutet wird.
Ein Divertikel, das durch Komplikationen symptomatisch wird, muss reseziert werden.

Hodentorsion

Unter Torsion versteht man die Achsendrehung von Hoden und Samenstrang. Für dieses Ereignis gibt es einen Häufigkeitsgipfel im Säuglingsalter und einen in der Pubertät.

Klinik
Da durch die Torsion die arterielle und venöse Versorgung des Hodens schlagartig unterbrochen wird, ist die Klinik von plötzlich einsetzenden Schmerzen in Skrotum, Unterbauch und Leiste geprägt. Bei der Inspektion ist der betreffende Hoden derb livide geschwollen und teils auch leicht nach kranial verlagert.

Diagnostik und Therapie
Die Diagnose wird durch eine Ultraschall-Doppler-Untersuchung der Hodenperfusion gesichert. Wichtig ist dann das zügige operative Vorgehen, da der Hoden ohne Durchblutung innerhalb von 6 Stunden abstirbt. Bei der Operation (▌Abb. 4) werden nach Detorsion des betroffenen Hodens fast immer beide Hoden fixiert, um einer Torsion auf der Gegenseite vorzubeugen.

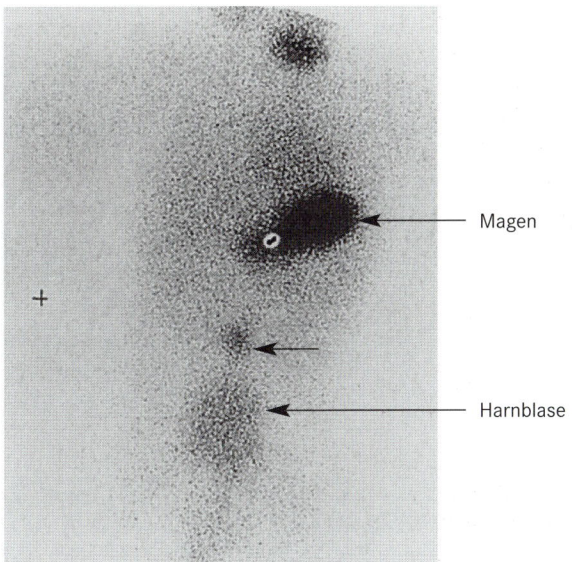

Magen

Harnblase

▌Abb. 3: Szintigramm beim Meckel-Divertikel (mittlerer Pfeil); deutlich sichtbar sind außerdem der Magen und die Blase. [4]

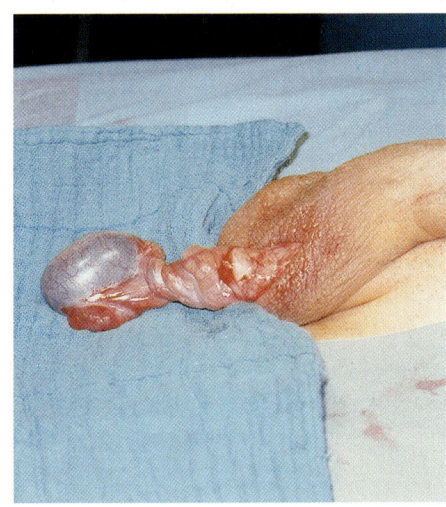

▌Abb. 4: Operationssitus bei Hodentorsion. [6]

Zusammenfassung
✖ Bei Kleinkindern können sich auch Krankheiten, die nicht im Abdomen lokalisiert sind, wie z. B. eine Otitis media, mit Bauchschmerzen äußern.
✖ Die Differentialdiagnose akuter Bauchschmerzen ist besonders vielgestaltig.
✖ Die akute Appendizitis tritt am häufigsten im Kindes- und Jugendalter auf; weil atypische Verläufe häufig sind, muss auch ohne gesicherte Diagnose im Zweifelsfall operiert werden.
✖ Die Untersuchung des vollständig entkleideten Kindes beugt der Gefahr vor, eine Hodentorsion zu übersehen.

Erbrechen

Erbrechen kommt als Symptom in der Kinderheilkunde zwar häufig vor, ist aber sehr unspezifisch: Erkrankungen der verschiedensten Organsysteme können sich durch Erbrechen äußern (▮Tab. 1). Das liegt daran, dass das Brechzentrum in der Medulla oblongata über mehrere Achsen stimuliert werden kann. Über die Area postrema reagiert es auf chemische Reize wie Medikamente und Toxine, Hypoxie oder Urämie. Außerdem wird es über zahlreiche Nervenverbindungen von den Organen angesteuert: über vagale Afferenzen vom Magen-Darm-Trakt, aber auch vom Vestibularorgan oder dem Herzen.

Therapeutisch bedeutsam ist neben der ursächlichen Erkrankung der zunehmende Flüssigkeits-, Elektrolyt- und Nährstoffverlust, der sich infolge wiederholten Erbrechens einstellt. Diese Verluste können gerade bei Säuglingen und Kleinkindern innerhalb weniger Stunden lebensbedrohliche Ausmaße annehmen.

Neugeborene	Säuglinge	Klein- und Schulkinder
▸ Ösophagusatresie	▸ Pylorusstenose	▸ Appendizitis
▸ Darmstenose oder -atresie	▸ Refluxkrankheit	▸ Pneumonie
▸ Malrotation	▸ Invagination	▸ Infektionskrankheiten (z. B. Scharlach,
▸ Mekoniumileus	▸ Harnwegsinfekt	Hepatitis, Gastroenteritis, Salmonellose,
▸ Hirnblutungen	▸ Subduralerguss	Pyelonephritis)
▸ Kernikterus	▸ Ernährungsstörungen	▸ Nahrungsmittelallergie
▸ Schwere Infektionen	▸ Habituelles Erbrechen	▸ Vergiftungen
▸ Stoffwechselstörungen		▸ Schädel-Hirn-Trauma
(z. B. AGS)		▸ Hirntumoren
		▸ Meningitis

▮ Tab. 1: Häufige Ursachen des Erbrechens in verschiedenen Altersgruppen.

Duodenalstenose bzw. -atresie

Diese angeborene Behinderung der Darmpassage kommt mit einer Häufigkeit von 1 : 4000 Neugeborenen vor. Bei Trisomie 21 tritt sie häufiger auf. Auch Begleitfehlbildungen wie Ösophagus- oder Analatresie kommen vor.

Klinik und Diagnostik
Bald nach der Geburt macht sich die Stenose oder Atresie durch Erbrechen bemerkbar; liegt der Verschluss distal der Papilla Vateri, ist das Erbrochene gallig. Die Kinder haben typischerweise einen geblähten Oberbauch.
Zeigt sich in der Abdomenübersichtsaufnahme das Double-Bubble-Phänomen (▮Abb. 1), so erhärtet das die Diagnose. Meist wurde bei diesen Kindern schon bei den Vorsorgeuntersuchungen in der Schwangerschaft ein Hydramnion festgestellt.

Therapie und Prognose
Die Duodenalstenose bzw. -atresie wird operiert, manchmal schon am ersten Lebenstag. Nach Operation ist die Prognose in der Regel gut.

Hypertrophische Pylorusstenose

Bei dieser Erkrankung ist der Pyloruskanal stark eingeengt und verlängert. Der Weitertransport von Mageninhalt ist dadurch be- oder verhindert. Die schwere Krankheit tritt mit einer Häufigkeit von 1 : 800 auf. Jungen sind deutlich häufiger betroffen.

Klinik und Diagnostik
Die Symptomatik beginnt etwa 2 – 4 Wochen postpartal und ist durch explosionsartiges saures Erbrechen einige Zeit nach der Nahrungsaufnahme gekennzeichnet. Die verstärkte Magenperistaltik kann nach außen sichtbar sein (▮Abb. 2). Oft kann sogar der Pylorus als etwa olivengroßer Tumor im rechten Oberbauch palpiert werden. Die Kinder sind dystroph und exsikkiert.

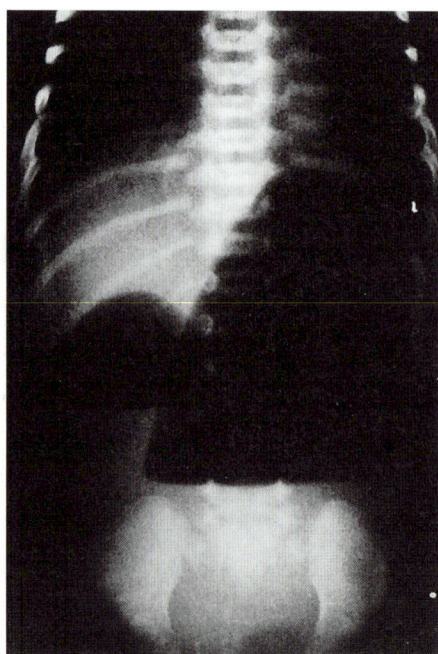

▮ Abb. 1: Double-Bubble-Phänomen; große Luft-Flüssigkeits-Spiegel in Magen und Duodenum. [4]

Durch das Erbrechen entsteht eine hypochlorämische Alkalose und eine Hypokaliämie. Im Ultraschall kann der hypertrophische, stark eingeengte und verlängerte Pyloruskanal oft gut gesehen werden. Alternativ kann eine Röntgenkontrastuntersuchung durchgeführt werden.

Therapie und Prognose
Die Behandlung der Wahl ist die chirurgische Pylorotomie nach Weber-Ramstedt. Die Prognose ist gut.

Refluxkrankheit

Bei der kindlichen Refluxerkrankung ist in der Regel der Verschluss des unteren Ösophagussphinkters gestört. Entweder schließt sich die Kardia nicht effektiv (Kardiainsuffizienz), oder es liegt eine komplexere Störung vor, bei der die Kar-

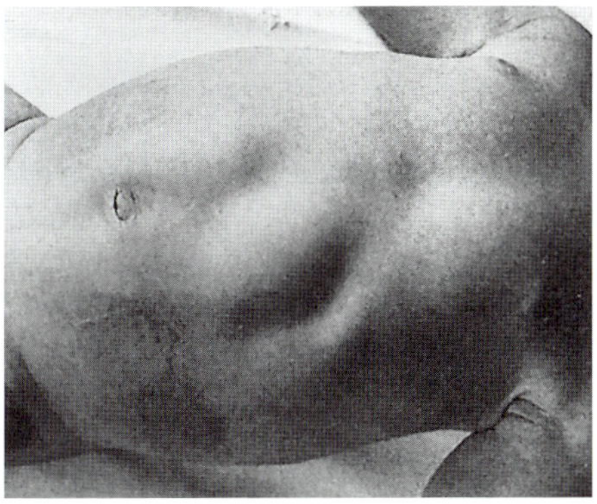

Abb. 2: Sichtbare Peristaltik bei hypertrophischer Pylorusstenose. [4]

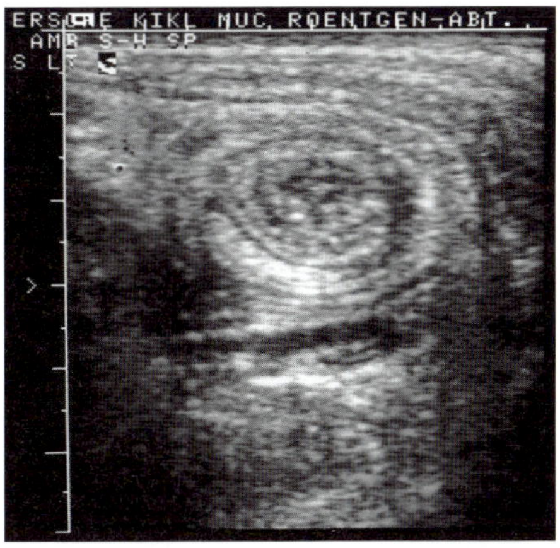

Abb. 3: Kokardenphänomen im Sono bei Invagination. [1]

dia durch den Hiatus oesophageus in den Thorax verlagert ist (Gleithernie). Das Resultat ist in beiden Fällen ein gehäufter, verlängerter Reflux von stark saurem Mageninhalt.

Klinik und Diagnostik

Die Refluxkrankheit äußert sich bei Säuglingen mit schlaffem Erbrechen nach dem Trinken oder in Rückenlage. Zusätzliche Symptome können nach Komplikationen auftreten: Zeichen der Aspirationspneumonie, der Ösophagitis oder der Ulkuskrankheit.
Zur Diagnostik stehen mehrere technische Untersuchungen zur Verfügung. Aussagekräftig ist die Röntgenkontrastdarstellung in Kombination mit der Ösophagus-pH-Metrie: In der Kontrastmittelaufnahme können Gleithernien oder der fehlende Kardiaschluss sichtbar gemacht werden. Die pH-Metrie wird über 24 Stunden durchgeführt und gibt Aufschluss über das genaue Ausmaß des Refluxes. Läsionen des Ösophagus können allerdings nur im Rahmen einer endoskopischen Untersuchung dargestellt werden.

Therapie und Prognose

Therapeutisch wird zunächst versucht, den Reflux mit konservativen Methoden zu beherrschen, da dieser mit zunehmendem Alter der Kinder oft spontan sistiert. Indiziert sind häufige kleine Mahlzeiten, Oberkörperhochlagerung und evtl. Gabe von Protonenpumpeninhibitoren (Omeprazol). Liegt eine Gleithernie vor oder ist die Speiseröhre bereits stärker geschädigt, so muss operiert werden. Die Standardverfahren sind Fundoplicatio, Hiatusplastik und Gastropexie.

Invagination

Bei der Invagination stülpen sich proximale Darmanteile in distal gelegene Anteile ein. Dieser Vorgang wird oft durch eine Gastroenteritis oder durch Kotsteine bei Obstipation ausgelöst. Das Invaginat verursacht im Verlauf einen mechanischen Ileus, eine Peritonitis und septische Komplikationen. Die Krankheit hat eine Häufigkeit von 1 : 1 000; meist sind Säuglinge oder junge Kleinkinder betroffen.

Klinik und Diagnostik

Zu Beginn der Erkrankung schreien die Kinder vor Schmerzen und erbrechen schwallartig. Die kolikartigen Schmerzattacken wiederholen sich. Später kann ein peritonitisches oder septisches Krankheitsbild entstehen. Eine Nekrose des betroffenen Darmabschnitts ist öfter an Blutauflagerungen auf dem Stuhl zu erkennen. Die Unterscheidung von einer Appendizitis kann schwierig sein. Im Ultraschall kann die Invagination am typischen Kokardenphänomen (Abb. 3) erkannt werden. In der Kolonkontrastdarstellung zeigt sich das Invaginat als zapfenartige Aussparung am Ende der Kontrastmittelsäule.

Therapie

In frühen Stadien kann versucht werden, das Invaginat schon bei der Röntgenuntersuchung durch den hydrostatischen Druck des Kontrasteinlaufs zu reponieren. Ansonsten muss operiert werden.

Zusammenfassung

- Erbrechen ist ein häufiges, aber unspezifisches Symptom; die Differentialdiagnosen können nach Häufigkeitsverteilungen in verschiedenen Altersgruppen gegliedert werden.
- Die **Duodenalstenose oder -atresie** kommt bei Trisomie 21 gehäuft vor; oft wird sie von anderen Fehlbildungen begleitet.
- Die **hypertrophische Pylorusstenose** ist eine der häufigsten Erkrankungen im Säuglingsalter; Leitsymptom ist das explosionsartige Erbrechen von saurem Mageninhalt.
- Ein **Reflux** bei Säuglingen bessert sich auch ohne kausale Therapie oft von selbst.
- Eine **Invagination** muss wegen der drohenden Komplikationen (Perforation, Peritonitis und Ileus) schnell erkannt und behandelt werden.

Durchfall

Die Vorstellungen darüber, was Durchfall ist und was nicht, wechseln von Person zu Person. Stuhlfrequenz, Konsistenz und Menge sind individuell sehr verschieden. Deshalb spricht man in der Medizin nur dann von Diarrhö, wenn die Stuhlfrequenz über dreimal pro Tag ansteigt und dabei das Gewicht des dünnflüssigen Stuhls jeweils mehr als 200 g beträgt. Die akute, also plötzlich einsetzende Diarrhö wird meist durch Infektionen oder Lebensmittelvergiftungen hervorgerufen. Eine chronische Diarrhö kann Ausdruck verschiedenster Grunderkrankungen sein (▮ Tab. 1).

Gastroenteritis

Akute infektiöse Durchfallerkrankungen können durch Bakterien oder Viren verursacht werden. Die wichtigsten Erreger sind Rota-, Adeno- und Norwalk-Viren, Salmonellen, Shigellen, Campylobacter und pathogene Stämme von E. coli. Bei Kindern kommen die viralen Infektionen, meist durch Rotaviren, deutlich häufiger vor. Etliche Infektionen, z. B. mit Rotaviren oder Salmonellen, sind bereits bei Verdacht meldepflichtig.

Klinik
Die Durchfälle unterscheiden sich bei den einzelnen Erregern in Art und Ausmaß: Viren und einige Bakterien wie z. B. ETEC verursachen großvolumige wässrige Durchfälle ohne Fieber. Andere Bakterien wie z. B. Salmonellen und Shigellen verursachen eher kleine blutige Durchfälle mit Bauchkrämpfen und Fieber.
Auch bei bakteriellen Infektionen müssen Antibiotika wegen des selbstlimitierenden Verlaufs der Erkrankung meist nur dann eingesetzt werden, wenn septische Komplikationen auftreten. Im Vordergrund steht ein ganz anderes Problem – die durch den zunehmenden Wasserverlust entstehende Dehydratation. Sie kann in schweren Fällen bis hin zum Tod führen. Typische Symptome der Exsikkose sind Gewichtsabnahme, schlechter Hautturgor bis hin zu stehenden Falten (▮ Abb. 1), Oligurie und zunehmende Bewusstseinstrübung.

Therapie
Das Vorgehen bei einer Gastroenteritis ist vornehmlich vom Grad der Exsikkose abhängig. Bei milden Formen mit vermindertem Turgor, trockenen Schleimhäuten und normalem Puls reicht die orale Flüssigkeitssubstitution mit einer speziellen Glukose-Elektrolyt-Lösung. Eine stationäre Aufnahme ist auf jeden Fall erforderlich, wenn das Kind eine grau-blasse Hautfarbe mit spröden Schleimhäuten und eine Tachykardie aufweist. Bei schweren Formen der Exsikkose muss notfalls eine parenterale Rehydratation erfolgen. Am zweiten Tag kann dann der Kostaufbau beginnen, z. B. mit Zwieback oder Salzstangen.

Zöliakie

Die Zöliakie ist die Form der einheimischen Sprue, die sich im Kindesalter manifestiert. Sie ist durch eine erhöhte Sensitivität gegen das Klebeprotein Gluten aus Weizen, Roggen, Hafer und Gerste gekennzeichnet. Die Krankheit tritt mit einer Häufigkeit von etwa 1 : 500 auf. Da fast alle Betroffenen einen bestimmten HLA-Typ aufweisen, scheinen der Krankheit genetische Ursachen zugrunde zu liegen.

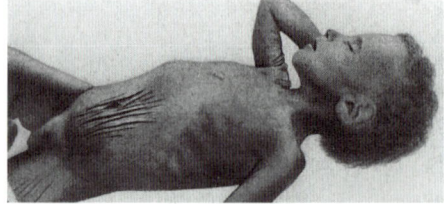

▮ Abb. 1: Gastroenteritis – schwerste Exsikkose mit stehenden Falten. [4]

Pathogenese
Gluten bzw. dessen gelöste Form Gliadin wird bei den betroffenen Kindern mit körpereigenen Bindegewebsstrukturen zu neuen Antigenen vernetzt, die dann in einem Autoimmunprozess mit dem Endomysiumantikörper (EMA) angegriffen werden. Dadurch kommt es zu einer chronischen Entzündung und zunehmenden Zerstörung der Dünndarmmukosa und letztlich zu einem schweren Malassimilationssyndrom.

Klinik und Diagnostik
Das klinische Bild ist typisch: Etwa 3 Monate nach der Einführung getreidehaltiger Kost treten zunehmend Durchfälle auf. Das Abdomen ist groß und vorgewölbt (▮ Abb. 2), die Extremitäten sind mager. Die Kinder sind schwach und missgelaunt. Mit zunehmender Zerstörung der Darmschleimhaut kann sich auch eine Eisenmangelanämie entwickeln.
Zur Diagnosesicherung wird eine Dünndarmbiopsie entnommen, die die pathognomonische Zottenatrophie zeigt (▮ Abb. 3). Außerdem können die Endomysiumantikörper im Blut nachgewiesen werden.

Therapie und Prognose
Die Behandlung besteht aus lebenslanger glutenfreier Diät: Weizen, Roggen, Hafer und Gerste sind verboten; erlaubt sind z. B. Reis, Mais, Soja und Kartoffeln. Initial müssen außerdem Vitamine und Eisen substituiert werden, um schon eingetretene Verluste zu kompensieren. Die Symptome bilden sich dann langsam zurück.
Die Prognose ist bei entsprechender Diät sehr gut. Mangelnde Disziplin bei der Diät wird allerdings mit einem erhöhten Risiko für maligne Lymphome in Verbindung gebracht.

Syndrom	Pathomechanismus	Krankheiten
Maldigestion	Fehlverdauung des Nahrungsbreis, meist aufgrund eines Enzymmangels	▶ Mukoviszidose (s. S. 53) ▶ Cholestase (s. S. 62) ▶ Lebererkrankungen
Malabsorption	Bereits verdaute Nahrung kann nicht aus dem Dünndarm resorbiert werden	▶ Infektiöse Enteritiden ▶ Laktoseintoleranz ▶ Fruktosemalabsorption
Malassimilation	Sowohl die Verdauung als auch die Resorption sind gestört	▶ Zöliakie ▶ Kuhmilchproteinintoleranz ▶ Lambliasis

▮ Tab. 1: Ursachen der chronischen Diarrhö.

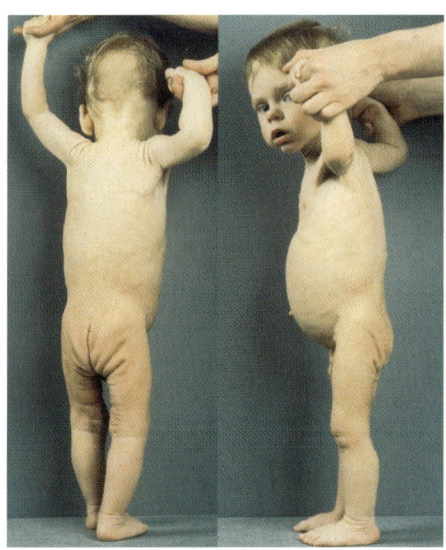

Abb. 2: Dystrophie und auffällig großes Abdomen bei Zöliakie. [1]

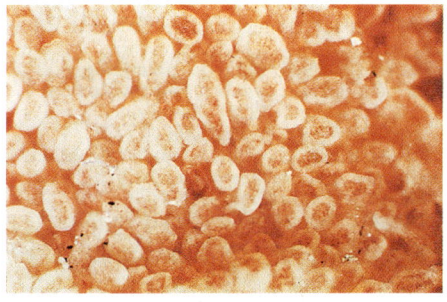

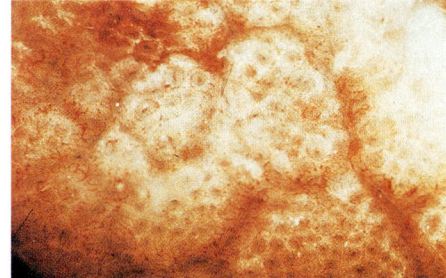

Abb. 3: Dünndarmbiopsat – oben: Normalbefund, unten: totale Zottenatrophie bei Zöliakie. [8]

Kuhmilchproteinintoleranz (KPI)

Bei Säuglingen kann die Darmmukosa durch virale Infektionen derart geschädigt werden, dass Kuhmilchprotein aus der Flaschennahrung die Schleimhautbarriere überwinden kann. Das löst eine lokale Immunantwort aus, die Schleimhaut des Dünndarms wird zerstört, und es entsteht ein Malabsorptionssyndrom.

Klinik
Die Krankheit entwickelt sich etwa folgendermaßen: In der Zeit nach dem Abstillen treten nach einer akuten viralen Gastroenteritis zunehmend wässrige oder blutige Durchfälle, Bauchschmerzen und Erbrechen auf. In schweren Fällen kann eine Dystrophie entstehen.

Diagnostik und Therapie
Die Diagnose kann mit einem Provokationstest mit Kuhmilch oder dem Nachweis spezifischer Antikörper gestellt werden. Die Therapie besteht dann aus der Vermeidung von kuhmilchhaltiger Nahrung für bis zu 2 Jahre; dafür steht eine sog. Semielementarnahrung (SEM) zur Verfügung.

Enzymdefekte der Darmschleimhaut

Diese Krankheitsgruppe ist durch einen Funktionsmangel von Verdauungs- oder Transportenzymen in der Darmmukosa gekennzeichnet, z. B. der Laktase bei der Laktoseintoleranz oder des Glukosetransporters 5 ($GLUT_5$) bei der Fruktosemalabsorption.

Pathogenese und Klinik
Bei der Darmpassage können wegen des Enzymdefekts die entsprechenden Zucker nicht enzymatisch gespalten oder aus dem Darmlumen aufgenommen werden. Der Nahrungsbrei weist daher in distalen Darmabschnitten eine erhöhte Osmolarität auf. Dies führt zu einem vermehrten Einstrom von Wasser in das Lumen. Im Dickdarm werden die nicht verdauten Zucker von Bakterien zersetzt. Flüssige, meist säuerlich stinkende Stühle sind die Folge.

Diagnostik und Therapie
In Laboruntersuchungen des Stuhls können der niedrige pH und die nicht aufgespaltenen Zucker nachgewiesen werden. Die kausale Therapie dieser Krankheiten basiert auf einer strikten Meidung der entsprechenden Zucker in der Nahrung.

Zusammenfassung

* Im medizinischen Sprachgebrauch bedeutet Diarrhö mehr als drei wässrige Stühle mit einem Volumen von jeweils mehr als 200 ml pro Tag.
* Man unterscheidet Maldigestion (Störung der enzymatischen Verdauung), Malabsorption (Störung der Resorption) und Malassimilation (Maldigestion kombiniert mit Malabsorption).
* Eine akute Gastroenteritis klingt meist innerhalb weniger Tage von selbst ab; der hohe Flüssigkeitsverlust kann aber trotzdem problematisch werden.
* Bei der Zöliakie verursacht eine pathologische Glutensensitivität ein schweres Malassimilationssyndrom; die Therapie besteht in lebenslanger Meidung von Weizen, Gerste, Roggen und Hafer in der Nahrung.

Verstopfung

Verstopfung kommt als Symptom in der Kinderheilkunde recht häufig vor. Man schätzt, dass etwa 15 % aller Kinder aus der Altersgruppe der Zweijährigen unter chronischer Verstopfung leiden. Probleme bei der Beurteilung einer Obstipation bereitet dabei zunächst einmal die normale Variabilität im Stuhlverhalten verschiedener Kinder und auch verschiedener Altersgruppen. Schlagwortartig kann man aber sagen: Obstipation bedeutet „zu wenig, zu hart, zu selten, unvollständig, mühsam oder schmerzhaft".

Die Ursachen der Obstipation sind recht vielfältig. Grundlegende Mechanismen zeigt ∎ Abb. 1.

Krankheiten, die mit einer mechanischen Behinderung der Darmpassage einhergehen, sind z.B. Stenosen des Darms oder der Mekoniumileus bei der CF (s. S. 43). Motilitätsstörungen treten beim M. Hirschsprung, bei Intoxikationen (z.B. mit Opiaten), aber auch bei der ernährungsbedingten habituellen Obstipation auf. Der Defäkationsmechanismus ist z.B. bei einer Myelomeningozele (s. S. 18) oder bei psychogenen Erkrankungen gestört.

Als Resultat einer chronischen Obstipation können Folgesymptome entstehen:

▶ **Paradoxe Diarrhö:** Proximal von verhärteten Stuhlmassen wird der Darminhalt bakteriell zersetzt und verflüssigt. Dieser flüssige Stuhl schießt dann plötzlich in die Ampulle ein und kann nicht mehr zurückgehalten werden. Es entsteht das Bild einer Durchfallerkrankung.

▶ **Überlaufenkopresis:** Ist der Darm dauerhaft mit Volumen überlastet, so müssen kompensatorisch immer kleine Mengen Stuhls abgegeben werden. Man spricht dann von Kotschmieren oder Überlaufenkopresis. Diese muss von anderen Formen der Enkopresis (s. S. 97) abgegrenzt werden.

Rektumprolaps: Durch das wiederholte mühsame „Drücken" wird der Halteapparat des Darms geschädigt. Es entsteht ein Rektumprolaps (∎ Abb. 2). Diese Komplikation ist sehr selten und weist im Kindesalter fast immer auf eine Mukoviszidose (s. S. 42) hin.

Chronisch-habituelle Obstipation

Die habituelle Obstipation ist auch bei Kindern die häufigste Form der Verstopfung. Sie macht etwa 95 % aller Fälle aus. Die Ursachen sind zum einen in einer fehlerhaften, ballaststoffarmen Ernährung zu suchen. Zum anderen können psychische Stressoren wie Umzug, Trennung der Eltern oder Probleme im Kindergarten zu einer Verstopfung führen. Typischerweise liegt der Chronifizierung ein Teufelskreis zugrunde: Verhärtete Stuhlmassen bereiten bei der Defäkation Schmerzen. Zur Vermeidung dieser Schmerzen wird in der Folge der Defäkationsreflex unterdrückt; der Stuhl kann sich weiter verhärten. Durch den stark verhärteten Kot kann der Analkanal beim Stuhlgang verletzt werden, was wiederum die Schmerzen verstärkt.

> Der Teufelskreis der Obstipation muss möglichst frühzeitig durchbrochen werden, um eine Chronifizierung zu verhindern.

Diagnostik

Zur Diagnostik gehört eine ausführliche Anamnese, die alle ursächlichen Faktoren erfasst. Bei der körperlichen Untersuchung muss auch das Rektum ausgetastet werden. Zu achten ist dabei besonders auf Fissuren und Verletzungen des Analkanals, die Schmerzen bei der Defäkation bereiten. Auch sexueller Missbrauch kann zu einer reflektorischen Störung der Darmentleerung führen. Entsprechende Hinweiszeichen dürfen nicht übersehen werden.

I mechanische Behinderung der Dickdarmpassage

gastrokolischer Reflex
ileokolischer Reflex
willkürliche Bauchpresse

Kolon

II Störung der Darmmotilität

Rektum

Adaptationsreaktion
Völlegefühl

III mangelhafte Wahrnehmung des Defäkationsreizes

Beckenboden
M. puborect.

Feedback-Stimulation propulsiver Wellen induzierbarer Defäkationsreflex reflektorische PR-Kontraktion oder -Hemmung

IV fehlende Internusrelaxation

Diskrimination
Relaxationsreflex

M. sphinct. ani int.

V fehlender Defäkationsreflex

M. sph. ani ext.

rektosphinktärer Reflex
Kontinenz- oder
Defäkationsreflex

∎ Abb. 1: Ursachen der chronischen Obstipation. [6]

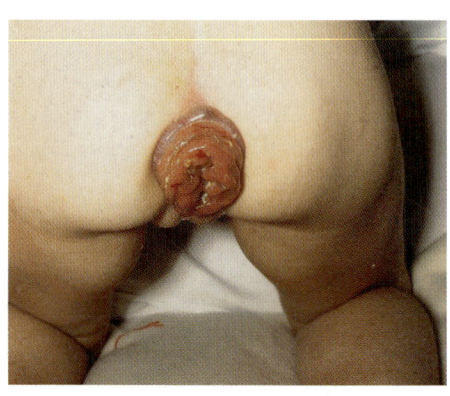

∎ Abb. 2: Rektumprolaps bei Mukoviszidose. [1]

Abb. 3: Aufgeblähtes Abdomen bei M. Hirsch-sprung. [6]

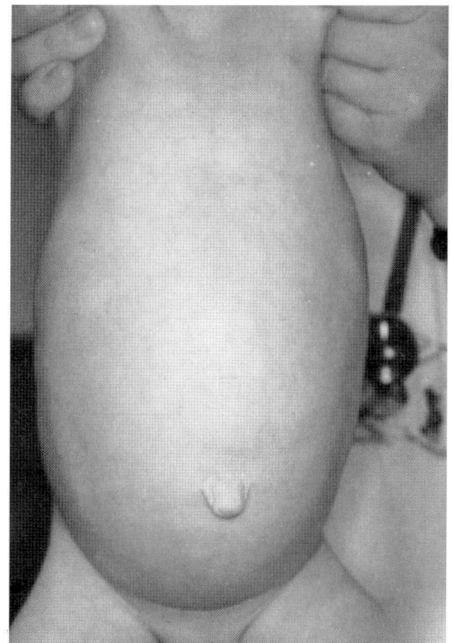

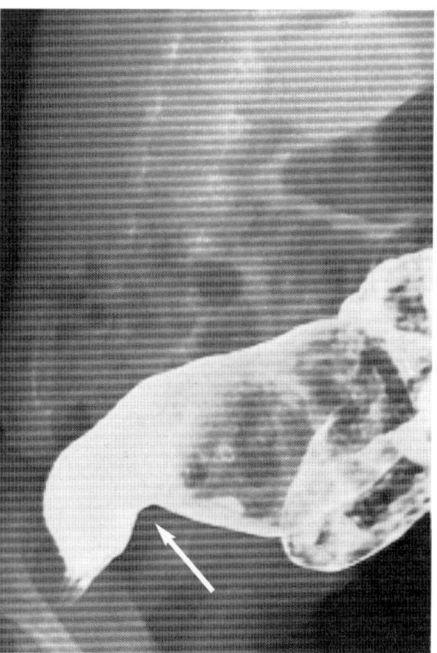

Abb. 4: Kontrastmittelaufnahme bei M. Hirsch-sprung; Megakolon und Kalibersprung (Pfeil). [7]

Therapie

Die Behandlung zielt auf konsequente Durchbrechung der Obstipation. Erst wenn ein schmerzloser, unkomplizierter Stuhlgang gewährleistet ist, können sich normale Defäkationsgewohnheiten einstellen. Deshalb wird initial eine milde Abführung mit Laktose, Laktulose oder Paraffinöl eingeleitet. Die Eltern sind für die Ernährungsumstellung zuständig. Ballaststoffreiche Ernährung führt zu größeren Stuhlvolumina mit weicher Konsistenz. Große Volumina aktivieren reflektorisch die Darmperistaltik. Darüber hinaus ist auf ausreichende Trinkmengen und körperliche Bewegung zu achten. Ein sog. Stuhltraining kann auf verhaltenstherapeutischem Weg den Erwerb neuer Stuhlgangsgewohnheiten unterstützen.

Morbus Hirschsprung

Dem M. Hirschsprung liegt eine Aganglionose, d. h. ein anlagebedingtes Fehlen von Ganglien- und Nervenzellen in der Darmwand zugrunde. Die Krankheit hat eine Inzidenz von 1 : 5 000. Jungen sind deutlich häufiger betroffen. In dem aganglionären Darmabschnitt ist die Muskulatur dauerhaft kontrahiert; es bildet sich eine Stenose. Proximal der

Stenose ist das Darmlumen kompensatorisch stark erweitert (Megacolon congenitum).

Klinik

Zuerst fällt die chronische Verstopfung auf, manchmal auch eine paradoxe Diarrhö. Die Kinder haben ein stark gebläht es Abdomen (Abb. 3), erbrechen und verweigern jegliche Nahrung. Man spricht von einer Subileussymptomatik.

Diagnostik

Bei der Palpation des Abdomens sind die Kotmassen im Darm tastbar; bei der digitalen rektalen Untersuchung ist die Ampulle jedoch leer. Im Kolonkontrasteinlauf wird dann das Megakolon sichtbar gemacht; außerdem fällt ein

Kalibersprung beim Übergang zu dem aganglionären Segment auf (Abb. 4). Eine zur Diagnosesicherung durchgeführte Rektumbiopsie zeigt das Fehlen der Ganglienzellen und eine erhöhte Acetylcholinesteraseaktivität.

Therapie

Die chirurgische Therapie erfolgt zweizeitig: In einem ersten Schritt wird proximal des betroffenen Segments ein Kolostoma angelegt, so dass sich der dilatierte Darm wieder erholen kann. Im zweiten Schritt werden dann das aganglionäre Segment entfernt und die Darmkontinuität wiederhergestellt. Die Prognose ist dank moderner kinderchirurgischer Techniken recht gut.

Zusammenfassung

✖ Für eine chronische Obstipation sind fast immer Ernährungsfehler oder psychische Probleme ursächlich. Der Teufelskreis der Obstipation muss rasch durchbrochen werden.

✖ Leitsymptom des M. Hirschsprung ist die chronische Obstipation im Säuglingsalter; in der Bildgebung imponiert ein stark dilatierter Darm (Megacolon congenitum).

Abdominelle Raumforderungen

Abdominelle Raumforderungen werden vom Arzt bei der Inspektion des Kindes oder bei der Abdomenpalpation festgestellt. Zur genaueren Lokalisation teilt man das Abdomen in vier Quadranten und das Epigastrium ein. Oft ergibt sich allein aus der anatomischen Lage und dem Alter des Kindes schon ein Verdacht. Im Säuglingsalter sind gutartige Fehlbildung der Nieren am häufigsten, ab dem Kleinkindalter die Hepatosplenomegalie (s. S. 60). Einige Ursachen eines auffälligen Tastbefunds zeigt ▮ Abb. 1.

Zur endgültigen Diagnosestellung werden in einem ersten Schritt meist Sonographie, Abdomenübersichtsaufnahme und klinisch-chemische Blutuntersuchungen eingesetzt.

Zystische Nierenerkrankungen

▶ **Polyzystische Nierendegeneration:** Diese kommt bei Kindern fast immer in der autosomal-rezessiv vererbten Form (Potter I) vor. Beide Nieren sind von etwa linsengroßen Zysten durchsetzt („Zystennieren"). Oft wird schon beim Neugeborenen eine Raumforderung festgestellt. Später kommen Bluthochdruck und Zeichen der Niereninsuffizienz (s. S. 70) hinzu. Im Verlauf entsteht immer eine Leberfibrose. Im Ultraschall fällt das typische „Pfeffer-und-Salz-Muster" auf. Therapie und Prognose richten sich nach dem Ausmaß der Niereninsuffizienz; in schweren Fällen müssen die Nieren operativ entfernt werden.

▶ **Multizystische Nierendysplasie:** Diese Form basiert auf einer embryonalen Entwicklungsstörung. Die Häufigkeit beträgt 1 : 4 500. Die Dysplasie wird oft schon in der Schwangerschaft sonographisch diagnostiziert. Da nur eine Niere mit Zysten durchsetzt ist, entsteht keine Niereninsuffizienz. Rezidivierende Harnwegsinfekte, Hydronephrose und Bluthochdruck kommen aber vor. Die Therapie richtet sich nach diesen Komplikationen.

Bauchwanddefekte

Bei den angeborenen Bauchwanddefekten handelt es sich nicht im eigentlichen Sinn um abdominelle Raumforderungen, sondern vielmehr um Verlagerungen des Bauchinhalts nach außen. Meist werden sie schon während der Schwangerschaft im Ultraschall entdeckt.

▶ **Omphalozele:** Diese ist ein Rückbildungsdefekt des physiologischen Nabelbruchs in der Fetalzeit. Sie tritt bei etwa einem von 5 000 Neugeborenen auf, häufig in Kombination mit anderen Fehlbildungen. Der Bruchsack aus Peritoneum und Amnion ist mit Darmschlingen und Teilen der Leber des Neugeborenen gefüllt (▮ Abb. 2). Gefährlich ist die Ruptur oder die Verletzung des Bruchsacks. Wegen der Komplikationsgefahr wird meist sofort operiert: Reposition der Organe und Verschluss der Bauchwand; evtl. kann auch konservativ behandelt werden. Die Prognose der Kinder ist u. a. von den Begleitfehlbildungen abhängig.

▶ **Laparoschisis:** Dabei führt wahrscheinlich ein vaskulärer Defekt zu einem unvollständigen Verschluss der Bauchdecke während der Fetalzeit. Teile des Darms treten meist rechts von der Nabelschnur direkt durch die Bauchwand (▮ Abb. 3). Der Defekt löst oft eine Frühgeburt aus. Nach der Geburt muss frühzeitig operiert werden. In der postoperativen Phase entstehen meist Komplikationen, danach ist die Prognose aber gut.

Neuroblastom

Das Neuroblastom ist einer der häufigsten malignen Tumoren im Kindesalter. Es geht von Zellen der Neuralleiste, also vom Nebennierenmark oder vom Grenzstrang aus. Im Mittel sind die Kinder 1,5 Jahre alt, wenn der Tumor entdeckt wird. Oft hat er dann schon Metastasen, typischerweise in Knochen, Knochenmark, Leber oder Lymphknoten, gesetzt.

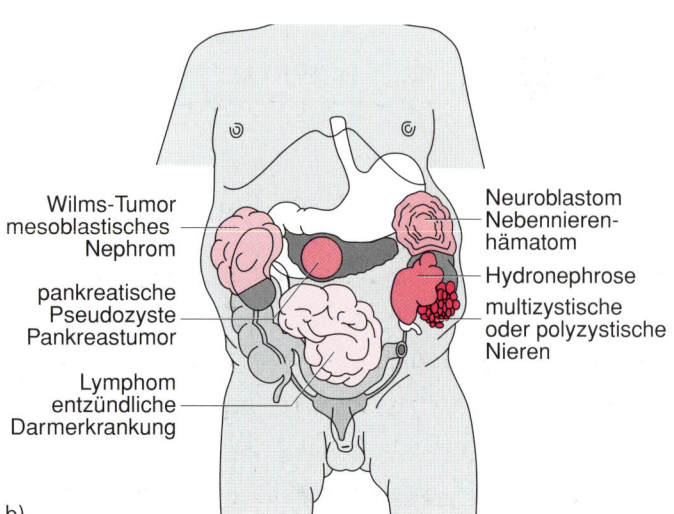

Hepatoblastom, hepatozelluläres Karzinom metastatische Infiltration durch Leukämie, Lymphom, Neuroblastom

Choledochuszyste Gallenblasenhydrops

intestinale Obstruktion Lymphom

Appendixabszess

Mesenterialzyste

tuboovarialer Abszess

Hydrometrokolpos

benigne Lebertumoren

Bezoar

metastatische Infiltration durch Leukämie

intestinale Duplikation

Ovarialzyste Ovarialtumoren

a)

Wilms-Tumor mesoblastisches Nephrom

pankreatische Pseudozyste Pankreastumor

Lymphom entzündliche Darmerkrankung

Neuroblastom Nebennierenhämatom

Hydronephrose

multizystische oder polyzystische Nieren

b)

▮ Abb. 1: Abdominelle Raumforderungen; a) intraperitoneal, b) retroperitoneal. [6]

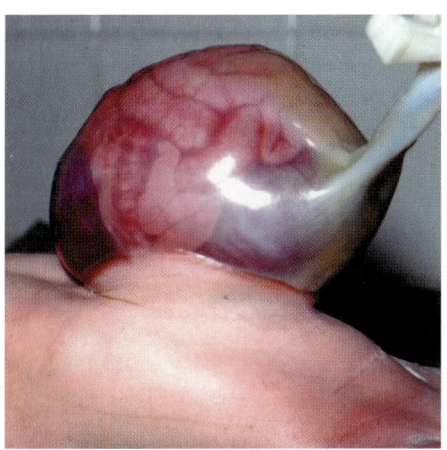

Abb. 2: Omphalozele. [1]

Klinik

Die Symptomatik ist abhängig von der Tumor- und Metastasenlokalisation. So fällt bei abdominellen Tumoren als Erstes das vorgewölbte Abdomen auf, bei zervikalen Tumoren ein Horner-Syndrom oder bei Knochenmetastasen die Knochenschmerzen. Da das Neuroblastom meist Katecholamine produziert, können Bluthochdruck und Diarrhö auftreten. Uncharakteristische Tumorsymptome sind Gewichtsverlust, Anämie oder Fieber.

Diagnostik

Die Diagnose Neuroblastom kann mit erhöhten Urin-Konzentrationen von Vanillinmandelsäure und Homovanillinsäure, den Abbauprodukten der Katecholamine, bewiesen werden. Im Serum ist die Konzentration von LDH, Ferritin und neuronspezifischer Enolase (NSE) erhöht.
Zum Staging werden Ultraschall, Röntgen, MRT, CT, MIBG-Szintigraphie und Knochenmarkspunktion eingesetzt.

Dabei unterscheidet man nach Evans die Stadien I–IV. In Stadium I ist der Tumor auf das Ursprungsorgan begrenzt, in Stadium IV sind Metastasen nachweisbar. Das Stadium IV-S ist Säuglingen mit Haut-, Leber- oder Knochenmarkmetastasen vorbehalten und hat eine recht gute Prognose.

Therapie

Die Behandlung erfolgt in der Regel chirurgisch, je nach Stadium mit neoadjuvanter und adjuvanter Chemo- oder Strahlentherapie. Im Stadium IV-S kann die Regression allein mit einer Chemotherapie induziert werden. Die Prognose ist vom Stadium abhängig; über alle Stadien beträgt die Heilungsrate durchschnittlich etwa 65 %.

Nephroblastom (Wilms-Tumor)

Das Nephroblastom ist der häufigste maligne Nierentumor im Kindesalter. Begleitfehlbildungen kommen öfter vor. Im Mittel sind die Kinder $3\frac{1}{4}$ Jahre alt, wenn der Tumor entdeckt wird. Er metastasiert vorwiegend in regionale Lymphknoten und die Lunge.

Klinik

Da der Tumor initial häufig keine Beschwerden verursacht, wird er erst entdeckt, wenn ein Arzt bei der Routineuntersuchung das Abdomen palpiert oder der Tumor solche Ausmaße angenommen hat, dass sich die Bauchdecke sichtbar nach vorn wölbt. Schmerzen, Hämaturie oder Allgemeinsymptome können jedoch auftreten.

Diagnostik

Bei der Diagnostik stehen die bildgebenden Verfahren Sonographie, CT (▌Abb. 4), MRT und Ausscheidungsurogramm im Vordergrund. Beim Staging werden fünf Stadien unterschieden: Im Stadium I ist der Tumor auf eine Niere begrenzt, Stadium V ist durch beidseitigen Nierenbefall charakterisiert.

Therapie

Die Behandlung richtet sich nach dem Alter des Kindes, dem Grading und dem Staging des Tumors. Typische Elemente der Behandlung sind Operation, neoadjuvante Chemotherapie und adjuvante Bestrahlung. Die Prognose ist gut; 80 % aller Kinder haben auch nach 5 Jahren noch kein Rezidiv, im Stadium I sogar noch mehr.

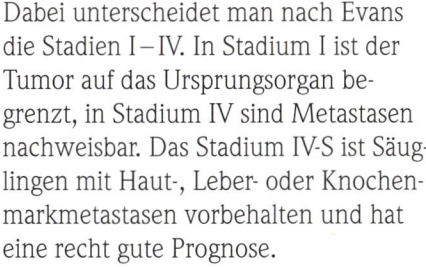

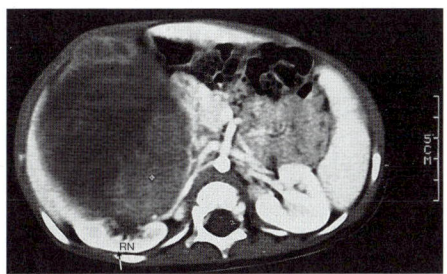

Abb. 4: Kontrastmittel-CT bei Wilms-Tumor; großes Geschwulst ventral der Restniere (RN). [1]

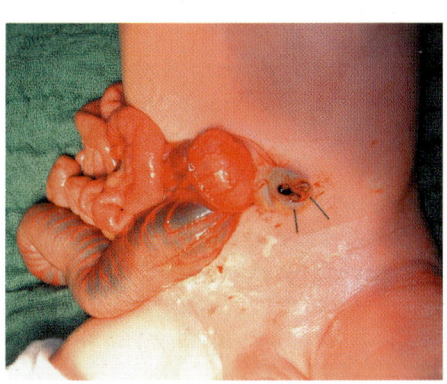

Abb. 3: Laparoschisis. [1]

Zusammenfassung

✖ „Zystennieren" treten beidseitig, die **multizystische Nierendysplasie** tritt einseitig auf.

✖ Bei einer **Omphalozele** muss nach Begleitfehlbildungen gesucht werden.

✖ Das **Neuroblastom** ist ein Tumor des Kleinkinds; die Prognose ist in der Regel ungünstig.

✖ Obwohl der **Wilms-Tumor** öfter erst spät entdeckt wird, hat er eine gute Prognose.

Hepatosplenomegalie

Ab dem Kleinkindalter ist die Hepatosplenomegalie die häufigste Ursache eines auffälligen abdominellen Palpationsbefundes (s. S. 58). Die relative Größe der Leber verändert sich im Laufe der Kindheit. Auch bei gesunden Neugeborenen kann die Leber noch 3–4 cm unterhalb des rechten Rippenbogens tastbar sein; bei Säuglingen und Kleinkindern ist schon ein Tastbefund von mehr als 2 cm pathologisch. Auch die Milz wird mit zunehmendem Alter kleiner, sie atrophiert. Bei Neugeborenen ist sie unter dem linken Rippenbogen noch öfter tastbar. Ab dem Kleinkindalter sollte jedoch jeder Tastbefund abgeklärt werden.

Leber und Milz können sowohl isoliert als auch gemeinsam vergrößert sein. Eine Auswahl der sehr vielfältigen Ursachen zeigt ▌Tab. 1.

Diabetische Fetopathie

Ein schlecht eingestellter Diabetes der Mutter stellt den Fetus während der Schwangerschaft vor besondere Probleme. Eine Hyperglykämie bei der Mutter führt nämlich auch bei ihm zu erhöhten Blutzuckerwerten. Um mit dieser Belastung fertig zu werden, produziert der Fetus vermehrt Insulin; das führt zu Glykogenspeicherung in der Leber und erhöhter Fett- und Proteinsynthese. Fehlbildungen des Herzens, des ZNS, der Extremitäten und des Urogenitaltrakts kommen bei der diabetischen Fetopathie gehäuft vor.

Klinik

Bei den Neugeborenen fällt als Erstes die Makrosomie auf (▌Abb. 1). Es kann eine vergrößerte Leber getastet werden. Die Kinder sind durch Hypoglykämie, Hypokalziämie und ein Surfactantmangelsyndrom (s. S. 20) besonders gefährdet und müssen deshalb in den ersten Lebenstagen engmaschig überwacht werden.

Glykogenosen

Zur Gruppe der Glykogenosen gehören derzeit etwa 11 verschiedene angeborene Enzymdefekte. Alle haben eine vermehrte Glykogenspeicherung in verschiedenen Organen zur Folge. Typische Speicherorgane sind Leber, Herz und Skelettmuskel. Die Krankheiten kommen mit einer Häufigkeit von etwa 1 : 25 000 vor; dabei sind der Typ I (Gierke) und der Typ VI (Hers) am häufigsten.

Klinik (Typ I)

Dem Typ I (Gierke) liegt z. B. ein Mangel der Glukose-6-Phosphatase zugrunde. Schon beim jungen Säugling kann eine Hepatomegalie ohne Splenomegalie und das typische „Puppengesicht" auffallen (▌Abb. 2). Später sind die Kinder minderwüchsig und übergewichtig. Da weder die Glykogenreserven noch Fruktose oder Galaktose in Glukose umgewandelt werden können, sind die Kinder durch schwere Hypoglykämien gefährdet. Kompensatorisch werden Fettreserven mobilisiert; es bilden sich Xanthome. Auch Nieren, Dünndarm und Thrombozyten können geschädigt sein. Teils treten auch Krampfanfälle als erstes Symptom der Glykogenose auf.

Diagnostik und Therapie

Zeigt die Leberbiopsie eine Glykogenspeicherung, so kann die Diagnose durch Nachweis des Enzymdefekts be-

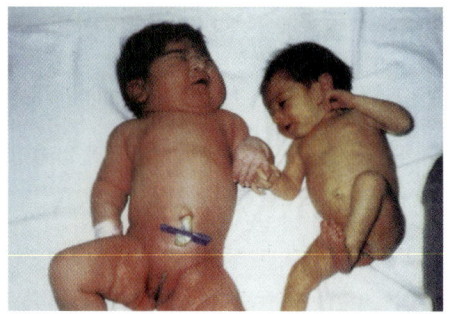

▌Abb. 1: Makrosomie bei diabetischer Fetopathie (links). [9]

Hepatomegalie	Splenomegalie
▶ Speicherkrankheiten	▶ Infektionen (s. a. Mononukleose S. 32)
▶ Diabetische Fetopathie	▶ Hämolytische Anämien (s. S. 86)
▶ Entzündungen (s. S. 63)	▶ Leukämien (s. S. 87) oder Lymphome
▶ Tumoren	▶ Speicherkrankheiten
▶ Portale Stauung oder Herzinsuffizienz	▶ Portale Stauung

▌Tab. 1: Ursachen der Hepato- und Splenomegalie.

wiesen werden. Erstes Therapieziel ist die Verhinderung der Hypoglykämien: häufige kleine Mahlzeiten, keine Fruktose, keine Galaktose, wenig Fett. Bei strikter Beachtung der Diätregeln ist die Prognose meist gut.

Hereditäre Fruktoseintoleranz

Die Fruktoseintoleranz beruht auf einem autosomal-rezessiv vererbten Defekt der Fruktose-1-Phosphataldolase. Fruktose und Sorbit können nicht verstoffwechselt werden, und das schädigende Fruktose-1-Phosphat fällt vermehrt an. Außerdem wird über Zwischenschritte auch die Glykogenolyse gehemmt, wodurch schwere Hypoglykämien entstehen können. Der Defekt kommt mit einer Häufigkeit von 1 : 30 000 vor.

Klinik

Die klinischen Symptome treten nach der erstmaligen Gabe von Obst auf. Innerhalb einer Stunde entsteht eine Hypoglykämie mit Schwitzen, Zittern, Erbrechen und eventuell Krampfanfällen oder Bewusstseinstrübung. Im weiteren Verlauf werden Leber und Niere geschädigt. Typisch sind dann auch Hepatomegalie, Ikterus und Gerinnungsstörungen.

Diagnostik und Therapie

Hypoglykämien im Fruktosebelastungstest und fehlende Enzymaktivität im Leberbiopsat beweisen die Diagnose. Therapeutisch kommt nur lebenslange fruktose- und saccharosefreie Diät in Betracht. Trotzdem entwickelt sich manchmal eine Leberzirrhose.

Mukopolysaccharidosen

Diese Krankheiten entstehen aufgrund angeborener Enzymdefekte, die zu einer pathologischen lysosomalen Speicherung von Mukopolysacchariden führen. Geschädigt werden dadurch vornehmlich Knochen, ZNS, Hirnhäute, Herzklappen und Gefäße.

Klinik (Morbus Pfaundler-Hurler)

Ein klassischer Vertreter dieser Krankheitsgruppe ist der M. Pfaundler-Hurler,

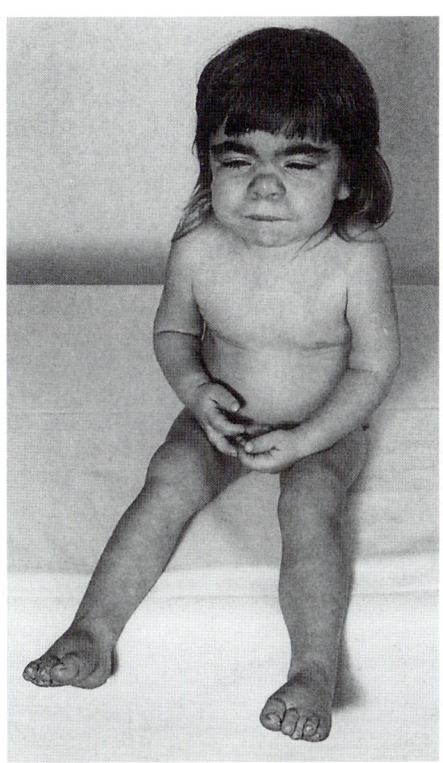

Abb. 3: Pfaundler-Hurler-Krankheit; der große Kopf, die breite eingesunkene Nasenwurzel, die wulstigen Augenbrauen und die vorfallende Zunge sind charakteristisch. [4]

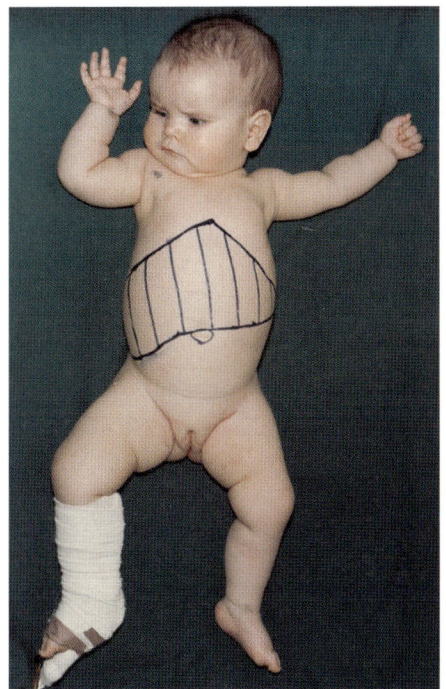

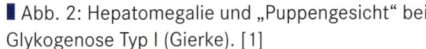

Abb. 2: Hepatomegalie und „Puppengesicht" bei Glykogenose Typ I (Gierke). [1]

der durch einen Defekt der α-L-Iduronidase verursacht wird. Die Kinder haben eine auffällige Fazies, die als Gargoylismus („Wasserspeiergesicht") bezeichnet wird (Abb. 3). Weitere typische Symptome sind Hepatosplenomegalie, Gelenkkontrakturen, Minderwuchs, Hornhauttrübungen und Schwerhörigkeit. Die geistige Retardierung ist progredient. Das Vollbild zeigt sich noch im Kleinkindalter mit Atemwegsinfektionen, Herzinsuffizienz und Bluthochdruck.

Diagnostik und Therapie
Die Diagnose wird durch den Nachweis des Enzymdefekts gesichert. Eine kausale Therapie gibt es nicht. Deshalb sterben die Kinder meist im frühen Jugendalter.

Lipidosen

Die Lipidosen oder neurometabolischen Speicherkrankheiten sind vornehmlich autosomal-rezessiv vererbte Enzymdefekte, die zu einer Speicherung von lipidhaltigen Makromolekülen in ZNS und Nervengewebe führen. Alle Krankheiten dieser Gruppe sind durch schwere neurologische Störungen und einen Entwicklungsknick (s. a. S. 4) gekenn-

zeichnet, viele außerdem durch Hepatosplenomegalie oder einen „kirschroten Fleck" am Augenhintergrund.

M. Gaucher

Diese Lipidose beruht auf einem Glukozerebrosid-β-Glukosidase-Defekt und kommt bei Aschkenasim mit einer Häufigkeit von 1:500 vor. Die Glukozerebroside werden in vielen Organen gespeichert.

Klinik und Therapie
▶ **Infantile Verlaufsform:** Typische Symptome treten zum Teil schon in den ersten Lebensmonaten auf: Hepatosple-

nomegalie, Krampfanfälle, Gedeihstörungen und zerebrale Symptome wie Schluckstörungen oder eine zunehmende Tetraspastik. Diagnostisch wegweisend sind die „Gaucher-Zellen" im Knochenmarkspunktat; durch Nachweis des Enzymdefekts kann die Diagnose gesichert werden. Eine kausale Therapie gibt es nicht. Die Kinder sterben oft früh an rezidivierenden Lungenentzündungen.
▶ **Adulte Verlaufsform:** Bei dieser ist das ZNS nicht betroffen. Probleme bereiten hier vor allem der Hypersplenismus und die Skelettzerstörung. Bei der adulten Form kann das fehlende Enzym therapeutisch substituiert werden.

Zusammenfassung
✖ Zur Vermeidung einer **diabetischen Fetopathie** muss ein mütterlicher Diabetes während der Schwangerschaft besonders streng eingestellt werden.

✖ Die **Glykogenosen** sind durch Hepatomegalie ohne Splenomegalie gekennzeichnet.

✖ Die **Fruktoseintoleranz** macht sich nach erstmaliger Fütterung mit Obst durch Hypoglykämien bemerkbar; die Hepatomegalie tritt erst später auf.

✖ **Mukopolysaccharidosen** und **Lipidosen** beruhen auf angeborenen Enzymdefekten.

Ikterus

Einen Ikterus, d. h. eine Gelbfärbung von Haut und Skleren, beobachtet man, wenn Bilirubin in das Gewebe eingelagert wird. Bilirubin ist ein Abbauprodukt des Hämoglobins, das an Eiweiße gebunden zur Leber transportiert wird (indirektes Bilirubin). Dort wird es in den Hepatozyten glukuronidiert (direktes Bilirubin) und dann über die Gallenwege ausgeschieden. Als Ursache eines Ikterus kommen also grundsätzlich drei verschiedene Pathomechanismen in Betracht (■ Abb. 1).

▶ **Prähepatischer Ikterus:** Vor allem bei Hämolyse, aber auch beim Abbau großer Hämatome steigt die Gesamtmenge des indirekten Bilrubins auf so hohe Werte an, dass die Leber nicht mehr in der Lage ist, das anfallende Bilirubin an Glukuronsäure zu koppeln. Es kommt in Blut und Gewebe zu einem Anstieg des indirekten Bilirubins.

▶ **Intrahepatischer Ikterus:** Eine Schädigung der Leberzellen führt auf zwei Wegen zu einer Hyperbilirubinämie. Sind die Hepatozyten aufgrund einer Schädigung nicht mehr in der Lage, das Bilirubin zu konjugieren, so kommt es zu einem Anstieg des indirekten Bilrubins. Ist andererseits allein der Transportmechanismus aus den Leberzellen in die Gallengangscanaliculi gestört, so findet sich ein Anstieg des direkten Bilirubins.

▶ **Posthepatischer Ikterus:** Zustände, die zu einer Abflussstörung des Gallensekrets (Cholestase) in den Gallenwegen führen, gehen mit einer Erhöhung des direkten Bilirubins einher.

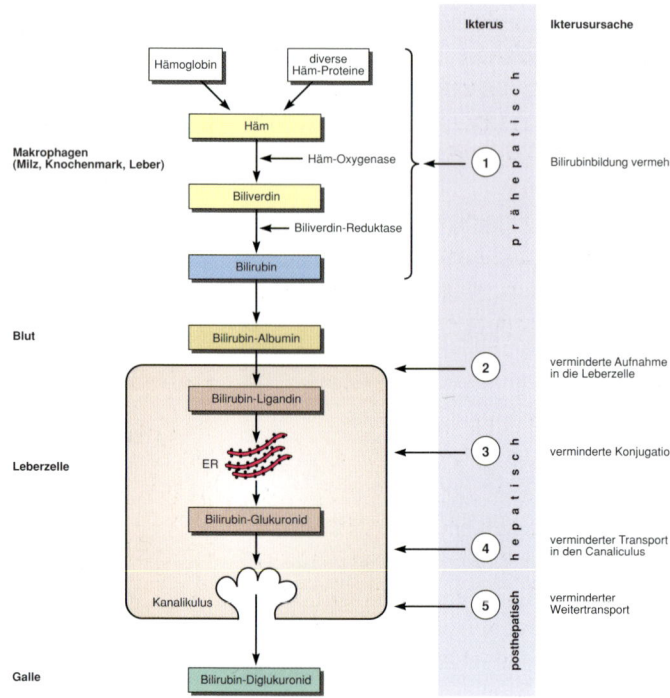

■ Abb. 1: Der Bilirubinstoffwechsel und seine Störungen. [10]

Icterus neonatorum

Neugeborene zeigen einige Tage nach der Geburt einen physiologischen Icterus neonatorum. Da die Oxygenierung des Blutes nach der Adaption über die Lungen erfolgt, ist der hohe fetale Hämatokrit und der hohe Anteil von HbF obsolet; dies führt zu einem vermehrten Abbau roter Blutkörperchen. Andererseits ist die enzymatische Funktion der Leber noch nicht voll ausgereift, so dass es leicht zu einer Überlastung der Koppelung des Bilirubins an Glukuronsäure kommt. Beim physiologischen Icterus neonatorum steigt zwischen dem 3. und 5. Lebenstag das indirekte Bilirubin auf Werte bis maximal 15 mg/dl. Nach etwa eineinhalb Wochen sollte sich der Bilirubinspiegel aber wieder normalisiert haben.

Ätiologie und Formen

Ein pathologischer Ikterus liegt vor, wenn der Ikterus schon am 1. Lebenstag auftritt **(Icterus praecox)**, wenn er länger als zwei Wochen anhält **(Icterus prolongatus)** oder wenn der Bilirubinspiegel 15 mg/dl übersteigt **(Icterus gravis)**. Häufige Ursachen eines pathologischen Ikterus sind der Muttermilchikterus und der Ikterus bei Infektionen. Weitere Ursachen zeigt ■ Tab. 1.

Der Icterus gravis kann als Komplikation einen sog. **Kernikterus** zur Folge haben. Dieser Begriff bezeichnet eine Enzephalopathie, bei der indirektes fettlösliches Bilirubin die Blut-Hirn-Schranke passiert und sich vor allem in den Basalganglien und Kerngebieten einlagert. In der Folge treten

Taubheit, Bewegungsstörungen, zerebrale Krampfanfälle oder eine Retardierung der körperlichen oder geistigen Entwicklung auf.

Therapie

Aus diesem Grund müssen Neugeborene mit überhöhtem Bilirubinspiegel spätestens ab einem Wert von 20 mg/dl behandelt werden, Frühgeborene schon eher. Praktisch geschieht dies durch ausreichende Hydrierung und Phototherapie (■ Abb. 2). Bei dieser wandelt blaues Licht indirektes Bilirubin in der Haut in wasserlösliche Spaltprodukte um, die dann über die Niere ausgeschieden werden können. In besonders schweren Fällen steht als Ultima Ratio die Blutaustauschtransfusion zur Verfügung.

Cholestase

Ein Icterus prolongatus tritt auch bei morphologischen Fehlbildungen der Leber oder Gallenwege auf. Staut sich bei der intrahepatischen **Gallenwegshypoplasie**, der extrahepatischen **Gallengangsatresie** oder einer **Choledochuszyste** die Galle bis in die kleinen Gallengänge und die Hepatozyten

Vermehrter Abbau von Erythrozyten	Infektionen, M. haemolyticus neonatorum (Rh- oder ABO-Unverträglichkeit), Defekte der Erythrozyten (Kugelzellanämie), erhöhter Hämatokrit (Flüssigkeitsmangel)
Ungenügende Konjugation in der Leber	Metabolische Störungen (Hypothyreose), Schädigung der Leberzellen (Hepatitis B, Mukoviszidose)
Störungen des Abtransports von Bilirubin	Fehlbildungen der Gallenwege (s. u.), Obstruktionen des Verdauungstrakts mit Rückresorption von Bilirubin

■ Tab. 1: Ursachen des pathologischen Ikterus im Neugeborenenalter (Beispiele).

zurück, führen die toxischen Gallebestandteile zu einer Zerstörung der Leber. Später kommt es zur Zirrhose, d. h. zum bindegewebigen Umbau der Leber. Die Leber büßt dabei weiter an Funktionsfähigkeit ein.

Klinik und Diagnostik

Begleitsymptome sind Juckreiz und die für den intra- oder posthepatischen Ikterus typische Entfärbung des Stuhls (▌Abb. 3). Später können Zeichen der Leberfunktionsstörung und Leberzirrhose wie portale Hypertonie, Aszites, Spider-Nävi, Ösophagusvarizenblutung oder eine Ammoniakenzephalopathie beobachtet werden. Laboruntersuchungen, insbesondere der Cholestaseparameter γ-GT und GLDH, die Sonographie der Leber und letztlich eine Biopsie sichern die Diagnose und stellen das Ausmaß der Schädigung dar.

Therapie

▶ **Choledochuszysten** können chirurgisch entfernt werden.
▶ Bei der **Gallengangsatresie** kann eine Palliation durch Anlage einer biliodigestiven Anastomose, d. h. einer Verbindung des Ductus hepaticus oder der Leberpforte mit dem Jejunum, erreicht werden; eine spätere Lebertransplantation ist meist unumgänglich.
▶ Die intrahepatischen **Gallenwegshypoplasien** sind einer operativen Therapie nicht zugänglich; die zirrhotische Regeneration der Leber kann aber durch Gabe von Ursodesoxycholsäure aufgehalten oder verlangsamt werden.

Hepatitis

Bei älteren Kindern steht als Ursache eines Ikterus die akute oder chronische Hepatitis im Vordergrund. Dafür können Toxine, z. B. Pilzgifte oder Medikamente, Autoimmunkrankheiten oder Infektionen verantwortlich sein. Typische Begleitsymptome sind Oberbauchschmerzen, Übelkeit, Erbrechen und Appetitlosigkeit. Im Labor sind die Transaminasen erhöht; durch serologische Untersuchungen können Antikörper, virale Antigene und DNA nachgewiesen werden.

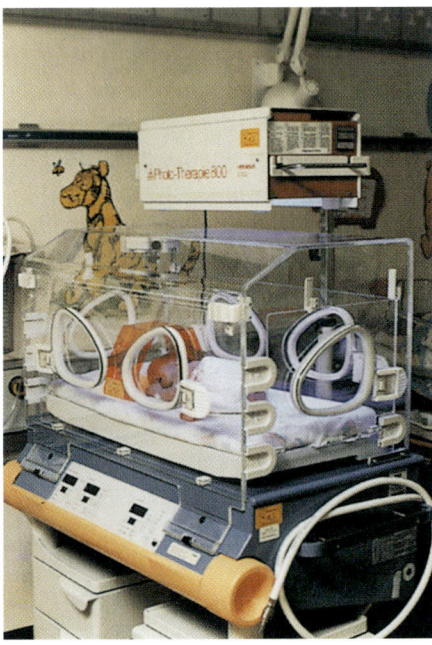

▌ Abb. 2: Phototherapie mit blauem Licht. [3]

Virale Hepatitis

Haupterreger der viralen Hepatitis sind die Hepatitisviren A, B und C, aber auch EBV und CMV. Die akute Hepatitis A ist eine fäkal-oral übertragbare Krankheit, die nie chronifiziert. Sie ist in Ländern mit niedrigem hygienischen Standard häufig; in Deutschland haben etwa 5 % der 10-Jährigen bereits eine Hepatitis A durchgemacht. Hepatitis B und C werden auf dem Blutweg übertragen und kommen deshalb vor allem nach perinataler Infektion durch die Mutter oder bei sexuell aktiven Jugendlichen vor. Beide Krankheiten haben bei Kindern eine hohe Chronifizierungstendenz mit der Gefahr einer Leberzirrhose.

Therapie

Eine kausale Behandlung der akuten viralen Hepatitiden gibt es nicht.

Die seltenen fulminanten Verläufe mit Coma hepaticum haben eine hohe Morbidität und Letalität. Die chronische Hepatitis B und C kann mit α-Interferon behandelt werden.

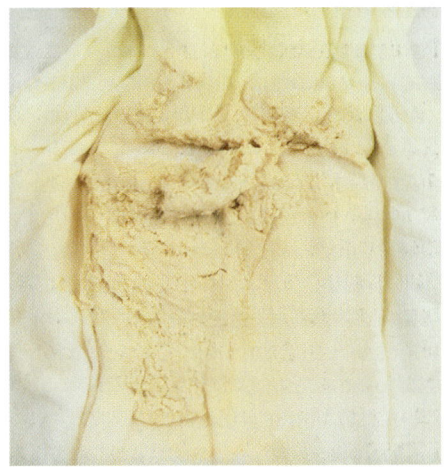

▌ Abb. 3: Windel mit entfärbtem Stuhl bei Gallengangsatresie. [1]

Zusammenfassung

✖ Viele Kinder zeigen zwischen dem 4. und 10. Lebenstag einen physiologischen Ikterus.

✖ Der Icterus gravis muss wegen der Gefahr eines Kernikterus sofort therapiert werden.

✖ Eine Cholestase führt untherapiert frühzeitig zur Leberzirrhose.

✖ Die Hepatitis A ist in Ländern mit schlechtem Hygienestandard eine häufige Krankheit des Kindesalters.

Dysurie

Mit dem Begriff Dysurie wird eine Kombination aus Schmerzen oder Missempfindungen beim Wasserlassen, verzögerter Blasenentleerung und schwachem Miktionsstrahl bezeichnet. Die Dysurie ist das klassische Symptom eines Harnwegsinfekts.

Harnwegsinfekt (HWI)

Akute bakterielle Harnwegsinfekte kommen relativ häufig vor; etwa jedes zwanzigste Kind ist einmal davon betroffen. Der Häufigkeitsgipfel liegt im Säuglingsalter. Im Klein- bzw. Schulkindalter tritt die Erkrankung seltener und hauptsächlich bei Mädchen auf.

Ätiologie

Im Säuglingsalter wird ein HWI meist durch hämatogene Infektion, bei älteren Kindern dagegen durch Keimaszension verursacht. Das Erregerspektrum setzt sich hauptsächlich aus Fäkalkeimen zusammen, in erster Linie E. coli, aber auch Proteus mirabilis, Enterokokken, Pseudomonaden und Klebsiellen.

Einteilung und Klinik

Nach Lokalisation und Klinik werden zwei Formen des HWI unterschieden (▌Tab. 1).
Zu beachten ist, dass die typische Symptomatik bei Säuglingen und Kleinkindern in der Regel fehlt oder nicht festgestellt werden kann. Hier stehen dann unspezifische Allgemeinsymptome wie hohes Fieber, Erbrechen, blasse Hautfarbe und eventuell sogar ZNS-Symptome im Vordergrund.

Diagnostik

Ein HWI wird mittels Urinanalyse diagnostiziert. Die korrekte Uringewinnung ist dafür wesentlich: Der Urin sollte möglichst steril abgenommen und zügig verarbeitet werden, da Kontamination und „Bebrütung" auf Station die Ergebnisse verfälschen. In der Regel sollte Mittelstrahlurin verwendet werden; dies gelingt jedoch meist nur bei älteren Kindern, denen man die korrekte Technik entsprechend gut erklärt hat. Bei kleinen Kindern steht zumeist nur Spontanurin zur Verfügung, der notfalls mit Hilfe eines Klebebeutels aufgefangen werden muss (▌Abb. 1).
Für einen HWI spricht eine signifikante Bakteriurie, d. h. bei Keimzahlen von mehr als 10^5 koloniebildenden Einheiten/ml Urin. Die Keimzahl kann unkompliziert mit einer Eintauchkultur ermittelt werden (▌Abb. 2). Bestehen Zweifel an den Befunden, so sollte Einmalkatheterurin, bei weiteren Zweifeln Blasenpunktionsurin gewonnen werden. Blasenpunktionsurin ist normalerweise steril. Zu den weiteren Laborparametern ▌Tab. 1.
Bei jedem HWI sind prädisponierende Harnabflussstörungen durch sonographische Darstellung der Harnwege und Nieren auszuschließen. Bei Säuglingen, Jungen und rezidivierenden HWI wird darüber hinaus die sensitivere Miktionszystourographie, eine radiologische Kontrastmitteldarstellung der Harnwege, durchgeführt.

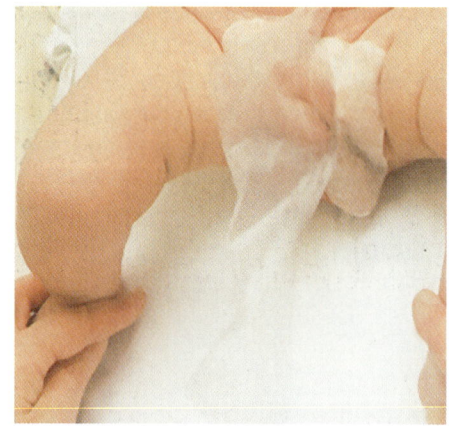

▌Abb. 1: Uringewinnung in einem Klebebeutel. [3]

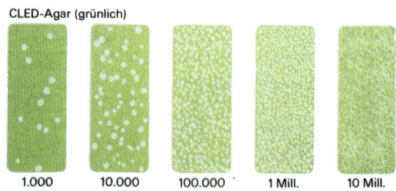

CLED-Agar (grünlich)

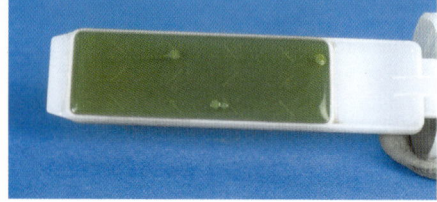

1.000   10.000   100.000   1 Mill.   10 Mill.

▌Abb. 2: Eintauchkultur; durch Vergleich mit der oben stehenden Tabelle kann die ungefähre Keimzahl festgestellt werden. [8]

Therapie

▶ Der unkomplizierte HWI hat eine große Selbstheilungstendenz. Trotzdem sollte zur Verhütung von Schädigungen des Nierenparenchyms (s. a. chronische Niereninsuffizienz, S. 70) antibiotisch behandelt werden, zunächst mit Co-trimoxazol, dann entsprechend den Ergebnissen des Antibiogramms.
▶ Liegen schwere Harnwegsanomalien vor oder tritt eine Urosepsis auf, so ist die intravenöse Antibiotikatherapie mit Cephalosporinen, Acylaminopenicillinen und Aminoglykosiden indiziert.
▶ Bei häufigen Rezidiven oder vesikourethralem Reflux wird darüber hinaus eine Reinfektionsprophylaxe mit Trimethoprim oder Nitrofurantoin über mindestens ein halbes Jahr durchgeführt.

Vesikourethraler Reflux (VUR)

Harnabflussstörungen können durch den Harnstau zu rezidivierenden Harnwegsinfekten, zu Aufweitungen des Nierenbeckens (Hydronephrose) und letztlich auch zu Druckatrophien des Nierenparenchyms führen. Mit der Miktionszystourethrographie können die morphologischen bzw. funktionellen

	Zystourethritis	Pyelonephritis
Lokalisation	Blase und Harnröhre	Obere Harnwege und Nierenbecken
Symptome	Dysurie, Pollakisurie, sekundäres Einnässen	Hohes Fieber, Schüttelfrost, Schmerzen in der Nierengegend
Laborparameter	Bakteriurie, Leukozyturie	Bakteriurie, Leukozyturie, leichte Proteinurie, Leukozytenzylinder im Urin, Entzündungszeichen im Blut (BSG↑, CRP↑, Leukozyten↑)

▌Tab 1: Zystourethritis und Pyelonephritis.

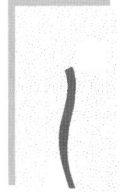 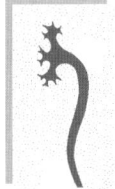 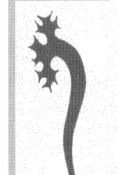 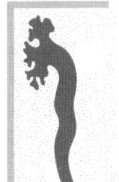 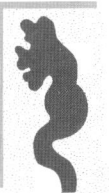

▌ Abb. 3: Vesikourethraler Reflux; Grad I – V der internationalen Röntgenklassifikation. [11]

Reflux nur bis in in den Ureter.	Reflux bis in Nierenbecken und Nierenkelche. Keine Dilatation. Fornices normal.	Mäßige oder leichte Dilatation und/oder Schlängelung des Ureters. Leichte oder mäßige Dilatation des Nierenbeckens, aber keine oder nur geringe Auftreibung der Fornices.	Mäßige Dilatation und/ oder Schlängelung des Ureters. Mäßige Dilatation des Nierenbeckens und der Kelche. Kompletter Verlust der scharfen Fornixwinkel, aber Bestehenbleiben der Papillenimpressionen in der Mehrzahl der Kelche.	Starke Dilatation und Schlängelung des Ureters. Starke Dilatation von Nierenbecken und Kelchen. Papillenimpressionen in der Mehrzahl der Kelche nicht mehr sichtbar.

Verhältnisse dargestellt und nach dem Schweregrad klassifiziert werden (▌Abb. 3).

Ätiologie und Therapie

Einige häufigere Ursachen des VUR sind:

▶ **Ureterostiuminsuffizienz:** Bei der Ureterostiuminsuffizienz verlaufen die Ureteren senkrecht – und nicht wie normalerweise schräg – durch die Blasenmuskulatur. Bei der Miktion verschließt die Blasenkontraktion die oberen Harnwege daher nur unzureichend, es entsteht ein VUR. Ein VUR Grad I – III verliert sich oft mit der Zeit, so dass lediglich eine antibiotische Prophylaxe gegen die sonst auftretenden HWI indiziert ist. Bei einem VUR Grad IV oder V (▌Abb. 4) müssen dagegen die Ureterostien chirurgisch korrigiert werden.

▶ **Urethralklappen:** Diese persistierenden embryonalen Schleimhautfalten in der Harnröhre behindern die Blasenentleerung und können zu einem VUR, schweren Nierenschäden und Komplikationen bis hin zur Urosepsis führen. Therapeutisch müssen zunächst die gestauten Harnwege durch einen suprapubischen Blasenkatheter entlastet werden. Im Anschluss werden die Klappen operativ entfernt.

▶ **Neurogene Blasenentleerungsstörungen:** Nervenläsionen, meist aufgrund einer Meningomyelozele, führen zu Störungen der Blasenentleerung: Es kommen sowohl Bilder einer Inkontinenz als auch Verläufe mit VUR vor. Zuerst werden α-Rezeptor-Blocker zur Verminderung des Blasensphinktertonus eingesetzt. Hilft dies sowie regelmäßige Katheterisierung nicht, so sind operative Maßnahmen (Sphinkterotomie oder Vesikokutaneostomie) zu erwägen.

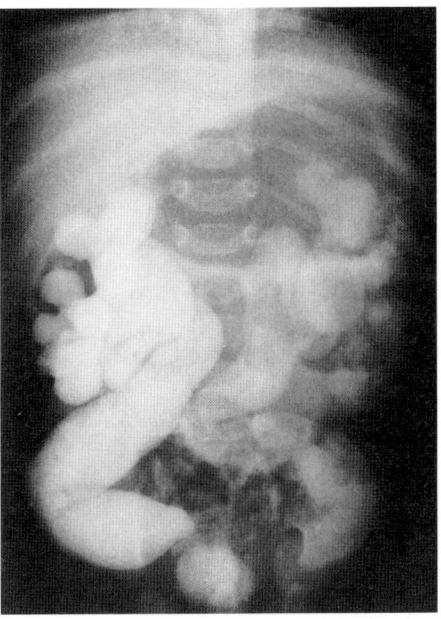

▌ Abb. 4: Miktionszystourethrographie mit beidseitigem Reflux Grad V. [4]

Zusammenfassung

✖ Der HWI ist eine häufige Erkrankung der Säuglinge; zur Verhütung einer späteren chronischen Niereninsuffizienz mit Hypertonus ist eine antibiotische Therapie indiziert.

✖ Bei jedem HWI sollte eine Sonographie der Harnwege und Nieren zum Ausschluss von Harnabflussstörungen und vesikourethralem Reflux durchgeführt werden.

Oligurie

Unter dem Begriff Oligurie versteht man einen Abfall der Urinausscheidung unter 300 ml/m² Körperoberfläche (KOF) pro Tag; bei vollständigem Sistieren der Urinausscheidung spricht man von Anurie. Die Oligurie ist das klassische Symptom des akuten Nierenversagens und selteneres Symptom der chronischen Niereninsuffizienz (s. S. 70).

Akutes Nierenversagen (ANV)

Ja nach Lokalisation der ursächlichen Schädigung lassen sich drei Formen des ANV unterscheiden (■ Tab. 1).

Klinik

Das ANV läuft typischerweise stadienhaft ab: Einige Stunden oder Tage nach der Schädigung vermindert sich die Urinproduktion zunehmend. Die oligurische bzw. anurische Phase hält etwa ein bis zwei Wochen an und geht dann in eine polyurische Phase von einigen Tagen Dauer über. Zuletzt schließt sich eine Wochen oder Monate dauernde Regenerationsphase an.
Die Klinik ist in den unterschiedlichen Stadien des ANV verschieden. Charakteristisch sind im oligurischen Stadium Zeichen der Überwässerung, Zeichen der Retention harnpflichtiger Substanzen, also die sog. urämischen Symptome wie Übelkeit, Erbrechen und Durchfall, Bewusstseinstrübung oder Krampfanfälle, und Zeichen der arteriellen Hypertonie bis hin zur Linksherzinsuffizienz mit Lungen- oder Hirnödem.

Diagnostik

Die Diagnostik beim ANV muss die möglichen ursächlichen Erkrankungen ebenso erfassen wie den Schweregrad des Versagens und dessen Auswirkungen auf andere Organe. Wichtige Elemente sind Anamnese und klinische Untersuchung, Laboranalysen von Blut und Urin sowie die Sonographie.
Die Urindiagnostik kann orientierend schon mit einem einfachen Urinstreifentest (■ Abb. 1) durchgeführt werden. Als grobe Richtwerte können gelten:

◗ Eine Urinosmolalität > 500 mosm/l weist auf ein prärenales Nierenversagen hin.
◗ Eine Urinosmolalität < 350 mosm/l weist auf ein renales Nierenversagen hin.
◗ Pathologische Erythrozyten- und Leukozytenzahlen finden sich oft beim postrenalen Nierenversagen.

Therapie

Therapeutisch muss beim ANV zweigleisig gefahren werden: Zum einen muss – sofern möglich – die zugrunde liegende Krankheit zügig und adäquat behandelt werden. Zum anderen müssen ein irreversibler Verlust der Nierenfunktion und Komplikationen des Nierenversagens durch Steigerung der Diurese und durch frühzeitige Dialyse angegangen werden.

Hämolytisch-urämisches Syndrom (HUS)

Das HUS ist eine seltene schwere Erkrankung, die am häufigsten durch das Verotoxin von enterohämorrhagischen E.-coli-Stämmen (EHEC O157:H7) verursacht wird. Die erkrankten Kinder sind meist jünger als 5 Jahre.
Das bakterielle Toxin schädigt das Gefäßendothel, v. a. im renalen Glomerulus, aber auch in anderen Organen wie dem Gehirn. Die Zerstörung der Gefäßwand führt zu intravasaler Gerinnung, zum Thrombozytenverbrauch und durch die resultierende Gefäßokklusion zur Hämolyse. Die fortschreitende Nierenschädigung hat ein akutes Nierenversagen und eine Urämie zur Folge.

Klinik

Die Klinik beginnt typischerweise einige Tage nach einer Enteritis mit blutigem Durchfall (s. S. 54) mit einer zunehmenden Oligurie. Die Kinder sind sehr blass. Bei ZNS-Beteiligung oder schwerer Urämie können auch Krampfanfälle auftreten. Ein arterieller Hypertonus entwickelt sich bei Säuglingen seltener als bei älteren Kindern.

Prärenales Nierenversagen	Renales Nierenversagen	Postrenales Nierenversagen
◗ Sepsis	◗ Intoxikation mit Schwermetallen, Medikamenten oder Vitamin D	◗ Urethralklappen (s. S. 65)
◗ Verbrennungen (s. S. 100)	◗ Glomerulonephritis	◗ Urolithiasis
◗ Massive Blutungen	◗ Hämolytisch-urämisches Syndrom	◗ Tumoren
◗ Fulminante Gastroenteritis	◗ Interstitielle Nephritis	◗ Andere Ursachen einer Obstruktion der ableitenden Harnwege (s. S. 65)
◗ Andere Erkrankungen, die mit Schock und Kreislaufversagen einhergehen		

■ Tab. 1: Formen und Ursachen des akuten Nierenversagens.

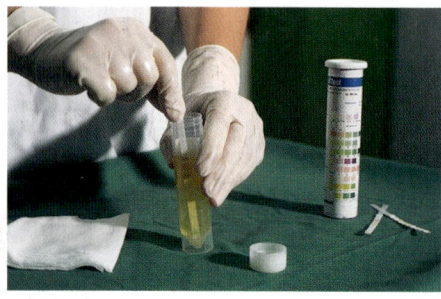
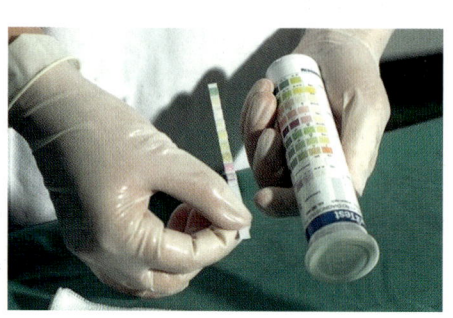

■ Abb. 1: Verwendung des Urinteststreifens. [8]

Diagnostik

Die Blutuntersuchung zeigt alle Zeichen der Hämolyse: Anämie, freies Hb, erhöhte LDH-Werte. Die Thrombozytenzahlen sind wegen des hohen Verbrauchs stark erniedrigt. Im Blutausstrich zeigen sich die hämolysierten Erythrozyten als Fragmentozyten (Abb. 2). Außerdem ist der Kreatininspiegel je nach Ausmaß der Nierenschädigung stark erhöht. Die Urinuntersuchung zeigt eine Hämaturie, Hämoglobinurie und Proteinurie.

Therapie

Die Behandlung ist symptomatisch und richtet sich nach dem Ausmaß der Niereninsuffizienz: in leichten Fällen Infusionstherapie und Gabe von Furosemid, in schweren Fällen frühzeitige Dialyse. Die Mortalität des HUS liegt trotz Dialysemöglichkeit noch bei etwa 5 %. Ansonsten ist die Prognose gut: Gerade im Säuglingsalter kommt es meist zur Restitutio ad integrum.

Akute postinfektiöse Glomerulonephritis

Die akute postinfektiöse Glomerulonephritis tritt bevorzugt bei Kindern im Alter zwischen 7 und 9 Jahren auf. Die Krankheit entwickelt sich auf dem Boden einer Infektion mit β-hämolysierenden Streptokokken der Gruppe A, also einer Tonsillopharyngitis oder einer Impetigo contagiosa. Nach der akuten Infektion lagern sich Immunkomplexe eines spezifischen Streptokokkenantigens im Glomerulus ab und lösen unter Komplementverbrauch eine schwer nierenschädigende Entzündung aus.

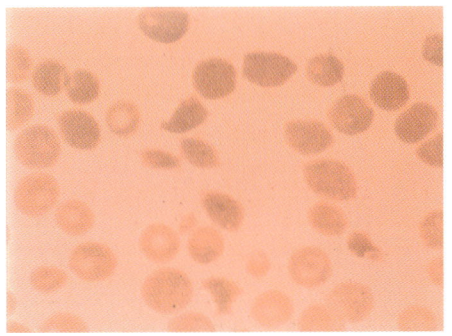

Abb. 2: Fragmentozyten im Blutausstrich bei HUS. [1]

Klinik

Klinisch zeigt sich etwa zwei Wochen nach einer Angina eine Hämaturie, oft Makrohämaturie. Die schwere Nierenschädigung führt zu Oligurie, Lid- und Unterschenkelödemen und einem schweren arteriellen Hypertonus. Auch Allgemeinsymptome wie Fieber und Abgeschlagenheit kommen vor.

Diagnostik

Die Urinuntersuchung zeigt die Zeichen des nephritischen Syndroms: Hämaturie, leichte Proteinurie und Erythrozytenzylinder (Abb. 3). In der Blutuntersuchung finden sich eine Anämie, eine leichte Leukozytose mit Linksverschiebung und eine erhöhte BSG. Außerdem sind Kreatinin und Harnstoff erhöht. Spezielle Befunde beweisen die Diagnose: Ein erhöhter Antistreptolysintiter zeigt den Kontakt mit dem Erreger und ein erniedrigter C_3-Spiegel den Komplementverbrauch an.

Therapie

Die Behandlung verfolgt mehrere Ziele: Die bakterielle Infektion wird mit Penicillin behandelt, die Ödeme werden mit Furosemid ausgeschwemmt. Um eine Linksherzinsuffizienz mit Lungenödem oder eine hypertensiven Enzephalopathie zu verhindern, muss der Blutdruck effektiv gesenkt werden. Außerdem ist oft Bettruhe indiziert. Fast immer heilt die Krankheit dann innerhalb von zwei Monaten ab.

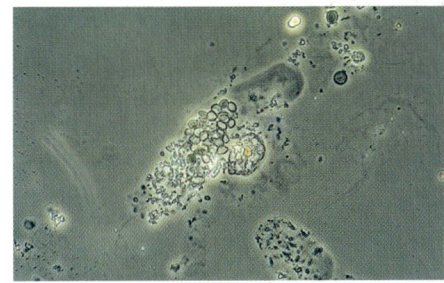

Abb. 3: Akute postinfektiöse Glomerulonephritis; Erythrozytenzylinder im Urinsediment. [1]

Zusammenfassung

✖ Oligo- bzw. Anurie sind die klassischen Symptome des **akuten Nierenversagens.**

✖ Die frühzeitige Dialyse kann schwere Komplikationen des ANV verhindern.

✖ Das **hämolytisch-urämische Syndrom** wird durch pathogene E. coli verursacht; es tritt daher fast immer im Zusammenhang mit einer Gastroenteritis auf.

✖ Die **akute postinfektiöse Glomerulonephritis** ist meist eine Komplikation einer unbehandelten Streptokokkenangina.

Ödeme

Ein Ödem ist eine Gewebeschwellung, die auf einer vermehrten Wassereinlagerung in das Interstitium beruht. Unter normalen Umständen wird durch den hydrostatischen Druck im Kapillarsystem Wasser aus dem Blut in das Gewebe abfiltriert. Gleichzeitig wird durch den onkotischen Druck, der hauptsächlich durch plasmatische Proteine aufgebaut wird, eine geringere Menge Wasser aus dem Gewebe in das Blut rückresorbiert. Der verbleibende Überschuss an interstitiellem Wasser wird vom Lymphsystem abtransportiert und schließlich wieder in das Gefäßsystem eingespeist. Ödeme entstehen, wenn das fein ausbalancierte Gleichgewicht des Flüssigkeitsaustauschs gestört ist. Verschiedene Mechanismen kommen in Betracht (▌Tab. 1).

Als seltener vierter Mechanismus kommt eine herabgesetzte Kapazität des Lymphsystems in Betracht. Dieser Mechanismus ist z. B. für die typischen Hand- und Fußrückenödeme bei Neugeborenen mit Turner-Syndrom (s. S. 9) verantwortlich (▌Abb. 1).

Diagnostik

Manchmal geben schon die Anamnese oder einfache klinische Tests erste Hinweise auf die Genese der Ödeme:

▶ Hämaturie im Urinstreifentest oder Oligurie weisen auf eine Glomerulonephritis oder ein Nierenversagen hin.
▶ Plötzlicher Beginn und Allergenkontakt sind typisch für ein allergisches Ödem.
▶ Eine Ruhetachykardie kann als Zeichen der Herzinsuffizienz gedeutet werden.
▶ Lokalisierte Ödeme mit Schmerzen, Rötung und Überwärmung sprechen für einen entzündlichen Prozess.

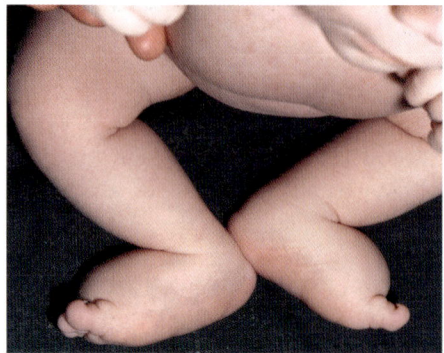

▌Abb. 1: Fußrückenödeme bei einem Neugeborenen mit Turner-Syndrom. [1]

Bei der Labordiagnostik sollte früh eine Hypalbuminämie ausgeschlossen werden. Liegt ein Eiweißmangel vor, richtet sich das differentialdiagnostische Vorgehen nach ▌Abb. 2.

Das nephrotische Syndrom

Grundsätzlich lassen sich bei den glomerulären Schädigungen der Niere zwei Formen unterscheiden: Das nephritische Syndrom mit dem Leitsymptom Hämaturie entsteht bei Krankheiten mit starker entzündlicher Komponente wie etwa der akuten postinfektiösen Glomerulonephritis (s. S. 67), das nephrotische Syndrom ist demgegenüber durch eine erhöhte Permeabilität der glomerulären Basalmembran gekennzeichnet. Der renale Eiweißverlust mit den Symptomen Proteinurie, Hypalbuminämie und Hyperlipidämie steht im Vordergrund. Bei fortschreitender

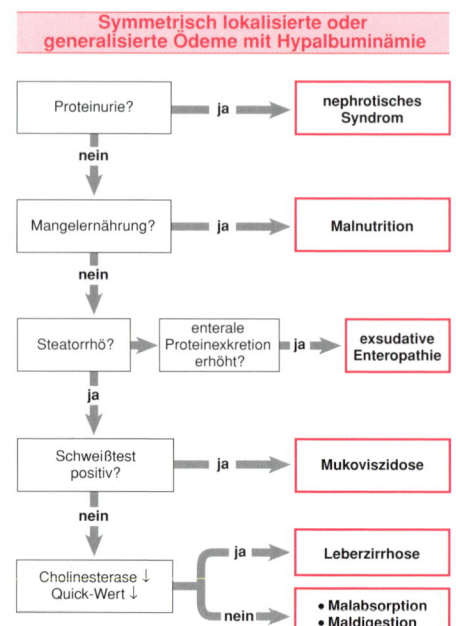

▌Abb. 2: DD bei Ödemen mit Hypalbuminämie. [6]

Erkrankung entstehen generalisierte Ödeme (▌Abb. 3).

Einteilung

Man unterscheidet drei Formen des nephrotischen Syndroms, die kongenitale, die symptomatische und die idiopathische Form. Ein symptomatisches nephrotisches Syndrom z. B. im Rahmen eines Diabetes mellitus oder Lupus erythematodes ist selten, die kongenitale Form sogar sehr selten. In der Kinderheilkunde trifft man fast nur auf idiopathische Formen: Die Minimal-Change-Glomerulonephritis (Lipoidnephrose) macht etwa 70 % der Fälle aus, die fokal-segmentale Glomerulosklerose und die membranoproliferative Glomerulonephritis jeweils etwa 7 %. Betroffen sind meist Kleinkinder. Einen Überblick über diese Krankheiten gibt ▌Tab. 2.

Klinik

Die Klinik des nephrotischen Syndroms ist durch den großen Eiweißverlust geprägt: Frühsymptome sind Lidödeme, Gewichtszunahme und Durst. Der renale Verlust von γ-Globulinen führt zu einer erhöhten Infektanfälligkeit. Thrombosen können als Folge des renalen AT-III-Verlusts auftreten. Bei der membranoproliferativen Glomerulonephritis treten als Zeichen des gleich-

Erhöhter hydrostatischer Druck	Erhöhte Gefäßpermeabilität	Verminderter onkotischer Druck (Eiweißmangel)
▶ Rechtsherzinsuffizienz mit venösem Rückstau ▶ Hypervolämie bei akutem Nierenversagen (s. S. 66) oder chronischer Niereninsuffizienz (s. S. 70)	▶ Entzündungen ▶ Allergische Reaktionen ▶ Kapillarlecksyndrom bei Sepsis oder Schock	▶ Nephrotisches Syndrom ▶ Malabsorption oder Maldigestion (s. S. 54) ▶ Kwashiorkor ▶ Leberzirrhose (s. S. 63)

▌Tab. 1: Wichtige Mechanismen der Ödementstehung und Beispiele für Erkrankungen.

	Minimal-Change-GN (Lipoidnephrose)	Fokal-segmentale Glomerulosklerose	Membrano-proliferative GN
Ansprechen auf Steroidtherapie	Etwa 90 %	Etwa 10–20 %	Therapieversuch möglich
Prognose	Langzeitprognose auch bei häufigen Rezidiven gut	Etwa 50 % der Pat. entwickeln eine terminale Niereninsuffizienz	Rasche Progression zur terminalen Niereninsuffizienz

▌ Tab. 2: Häufige Ursachen des idiopathischen nephrotischen Syndroms.

zeitig bestehenden nephritischen Syndroms auch Hämaturie und arterieller Hypertonus auf.

Diagnostik

In der Labordiagnostik zeigen sich Proteinurie und Hypalbuminämie. Cholesterin und Triglyzeride im Serum sind aus noch nicht ganz geklärten Gründen erhöht. Die Proteinelektrophorese weist ein typisches Verteilungsmuster mit niedriger Albumin- und γ-Globulin-Fraktion auf, die α_2- und β-Globuline sind relativ erhöht (α_2-β-Typ). Eine Hämaturie zeigt sich hauptsächlich bei der membranoproliferativen GN.

Therapie

Therapeutisch werden beim nephrotischen Syndrom zunächst Steroide (Prednison) eingesetzt. Schlägt diese

Therapie nicht an, muss der histologische Typ (▌Tab. 2) durch eine Nierenbiopsie gesichert werden. Bei diesen Nonrespondern werden dann Cyclophosphamid und Ciclosporin A eingesetzt. Rezidive treten relativ häufig auf. Zumindest bei der Lipoidnephrose ist aber die Prognose gut: Nach der Pubertät geht die Krankheit meist dauerhaft in Remission.

Kwashiorkor

Der Kwashiorkor (▌Abb. 4), eine typische Erkrankung der Dritten Welt, beruht auf einer Eiweißmangelernährung, z. B. ausschließlicher Ernährung mit Maisbrei. Die Symptome sind Ödeme, Hepatomegalie und trophische Störungen von Haut und Nerven.

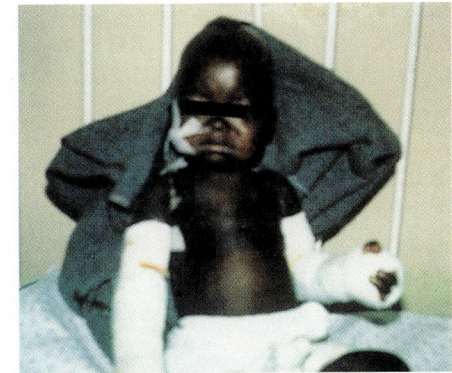

▌ Abb. 4: Eiweißmangelödeme bei Kwashiorkor. [3]

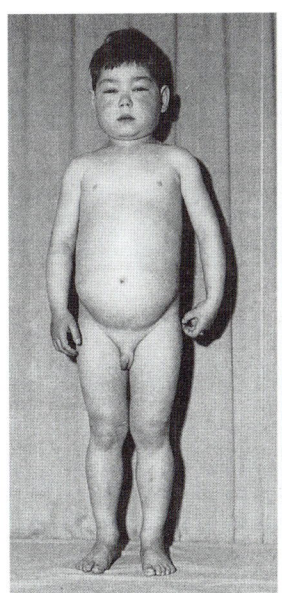
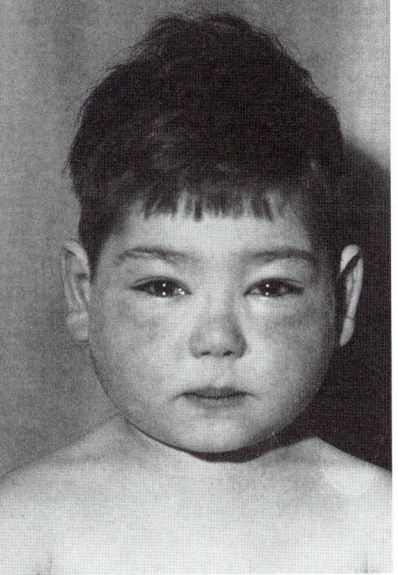

▌ Abb. 3: Generalisierte Ödeme bei nephrotischem Syndrom. [4]

Zusammenfassung

✖ Leitsymptome des nephrotischen Syndroms sind große Proteinurie, Hypalbuminämie, Hyperlipidämie und Ödeme.

✖ Bei Kindern ist die häufigste Ursache eines nephrotischen Syndroms die Minimal-Change-Glumerulonephritis; sie spricht fast immer auf Steroide an und hat eine gute Prognose.

Polyurie und Polydipsie I

Unter Polyurie versteht man eine abnorm gesteigerte Urinproduktion. Verdächtig sind tägliche Urinmengen von mehr als 1 000 ml bei Säuglingen oder mehr als 3 000 ml bei älteren Kindern. Die Polyurie kann auf verschiedenste Ursachen zurückgehen; am bekanntesten ist hier vielleicht die osmotische Diurese beim Diabetes mellitus (s. S. 72). Klinisch bedeutsam ist die Tatsache, dass sich im Kindesalter eine Polyurie auch hinter einer Enuresis (s. S. 96) verbergen kann.

Durch die großen Wasserverluste bei der Polyurie haben die betroffenen Kinder mehr Durst und trinken große Mengen. Dieses typische Begleitsymptom – gesteigertes Durstempfinden, das zu großen Trinkmengen führt – nennt man Polydipsie. Der „große Durst" ist das klassische Leitsymptom des Diabetes mellitus. Bei der habituellen Polydipsie, der häufigsten Ursache einer Polyurie, sind die Verhältnisse gerade umgekehrt: Die Kinder trinken zu viel und haben deshalb erst die erhöhten Urinvolumina.

Diabetes insipidus

Der Diabetes insipidus ist durch eine Störung der Harnkonzentrierung im distalen Tubulus und in den Sammelrohren gekennzeichnet. Normalerweise stimuliert hypothalamisches ADH über den renalen ADH-Rezeptor die Inkretion des Wasserkanals Aquaporin 2. Dieser sorgt für eine Rückresorption von Wasser und Salz aus dem Harn. Dieser Mechanismus ist beim Diabetes insipidus gestört. Es werden zwei Formen unterschieden (▮ Tab. 1).

Klinik

Die Klinik ist bei beiden Formen identisch und durch den hohen Wasser- und Salzverlust geprägt: Im Säuglingsalter werden zuerst Dehydratation, Temperaturlabilität, Fieber und Gedeihstörung auffällig. Bei älteren Kindern stehen Polyurie und Polydipsie im Vordergrund.

Diagnostik

In der Laboranalyse fallen die Hypernatriämie und die erhöhte Serumosmolalität auf; die Osmolalität des Urins ist demgegenüber erniedrigt. Außerdem kann als klinischer Test ein Durstversuch durchgeführt werden: Normalerweise reagiert der Körper auf verminderte Trinkmengen mit einer stärkeren Konzentration des Urins – diese Konzentration bleibt beim Diabetes insipidus aus.

Um eine Unterscheidung zwischen der renalen und der zentralen Form des Diabetes insipidus zu treffen, wird der ADH-Test durchgeführt: Exogen zugeführtes ADH bewirkt beim Diabetes insipidus centralis eine Urinkonzentration, d. h., die Plasmaosmolalität sinkt, während die des Urins steigt. Bei der renalen Form ist das nicht der Fall, da die Niere auf das angebotene Hormon nicht reagieren kann.

> Beim Diabetes insipidus centralis sinkt die Serumosmolalität nach Gabe von ADH (ADH-Test), beim renalen Diabetes insipidus nicht.

Therapie

Die Behandlung richtet sich nach der Form der Erkrankung: Bei ADH-Mangel müssen ursächliche Erkrankungen wie z. B. Hirntumoren behandelt werden. Ansonsten kann ein künstliches ADH-Analogon intranasal appliziert werden. Die Therapie des renalen Diabetes insipidus basiert auf Flüssigkeitsgabe, kochsalzarmer Diät und der Gabe von Saluretika, die beim Diabetes insipidus eine paradoxe antidiuretische Wirkung entfalten.

Chronische Niereninsuffizienz (CNI)

Der CNI liegt ein fortschreitender irreversibler Ausfall der Nierenfunktion zugrunde. Die glomeruläre Filtrationsrate (GFR) sinkt kontinuierlich, bis die Restfunktion nicht mehr ausreicht, um die harnpflichtigen Substanzen aus dem Blut zu eliminieren. Der Zustand der CNI wird im Kindesalter selten erreicht. Wichtige Ursachen sind kongenitale Nierenfehlbildungen, Harnwegsobstruktionen (s. S. 65), Glomerulonephritiden und das HUS (s. S. 66). Einen Überblick über die wichtigsten Nierenfunktionen und Symptome, die bei deren Ausfall entstehen, gibt ▮ Tab. 2.

Klinik

Die komplexe Symptomatik einer CNI zeigt sich meist erst spät im Verlauf, da noch funktionstüchtige Nephrone über lange Zeit die Funktion bereits untergegangenen Nierengewebes kompensieren. Früh treten Polyurie, Polydipsie, Minderwuchs und blasse Haut auf. Später zeigt sich die renale Osteopathie mit rachitischen Knochendeformierungen (▮ Abb. 1) oder einer Epiphysiolysis capitis femoris (s. S. 85). Sinkt die GFR weiter ab, so entwickeln die Kinder aufgrund der Was-

	Diabetes insipidus centralis	Diabetes insipidus renalis
Patho-mechanismus	▸ Hypothalamischer ADH-Mangel	Defekt des renalen ADH-Rezeptors oder des Wasserkanals Aquaporin 2
Ursachen	▸ Idiopathisch ▸ Genetischer Defekt ▸ Hirntumoren (s. S. 76), Meningitis, Schädel-Hirn-Trauma etc.	Genetischer Defekt

▮ Tab. 1: Formen des Diabetes insipidus und ihre Ursachen.

Funktion	Zustand nach Funktionsverlust
Filtration	Neurologische Störungen durch Intoxikation mit harnpflichtigen Substanzen, Hyperkaliämie, arterielle Hypertonie
Harnkonzentration	Osmotische Diurese, Polyurie, Azidose
Erythropoetinsynthese	Renale Anämie
Synthese von 1,25-Dihydroxy-Cholecalciferol	Renale Osteopathie, Rachitis, sekundärer Hyperparathyreoidismus, Ostitis fibrosa, Spontanfrakturen, Epiphysenlösungen

▮ Tab. 2: Funktionen der Niere und ihre Störungen.

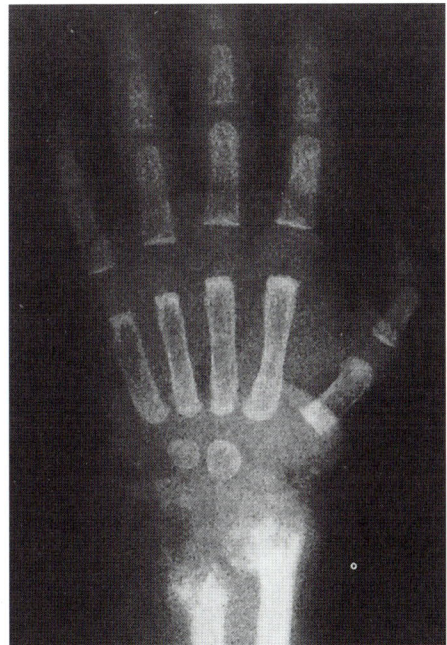

Angeborene Stoffwechselkrankheiten	Intoxikationen	Erworbene Krankheiten
▶ Zystinose	▶ Schwermetalle	▶ Nephrotisches Syndrom (s. S. 68)
▶ Glykogenose (s. S. 60)	▶ Tetrazykline	▶ Nierentransplantation
▶ Galaktosämie (s. S. 22)	▶ Lysol	▶ Myelom, Amyloidose u. a.
▶ Fruktoseintoleranz (s. S. 60)		

▌ Tab. 3: Ursachen des sekundären Fanconi-Syndroms.

▌ Abb. 1: Urämische Osteopathie im Röntgenbild; Auftreibungen bei verminderter Verknöcherung der distalen Unterarmknochen, Resorption der phalangealen Knochen. [4]

ser- und Salzretention einen arteriellen Hypertonus, später eine Herzinsuffizienz mit Lungenödem. Die Retention urämischer Substanzen führt zu neurologischen Störungen bis hin zum Coma uraemicum.

Diagnostik

Bei einer manifesten CNI zeigen sich in den Laboranalysen folgende Veränderungen: Hypernatriämie, Hyperkaliämie, Hyperphosphatämie und Hypokalziämie, erhöhte Kreatinin- und Harnstoffkonzentrationen im Blut, eine normochrome Anämie, erhöhte Parathormonspiegel und eine metabolische Azidose. Die weitere Diagnostik sollte alle Ursachen und Folgen der CNI erfassen: Die Auswirkungen einer renalen Osteopathie können etwa im Röntgenbild sichtbar gemacht werden.

Therapie

Die Behandlung muss einerseits die vielfältigen Auswirkungen der Erkrankung berücksichtigen und andererseits eine Nierenersatztherapie, d. h. Dialyse und Transplantation, so lange wie möglich hinauszögern: eiweißarme, hochkalorische Diät; Ausgleich von Azidose, Flüssigkeits- und Elektrolytstörungen; Therapie der Osteopathie mit Kalzium und 1,25-Dihydroxy-Cholecalciferol, der Anämie mit Gabe von Erythropoetin und des Hypertonus mit blutdrucksenkenden Medikamenten. Im Terminalstadium ist die Dialyse unumgänglich. Eine Nierentransplantation sollte dann schnellstmöglich angestrebt werden.

De-Toni-Debré-Fanconi-Syndrom

Das De-Toni-Debré-Fanconi-Syndrom entsteht durch Schädigung des proximalen Tubulus. Resorptionsdefekte führen dann zum renalen Verlust von Aminosäuren, Phosphat, Glukose und Bikarbonat und in deren Gefolge auch von Wasser und Kalium. Das Syndrom kann idiopathisch oder sekundär als Folge einer Grunderkrankung (▌Tab. 3) auftreten. Man unterscheidet einen infantilen und einen adulten Typ mit späterem Beginn und leichterem Verlauf.

Die häufigste Ursache des Syndroms ist die Zystinose
Bei dieser autosomal-rezessiv vererbten Störung des Zystinstoffwechsels reichert sich Zystin in den Lysosomen an. Hauptsächlich betroffen sind die Nieren mit Symptomen des Fanconi-Syndroms und die Augen mit Kristallablagerungen in der Kornea und einer Retinopathie. Die Krankheit ist selten und kann nur symptomatisch behandelt werden. Meistens entwickelt sich schon im späten Kindesalter eine terminale Niereninsuffizienz.

Klinik und Therapie

Die Symptome des Fanconi-Syndroms sind unter anderem Polyurie, Dehydratation, Gedeihstörungen und Rachitis. Durch eine umfassende Labordiagnostik können die einzelnen Transportdefekte des proximalen Tubulus nachgewiesen werden.

Wird das Fanconi-Syndrom durch eine Grunderkrankung verursacht, so muss diese nach Möglichkeit kausal behandelt werden. Darüber hinaus müssen symptomatisch Phosphat, Kalium, Bikarbonat und Wasser ersetzt werden. Die Rachitis wird mit Calcitriol behandelt.

Polyurie und Polydipsie II

Diabetes mellitus

Beim Diabetes mellitus, dessen Leitsymptom die Polydipsie ist, werden mehrere Krankheitstypen unterschieden:

▶ Im Kindesalter hat der insulinabhängige **Typ 1 (IDDM)** die größte Bedeutung. Die Ätiologie der Krankheit ist nicht vollständig geklärt: Da bei den Betroffenen bestimmte HLA-Typen häufiger gefunden werden, geht man von einer genetischen Disposition aus. Vermutlich produzieren diese Diabetiker – eventuell ausgelöst durch einen Infekt – Autoantikörper gegen die β-Zellen des Pankreas. Den Ablauf der Ereignisse bis zum Versiegen der Insulinproduktion zeigt ▐ Abb. 2.
▶ Der primär nicht insulinabhängige **Typ 2 (NIDDM)** tritt vereinzelt bei extrem übergewichtigen Jugendlichen auf. Zumindest anfänglich ist hier die Insulinproduktion normal; der Pathomechanismus wird durch eine Insulinresistenz der Zellen ausgelöst.

Pathogenese
Beim Diabetes mellitus kann Glukose aufgrund der verminderten Insulinproduktion oder der Insulinresistenz nicht aus dem Blut in die Zellen aufgenommen werden. Um den Zellen dennoch genügend Energie zur Verfügung zu stellen, werden kompensatorisch Glykogenolyse und Glukoneogenese gesteigert. Die Folge ist ein weiterer Anstieg des Blutzuckerspiegels. Bei Überschreitung der Nierenschwelle wird Glukose

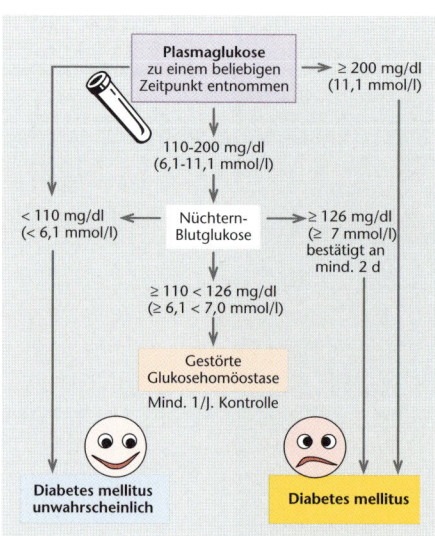

▐ Abb. 3: Diabetes-diagnostik. [8]

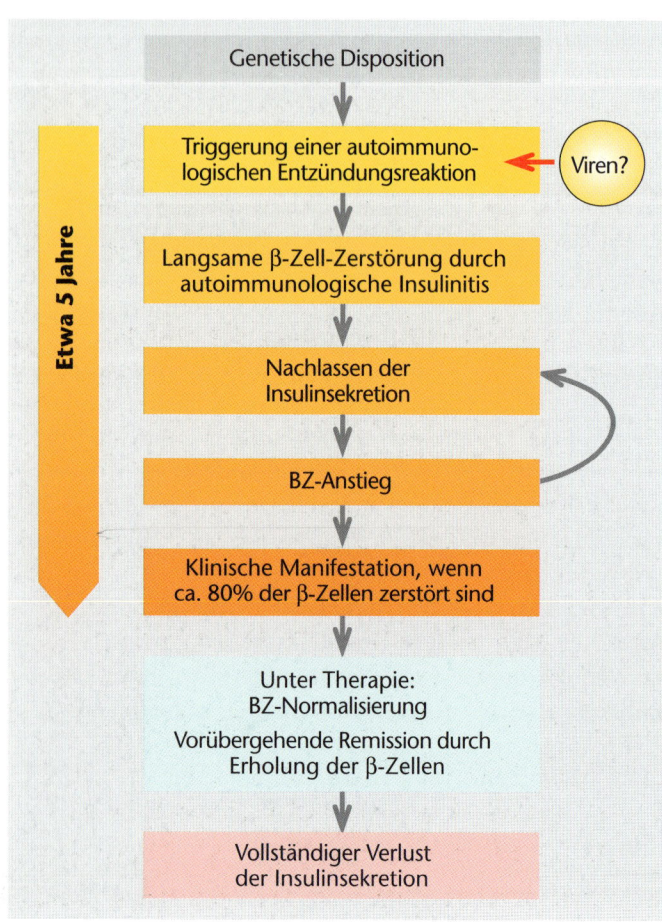

▐ Abb. 2: Entstehung des Diabetes mellitus Typ 1. [8]

ausgeschieden; es kommt zur osmotischen Diurese. Außerdem werden Lipolyse und Ketogenese gesteigert; die dadurch entstehende Stoffwechsellage kann bis zur metabolischen Azidose führen.

Klinik
Typische Symptome des Diabetes mellitus sind Polydipsie, Polyurie, die sich manchmal auch hinter einer sekundären Enuresis verbergen kann, Gewichtsabnahme und Leistungsminderung. Öfter entwickelt sich die Krankheit auch so schnell, dass als erste Krankheitszeichen schon Symptome der ketoazidotischen Stoffwechselentgleisung auftreten: Übelkeit, Erbrechen, Zeichen der Exsikkose, süßlicher Azeton-Mundgeruch, Bauchschmerzen und Bewusstseinstrübung, eventuell sogar ein Coma diabeticum.

Diagnostik
Die Diagnostik des Diabetes mellitus basiert auf dem Nachweis der Hyperglykämie (▐ Abb. 3) und der Glukosurie. Frühe Stadien können mit dem oralen Glukosetoleranztest (OGTT) aufgedeckt werden: Nach einer standardisierten Glukosebelastung hält eine Hyperglykämie bei erkrankten Kindern über einen längeren Zeitraum an als bei gesunden.

Therapie
Am Beginn der Behandlung steht die Normalisierung des Stoffwechsels mit Insulin: etwa 1 IE Altinsulin/kg KG/Tag, $^2/_3$ der Dosis morgens, $^1/_3$ abends. Danach wird auf eine Mischung aus Alt- und Verzögerungsinsulin umgestellt; das ist die sog. konventionelle Insulintherapie (▐ Abb. 4). Bei der Langzeittherapie des Diabetes wird dann die intensivierte konventionelle Therapie nach dem Basis-Bolus-Prinzip angestrebt: Mit einem Verzögerungsinsulin wird ein konstanter Basis-Spiegel aufgebaut, und zu den Mahlzeiten wird zusätzlich Altinsulin injiziert (▐ Abb. 4).
Eine weitere wichtige Säule der Therapie ist die Diabetiker-Diät: Die mit den Mahlzeiten zugeführte Energiemenge wird dem Bedarf des Kindes individuell angepasst und dann auf 6 – 7 Mahlzeiten verteilt. Die Mahlzeiten sollten Kohlen-

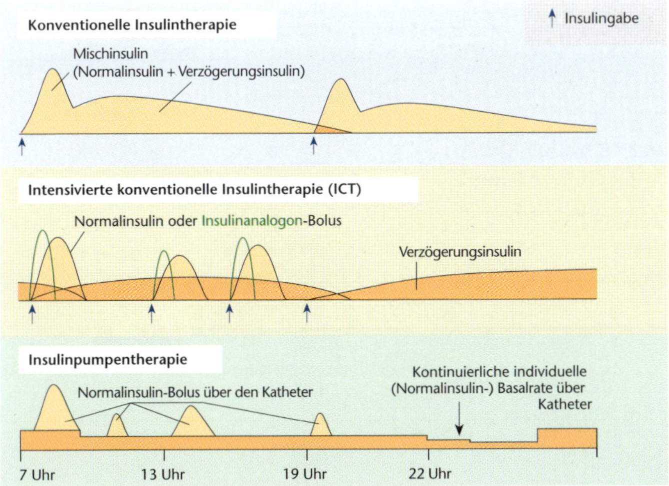

Abb. 4: Therapieschemata der Insulintherapie. [8]

hydrate, Fett und Eiweiß im Verhältnis 55 : 30 : 15 enthalten. Außerdem ist auf ausreichende körperliche Bewegung zu achten. Um einen dauerhaften Therapieerfolg zu gewährleisten, müssen Kinder und Eltern im Umgang mit Krankheit und Therapie besonders geschult werden.

Die Therapie des Diabetes mellitus basiert auf vier Säulen: Schulung, Insulintherapie, Diät und körperliche Bewegung.

Um eine dauerhafte normoglykämische Stoffwechsellage zu gewährleisten, sind regelmäßige Therapiekontrollen nötig: Blutzucker-, Urinzucker- und Azetonkontrollen. Die Güte der Langzeittherapie und die Therapietreue von Kind und Eltern können mit dem HbA_{1c}-Wert abgeschätzt werden – er ist ein Maß für die Stoffwechseleinstellung während der vergangenen 8–10 Wochen und sollte unter 7 % liegen. Die Spätfolgen der Krankheit werden durch jährliche Untersuchungen überwacht, z. B. durch Fundoskopie beim Augenarzt.

Komplikationen und Spätfolgen

Im Rahmen der Krankheit können zahlreiche Komplikationen auftreten (Tab. 4).

Hypoglykämie

Hypoglykämien entstehen in der Regel aufgrund zu hoher Insulindosen, zu kleiner Mahlzeiten oder bei übermäßiger körperlicher Belastung. Die Kinder haben Heißhunger, schwitzen und sind blass. In Extremfällen können durch die Hypoglykämie ein Schock oder Krampfanfälle ausgelöst werden.
Zur Behandlung wird dem Kind Glukose zugeführt: als Traubenzuckertäfelchen oder bei bewusstlosen Kindern per Infusion.

Akute Stoffwechselentgleisungen	Spätkomplikationen
Hypoglykämie	Retinopathie
Ketoazidose	Nephropathie
	Neuropathie
	Makroangiopathie

Tab. 4: Komplikationen des Diabetes mellitus.

Ketoazidose

Die gefährliche Ketoazidose beginnt schleichend: Extrem hohe Blutzuckerwerte führen zu Elektrolyt- und Wasserverlusten, die sauren Produkte des Fett- und Ketonkörperstoffwechsels führen zu einer schweren metabolischen Azidose. Typische Befunde sind Bewusstseinstrübung, eventuell sogar Coma diabeticum, Exsikkose, Kussmaul-Atmung, Tachykardie und Hypotonie. Die Hyperglykämie wird durch Infusion von Insulin bekämpft. Exsikkose und Elektrolytverluste werden durch eine entsprechende Infusionstherapie behandelt; insbesondere auf eine begleitende Hypokaliämie ist zu achten. Die Azidose macht nur in Extremfällen die Gabe von Natriumbikarbonat notwendig.

Spätfolgen

Spätkomplikationen des Diabetes mellitus entstehen im Lauf von Jahren. Wird im Rahmen der Hyperglykämien Glukose an Strukturproteine angelagert, so hat das in erster Linie Gewebeveränderungen der Gefäße zur Folge. Die diabetische Mikroangiopathie führt zu Retinopathie, Nephropathie und Neuropathie, in letzter Konsequenz also zu Blindheit, Niereninsuffizienz mit Dialysebehandlung und dem diabetischen Fuß. Außerdem kommt später meist eine Atherosklerose hinzu.

Durch eine konsequente Therapie und regelmäßige Kontrolluntersuchungen können diese Folgen teilweise sehr lange hinausgezögert werden.

Zusammenfassung

- Die häufigste Ursache der Polyurie ist habituelle Polydipsie.
- Zentralen und renalen **Diabetes insipidus** unterscheidet man mit dem ADH-Test.
- Die Nierenersatztherapie, d. h. Dialyse und Transplantation, möglichst lange hinauszuzögern ist ein wichtiges Therapieziel bei der **CNI.**
- Das proximal-tubuläre **Fanconi-Syndrom** ist selten; die häufigste Ursache ist die Zystinose.
- Die Polydipsie ist das klassische Leitsymptom des **Diabetes mellitus.**
  - Im Kindes- und Jugendalter tritt vorwiegend der Diabetes mellitus Typ 1 (IDDM) auf.
  - Säulen der Therapie sind Schulung, Insulintherapie, Diät und körperliche Bewegung.
  - Nur durch konsequente Einstellung auf eine normoglykämische Stoffwechsellage kann der diabetischen Retino-, Nephro- und Neuropathie vorgebeugt werden.

Meningismus

Unter Meningismus versteht man ein Syndrom, das durch eine entzündliche Reizung der Hirnhäute hervorgerufen wird. Eine charakteristische Folge der meningealen Reizung ist die Nackensteifigkeit. Kopfbewegungen führen nämlich zur Dehnung der Hirnhäute. Dadurch entstehende Schmerzen können durch kontinuierliche tonische Kontraktion der Nackenmuskulatur vermieden werden. Eine solche „Schonhaltung" kann bis zum Opisthotonus gehen, bei dem die Wirbelsäule nach dorsal durchgebogen ist (▮Abb. 1).

Normalerweise ist aber gerade im Anfangsstadium einer Hirnhautentzündung die Nackensteifigkeit noch nicht sichtbar. Um keine schweren Meningitiden zu übersehen, müssen deshalb bei jeder Untersuchung die sog. Meningismuszeichen geprüft werden:

▶ Um das **Kernig-Zeichen** auszulösen, beugt der Untersucher die Beine des Kindes in der Hüfte. Da dieses Manöver bei gestreckten Beinen Zug auf die Meningen ausübt, winkelt das Kind die Beine zur Schmerzerleichterung an (▮Abb. 2).

▶ Das **Brudzinski-Zeichen** wird ausgelöst, indem der Untersucher den Kopf

des Kindes im Nacken gegen die Brust beugt. Um die Spannung der Hirnhäute zu vermindern, werden dann reflektorisch die Beine angezogen (▮Abb. 2). Bei der **Kniekuss-Probe** wird das Kind aufgefordert, seine Knie mit dem Mund zu berühren; beim meningealen Syndrom ist das nicht möglich.

Meningitis

Die Meningitis ist eine Entzündung der Hirnhäute. Sie kommt am häufigsten bei Kleinkindern vor; mit steigendem Alter nimmt ihre Inzidenz ab. Die Hirnhautentzündung wird meistens von Bakterien oder Viren verursacht.

Typische Erreger der relativ milden viralen Meningitis sind ECHO-, Coxsackie- und Mumpsviren (s. S. 33). Die bakterielle Meningitis ist demgegenüber lebensbedrohlich. Das Erregerspektrum ist in den Altersgruppen jeweils unterschiedlich (▮Tab. 1). Bei Neugeborenen finden sich überwiegend Keime aus der mütterlichen Vaginalflora, bei Kleinkindern Erreger von Atemwegserkrankungen. Die Häufigkeit von Infektionen mit Haemophilus influenzae ist seit der Einführung der Schutzimpfung (s. S. 23) rückläufig.

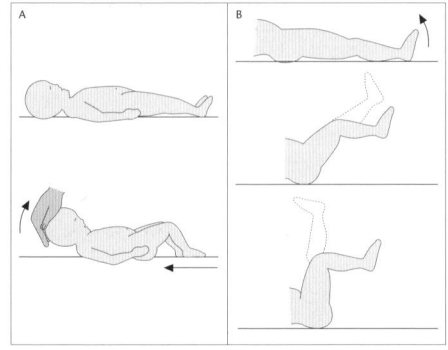

▮ Abb. 2: Meningismuszeichen nach Brudzinski (A) und Kernig (B). [11]

Klinik und Diagnostik

Symptome der Meningitis sind Fieber, Erbrechen, Kopfschmerzen, Nackensteifigkeit, Lichtempfindlichkeit und evtl. Krampfanfälle. Die Klinik ist aber abhängig vom Erregertyp und vom Alter des Kindes: Virale Meningitiden haben meist einen milderen Verlauf. Bei jüngeren Kindern können die Symptome sehr unspezifisch sein. Im Neugeborenen- und Säuglingsalter fehlen Nackensteifigkeit und Meningismuszeichen sogar ganz. Dann müssen auch Apathie, Unruhe oder eine vorgewölbte Fontanelle als verdächtig angesehen werden.

Die wichtigste diagnostische Maßnahme ist die Lumbalpunktion (▮Abb. 3). Außerdem werden Blutkulturen abgenommen und die Entzündungsparameter im Blut bestimmt.

Bei der bakteriellen Meningitis hat der Liquor ein eitrig-trübes Aussehen; bei der viralen Meningitis dagegen ist er klar. Weitere typische Befundkonstellationen zeigt ▮Tab. 2.

Therapie

Nach dem Anlegen der Blut- und Liquorkulturen muss bei Verdacht auf eine bakterielle Entzündung dann sofort eine kalkulierte Antibiotikatherapie mit Cefotaxim oder Ceftriaxon begonnen werden. Bei Neugeborenen wird eine Kombination aus Ampicillin, Cefotaxim und einem Aminoglykosid eingesetzt. Nach Eintreffen der mikrobiologischen Befunde wird die Therapie dann gezielt weitergeführt. Die Kinder sollten zu Beginn isoliert werden; bei der Meningokokken- oder Haemophilus-Meningitis ist für die Kontaktpersonen außerdem eine Prophylaxe mit Rifampicin indiziert.

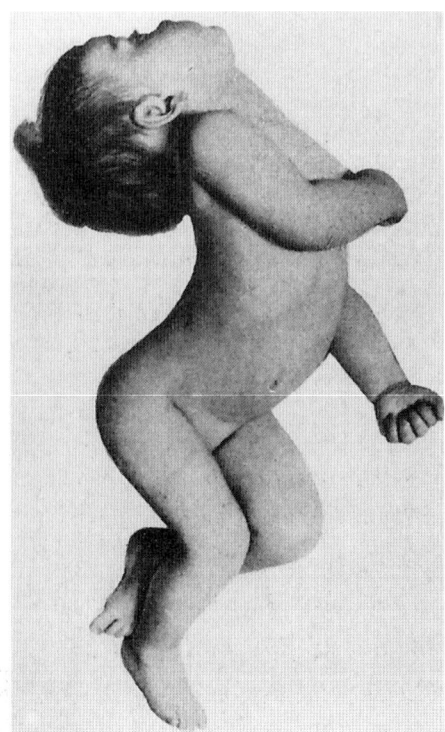

▮ Abb. 1: Opisthotonus. [4]

Neugeborene	Säuglinge und Kleinkinder	Schulkinder
▶ B-Streptokokken	▶ Meningokokken	▶ Meningokokken
▶ E. coli	▶ Pneumokokken	▶ Pneumokokken
▶ Listerien	▶ Haemophilus influenzae	▶ Mycoplasma pneumoniae

■ Tab. 1: Erregerspektren der bakteriellen Meningitis.

	Zellzahl	Eiweiß	Glukose	Laktat
Bakteriell	> 1000/µl; > 70 % Granulozyten	Erhöht	Erniedrigt	Erhöht
Viral	11 – 500/µl; > 70 % Lymphozyten	Normal	Normal	Normal

■ Tab. 2: Befunde bei bakterieller und viraler Meningitis.

Prognose

Der Verlauf einer viralen Meningitis ist meist milder; die Prognose ist sehr gut. Die bakterielle Meningitis verläuft demgegenüber gelegentlich sogar tödlich, s. a. Waterhouse-Friderichsen-Syndrom S. 27. Im Neugeborenenalter ist die Defektheilung relativ häufig. Aber auch später kommen Residuen wie Hörschäden, Hirnnervenläsionen, Krampfanfälle (s. S. 78) oder Hydrozephalus (s. S. 77) vor.

> Meningokokken-Meningitiden sind meldepflichtig.

Borreliose

Auch im Verlauf der Lyme-Borreliose, die durch das Bakterium Borrelia burgdorferi verursacht wird, kann eine Meningitis entstehen. Die Borrelien werden durch Zeckenstiche auf den Menschen übertragen und haben eine Inkubationszeit von etwa einer Woche.

Klinik und Diagnostik

Die Krankheit verläuft typischerweise in drei Stadien. **Stadium 1** beginnt einige Wochen nach dem Zeckenstich und ist durch das Erythema migrans (■Abb. 4) gekennzeichnet. Dieses ringförmige Erythem breitet sich unter zentraler Abblassung zentrifugal aus. Das **Stadium 2** ist durch die generalisierte Infektion oder Organmanifestationen gekennzeichnet; Fazialisparese, Meningitis, Enzephalitis und Myokarditis können auftreten. Als **Stadium 3** bezeichnet man den chronischen Verlauf mit Enzephalomyelitis oder der häufigen chronisch-rezidivierenden Lyme-Arthritis.

Bei der Borrelien-Meningitis finden sich im Liquor eine lymphozytäre Pleozytose und erhöhtes Eiweiß. Die Diagnose wird mit serologischen Tests gesichert.

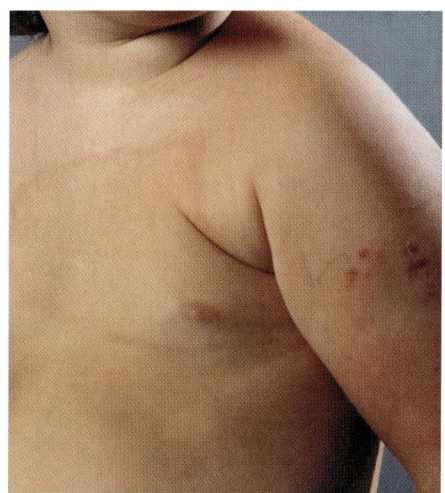

■ Abb. 4: Erythema migrans bei Borreliose. [1]

Therapie und Prognose

Die antibiotische Therapie richtet sich nach dem Alter des Kindes und dem Stadium der Erkrankung: in den Stadien 1 und 2 Amoxicillin oder bei Kindern über 10 Jahren Doxycyclin; bei Organmanifestationen oder im Stadium 3 Ceftriaxon. Bei frühzeitiger Behandlung ist die Prognose gut; im Spätstadium können allerdings bleibende neurologische Schäden auftreten.

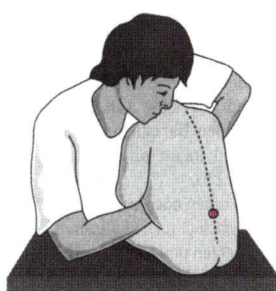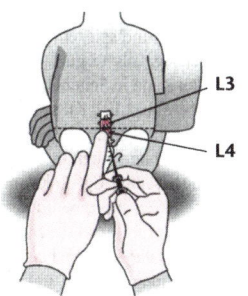

■ Abb. 3: Technik der Lumbalpunktion. Ein Helfer hält das Kind (links). L3/L4 liegt in der Verbindungslinie der Darmbeinkämme, Einstichstelle zwischen L4/L5. [2]

L3
L4

Zusammenfassung

✖ Um Meningitiden im Anfangsstadium nicht zu übersehen, muss jedes Kind bei der körperlichen Untersuchung auf Meningismuszeichen getestet werden.

✖ Bei der manchmal sogar tödlichen bakteriellen Meningitis ist der Liquor eitrig-trüb.

✖ Typisches Symptom der Lyme-Borreliose im Frühstadium ist das Erythema migrans.

Kopfschmerzen

Kopfschmerzen treten gelegentlich bei mehr als 5 % aller Kinder auf. Dabei werden Migräne, Cluster- und Spannungskopfschmerz von den symptomatischen Kopfschmerzarten unterschieden. Letztere haben eine organische Ursache (■ Tab. 1).

Migräne

Die Migräne ist auf eine funktionelle Störung der Hirngefäße zurückzuführen. Die Ätiologie der Erkrankung ist nicht vollständig geklärt. Familiäre Häufungen weisen jedoch auf genetische Ursachen hin. Die Krankheit beginnt selten vor dem Schulkindalter. In dieser Altersgruppe sind etwa 3 % aller Kinder betroffen; bei den Jugendlichen haben dann allerdings 15 % aller Mädchen eine Migräne.

Klinik

Die Migräne ist durch heftige, meist einseitige Kopfschmerzen gekennzeichnet, die von Übelkeit, Erbrechen und Lichtscheu begleitet werden. Darüber hinaus gibt es Migräneformen, die von einer Aura begleitet werden; darunter versteht man neurologische Ausfallerscheinungen wie Lähmungen, Missempfindungen, Gesichtsfeldausfälle oder Aphasien. Bei der „klassischen Migräne" bilden sich diese Ausfallerscheinungen innerhalb der ersten Stunde wieder vollständig zurück. Bei den komplizierten Formen wie der hemiplegischen Migräne oder der Basilarismigräne können sie manchmal sogar tagelang andauern. Zur Differentialdiagnose der verschiedenen Migräneformen ■ Abb. 1.

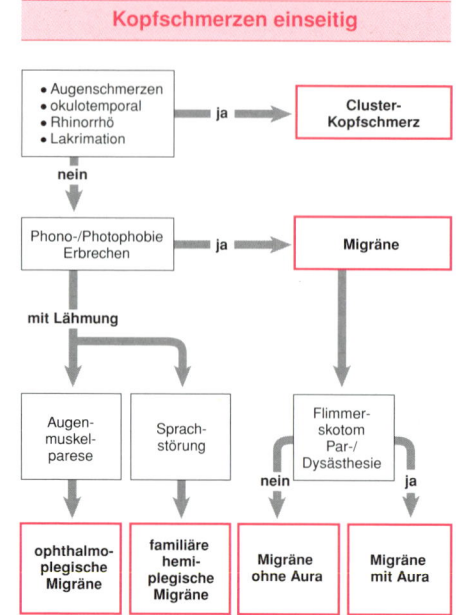

■ Abb. 1: Differentialdiagnose der einseitigen Kopfschmerzen. [6]

Diagnostik und Therapie

Die Diagnose wird klinisch gestellt. Besonders bei Auftreten einer Aura müssen aber andere Erkrankungen wie Hirntumoren, -blutungen oder entzündliche Hirnerkrankungen ausgeschlossen werden. Zur medikamentösen Therapie des akuten Anfalls wird Paracetamol eingesetzt; treten die Anfälle häufiger als einmal pro Woche auf, so kann eine Prophylaxe mit β-Rezeptoren-Blockern indiziert sein. Außerdem sollten auslösende Faktoren wie Schlafmangel oder bestimmte Speisen identifiziert und vermieden werden. Häufig verschwindet oder bessert sich die Migräne dann während der Pubertät; etwa zwei Drittel der Patienten leiden allerdings lebenslang an der Krankheit.

Hirntumoren

Hirntumoren gehören zu den häufigsten malignen Erkrankungen im Kindesalter. Die Hirntumoren werden in der WHO-Klassifikation nach dem vorherrschenden Zelltyp eingeteilt. Der häufigste Tumortyp ist das Kleinhirn-Astrozytom gefolgt vom Medulloblastom, das histologisch der Gruppe der primitiven neuroektodermalen Tumoren (PNET) zugerechnet wird. Beide Tumortypen haben ihren Häufigkeitsgipfel im ersten Lebensjahrzehnt.

Das hochmaligne Medulloblastom metastasiert oft. Da die Metastasierung über den Liquor in den Wirbelkanal erfolgt, spricht man von Abtropfmetastasen. Bei den Kleinhirn-Astrozytomen kommen demgegenüber häufig gutartige Formen vor. Beide Tumoren sind in der hinteren Schädelgrube in unmittelbarer Nachbarschaft zum Ventrikelsystem lokalisiert und prädisponieren daher zur Ausbildung eines Hydrocephalus occlusus.

Klinik

Die Symptomatik der kindlichen Hirntumoren ist durch Hirndruckzeichen wie Kopfschmerzen, Übelkeit und Erbrechen geprägt. Neurologische Symptome wie Ataxie, Sehstörungen und Schwindel sind ebenfalls häufig. Beim Astrozytom entwickeln sich die Symptome über einen längeren Zeitraum, beim Medulloblastom innerhalb weniger Wochen.

Diagnostik und Therapie

Zur Bildgebung wird die Kernspintomographie eingesetzt (■ Abb. 2). Bei Säug-

Ursache	Häufigere Krankheiten
Meningeale Reizung	Meningitis, Subarachnoidalblutung
Fehlsichtigkeit	Hyperopie
Fortgeleitete Schmerzen	Sinusitis, Zahn- und Kiefererkrankungen, HWS-Traumen
Erhöhter Hirndruck	Tumoren, Enzephalitis

■ Tab. 1: Ursachen symptomatischer Kopfschmerzen.

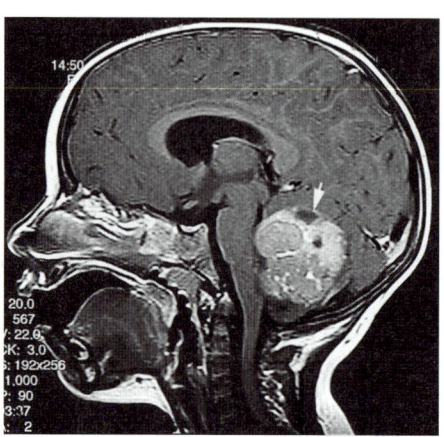

■ Abb. 2: Medulloblastom im MRT (Pfeil); solide und zystische Anteile. [1]

lingen kann zunächst eine sonographische Untersuchung erwogen werden. Abtropfmetastasen werden mit dem spinalen MRT und der Liquorzytologie diagnostiziert. Zur Differentialdiagnose der verschiedenen Hirntumoren bestimmt man Tumormarker und entnimmt stereotaktisch eine Biopsie. Astrozytom und Medulloblastom werden radikal operiert und eventuell adjuvant bestrahlt. Therapiespätfolgen sind dementsprechend häufig. Das Medulloblastom hat eine 5-Jahres-Überlebensrate von etwa 50 %, das Astrozytom von etwa 90 %.

Hydrozephalus

Unter Hydrozephalus versteht man eine Erweiterung der Liquorräume, also der Ventrikel beim Hydrocephalus internus oder des Subarachnoidalraums beim Hydrocephalus externus. Nach dem jeweiligen Pathomechanismus können folgende Formen unterschieden werden:

▶ Beim **Hydrocephalus occlusus** ist der Liquorabfluss blockiert. Diese häufigste Form des Hydrozephalus entsteht z. B. bei angeborenen ZNS-Fehlbildungen oder Tumoren.
▶ Beim **Hydrocephalus nonresorptivus** wird Liquor nicht in ausreichender Menge an den Arachnoidalzotten resorbiert, z. B. bei oder nach einer eitrigen bakteriellen Meningitis.
▶ Der **Hydrocephalus hypersecretorius** entsteht bei vermehrter Liquorproduktion. Diese Form ist insgesamt relativ selten.

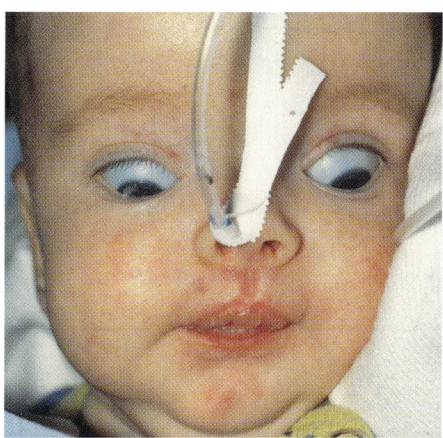

Abb. 3: Sonnenuntergangsphänomen; die Iris sinkt unter das Unterlid ab. [1]

Klinik

Zu Kopfschmerzen, Stauungszeichen und im schlimmsten Fall zur Einklemmung von Hirngewebe in den Tentoriumsschlitz oder das Foramen magnum kommt es überwiegend bei älteren Kindern mit bereits geschlossenen Schädelnähten. Bei Säuglingen, die einen Hydrozephalus oft aufgrund von ZNS-Fehlbildungen entwickeln, weicht der Schädel dem Druck in der Regel aus: Der Kopf ist groß, die Fontanelle vorgewölbt, die Schädelvenen sind gestaut, an den Augen ist das Sonnenuntergangsphänomen (▮Abb. 3) zu beobachten.

Diagnostik und Therapie

Ein Hydrozephalus wird bei Zunahme des Kopfumfangs vermutet und mit bildgebenden Verfahren wie Ultraschall, CT oder MRT gesichert. Die Therapie zielt zuerst auf eine Beseitigung der Ursache, z. B. Tumoroperation. Führt dies nicht zu einer Senkung des Ventrikeldrucks, so muss chirurgisch ein ventrikuloperi-

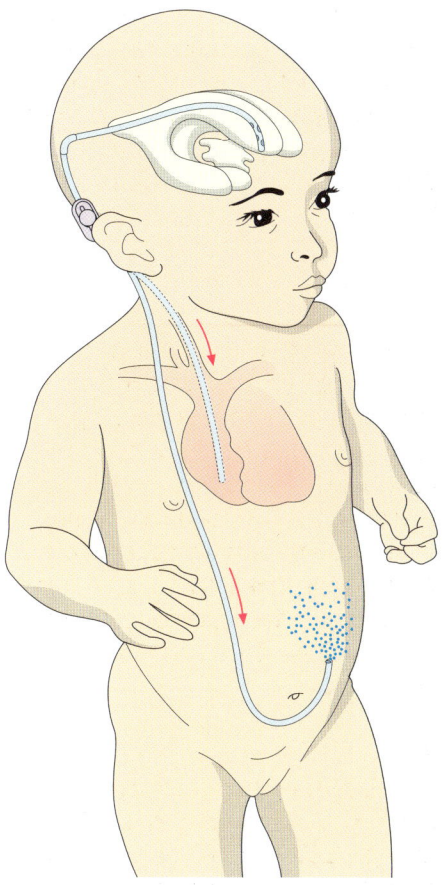

Abb. 4: Ventrikuloperitonealer und ventrikuloatrialer Shunt. [1]

tonealer oder ventrikuloatrialer Shunt angelegt werden, um den Liquor abzuleiten (▮Abb. 4). Auch nach erfolgreicher Operation entstehen häufig Komplikationen wie Obstruktion, Diskonnexion oder Infektion des Shunts. Die Prognose ist nicht zuletzt von der jeweiligen Ursache des Hydrozephalus abhängig. Gerade bei den angeborenen Formen ist eine spätere Behinderung häufig.

Zusammenfassung

✖ Die Migräne tritt meist einseitig auf, begleitet von Übelkeit, Erbrechen und Lichtscheu.

✖ Die häufigsten Hirntumoren im Kindesalter sind das Kleinhirn-Astrozytom und das Medulloblastom; Leitsymptome sind Hirndruckzeichen wie Kopfweh und Erbrechen.

✖ Komplikationen des Hydrozephalus sind Einklemmung und Druckatrophie des Hirns.

Zerebrale Krampfanfälle

Krampfanfälle bzw. epileptische Anfälle kommen durch eine funktionelle Störung zerebraler Neurone zustande. Im typischen EEG kommt es zu einer hypersynchronen Entladung exzitatorischer Neurone. Die dabei gefundenen Symptome sind abhängig vom betroffenen Hirnareal und sehr vielfältig. Es kommen Bewusstseinstrübung, motorische Krämpfe, sensorische Phänomene, sensible oder vegetative Störungen vor. Betreffen die Krampfpotentiale beide Hemisphären, tritt vollständiger Bewusstseinsverlust auf.

Krampfanfälle, die auf dem Boden einer anderen akuten Erkrankung entstehen, nennt man symptomatische Krampfanfälle. In diese Gruppe gehören Krampfanfälle bei Meningitis und Hypoglykämie, aber auch die bei Kindern häufigen Fieberkrämpfe. Bei etwa 0,5 % der Bevölkerung sind idiopathische Epilepsien zu beobachten; für deren Genese werden häufig genetische Ursachen diskutiert.

> Hypoglykämie und Meningitis müssen immer rasch als Ursache eines Krampfanfalls ausgeschlossen oder gegebenenfalls therapiert werden.

Klassifikation

Nach einem Vorschlag der internationalen Liga gegen Epilepsie werden die Krampfanfälle in partielle bzw. fokale Anfälle und generalisierte Anfälle eingeteilt: Bei den generalisierten Anfällen ist das gesamte Großhirn betroffen, bei den fokalen Anfällen bleibt die Störung in aller Regel auf ein bestimmtes Hirnareal beschränkt. Es kommen jedoch auch Krankheitsbilder vor, bei denen nach fokalem Beginn des Anfalls eine Generalisierung eintritt.

Dieser Pathophysiologie der epileptischen Anfälle entspricht die für jede Anfallsart charakteristische Abbildung der Krampfpotentiale im EEG (∎ Abb. 1), die auch bei der Diagnostik die entscheidende Rolle spielen.

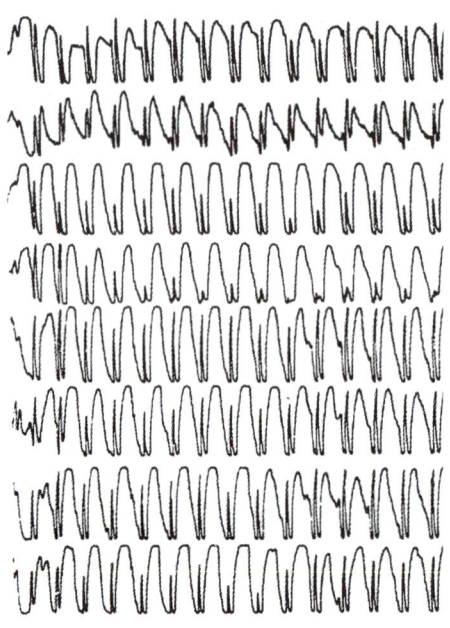

∎ Abb. 1: EEG bei Absence-Epilepsie; 3/s Spikes and Waves. [4]

Wichtige Epilepsieformen im Kindesalter

Grand-Mal-Epilepsie

Die Grand-Mal-Epilepsie ist ein generalisierter tonisch-klonischer Krampfanfall. Das Kind verliert ohne Vorwarnung das Bewusstsein und stürzt zu Boden. Häufig beißt es sich dabei auf die Zunge. Körper und Extremitäten zeigen zunächst einen tonischen Krampf, bei dem Nacken und Wirbelsäule überstreckt werden; kurz danach treten dann die klonischen Arm- und Beinbewegungen auf. Nach etwa 5 Min. ist der Anfall vorbei, und es schließt sich eine postiktale Dämmer- oder Schlafphase an.

Die Akutversorgung während des Anfalls beschränkt sich auf Sicherung des Patienten durch weiche Polsterung von Kopf und Armen; Hindernisse müssen aus der Reichweite des Patienten entfernt werden. Ein Beißkeil ist in aller Regel kontraindiziert.

Folgen epileptische Anfälle so aufeinander, dass der Patient zwischen den einzelnen Anfällen das Bewusstsein nicht wiedererlangt, so spricht man von **Status epilepticus**. Dieser ist eine akute, lebensbedrohliche Notfallsituation, da bei einer Dauer von mehr als 40 Min. eine Hypoxie des Gehirns mit Hirnödem droht. Er muss deshalb unbedingt durch rektale Gabe von Diazepam und anschließende Infusion eines sicheren Antiepileptikums, z. B. Valproat, unterbrochen werden. Dauert der Status weiter an, so muss mit Thiopental eine Narkose eingeleitet und der Patient intubiert und beatmet werden.

Absence-Epilepsie (Petit Mal)

Die Absence-Epilepsie ist eine generalisierte Anfallsform mit sehr diskreten Symptomen. Die Kinder haben häufig nur für einige Sekunden ein getrübtes Bewusstsein, sind nicht ansprechbar und wenden häufig die Augen mit star-

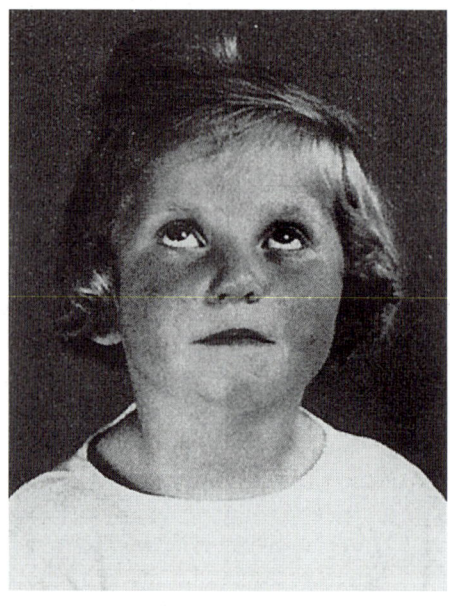

∎ Abb. 2: Während einer Absence wird der Blick starr, die Augen sind nach oben gewendet. [4]

rem Blick nach oben (█Abb. 2). Auch Zuckungen des Mundes, Schmatzen oder andere Geräuschproduktionen können beobachtet werden. Die Anfälle können massiv gehäuft, manchmal viele Male pro Stunde, auftreten. Ein Teil der Kinder wird in der Pubertät anfallsfrei, ein anderer Teil zeigt später zusätzlich Grand-Mal-Anfälle. Das EEG zeigt ein pathognomonisches 3/s-Spike-and-slow-Wave-Muster (█Abb. 1).

Rolando-Epilepsie

Die Rolando-Epilepsie ist ein typisches Beispiel für einen fokalen Anfall mit vollständig erhaltenem Bewusstsein. Sie ist die häufigste Epilepsieform im Kindesalter. Aus dem Schlaf heraus treten Missempfindungen und Krämpfe des Gesichts auf. Das EEG zeigt ein Sharp-Wave-Muster, das auf die zentro-temporalen Ableitungen beschränkt bleibt. Eine sekundäre Generalisierung ist nicht die Regel. Weil die Anfälle in aller Regel im Jugendalter nicht mehr auftreten, nennt man die Rolando-Epilepsie gutartig.

BNS-Krämpfe (West-Syndrom)

Das West-Syndrom ist ein typisches Beispiel für einen generalisierten Anfall fokalen Ursprungs. Es entsteht auf dem Boden einer Hirnschädigung und tritt meist schon im ersten Lebensjahr auf. Es ist durch die charakteristischen Blitz-Nick-Salaam-Krämpfe gekennzeichnet: Bei den Blitz-Anfällen wirft das Kind die Extremitäten blitzartig von sich, bei den Nick-Episoden zieht es den Kopf ruckartig gegen das Sternum, und bei den Salaam-Krämpfen ist das Kopfnicken mit einer tonischen Versteifung des Rumpfes und der Arme verbunden, was an einen orientalischen Gruß erinnert.
Anamnestisch können meist eine vorbestehende Hirnschädigung und Entwicklungsverzögerung festgestellt werden. Das EEG zeigt beim West-Syndrom im anfallsfreien Intervall typischerweise eine Hypsarrhythmie, d. h. ungeordnete Krampfpotentiale. Die Prognose ist wegen der zugrunde liegenden Schäden ungünstig.

Therapie der epileptischen Anfälle

Die Therapie der epileptischen Anfälle wird teilweise sehr unterschiedlich gehandhabt. Es stehen Medikamente der verschiedensten Substanzklassen zur Verfügung. So wird für die Behandlung der fokalen Anfälle z. B. Carbamazepin, für die generalisierten Anfälle häufig Valproat oder bei den Absencen Ethosuximid eingesetzt.
Die Erste-Hilfe-Maßnahmen bei einem akuten Anfall mit Verlust des Bewusstseins sind in █Abb. 3 zusammengefasst.

Fieberkrämpfe

Die symptomatischen Fieberkrämpfe sind ein bei Kindern zwischen dem ersten und fünften Lebensjahr relativ häufig zu beobachtendes Krankheitsbild – ca. 3 % aller Kinder sind betroffen. Typischerweise tritt bei ansteigendem Fieber im

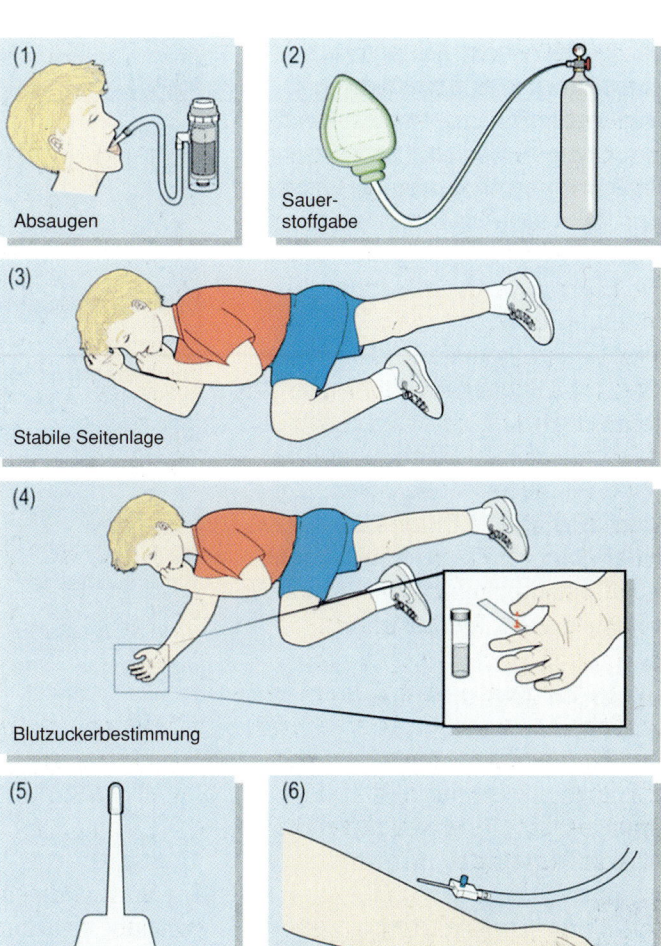

█ Abb. 3: Notfallbehandlung des akuten epileptischen Anfalls. [3]

Rahmen einer akuten Infektionskrankheit ein generalisierter tonisch-klonischer Anfall auf, der selten länger als 5 Min. andauert. Um zukünftigen Anfällen vorzubeugen, sollte ein scharfer Fieberanstieg frühzeitig mit Paracetamol oder Wadenwickeln verhindert werden. Eine antikonvulsive Therapie ist aber normalerweise nicht nötig. Die Prognose ist sehr gut: In 95 % der Fälle treten nach dem sechsten Lebensjahr keine weiteren Anfälle auf.

Zusammenfassung

✖ Der Grand-Mal-Status ist eine lebensbedrohliche Notfallsituation; er muss nach spätestens 40 Min., eventuell sogar durch Einleitung einer Narkose, unterbrochen werden.

✖ Die gutartige fokale Rolando-Epilepsie (Anfälle meist im Schlaf) ist die häufigste Anfallsform im Kindesalter.

✖ Der Fieberkrampf ist relativ häufig; meist bedarf er keiner weiteren Therapie.

Lähmungen

Bei der Beurteilung der motorischen Entwicklung (s. S. 3) stellt der Arzt manchmal Lähmungserscheinungen fest. Oft kann schon aus dem klinischen Bild ein erster Schluss auf die Ursache der Lähmung gezogen werden. Wegweisend ist dabei die Unterscheidung zwischen zentraler und peripherer Lähmung (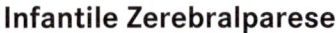Tab. 1).

Darüber hinaus können Zeichen der schlaffen Lähmung auch dann auftreten, wenn zwar keine neurologischen Schäden vorliegen, aber der Muskel selbst wie etwa bei den Muskeldystrophien geschädigt ist. Die Differenzierung zwischen neurogenen und myopathischen Krankheiten gelingt mit der Elektromyographie und der Muskelbiopsie.

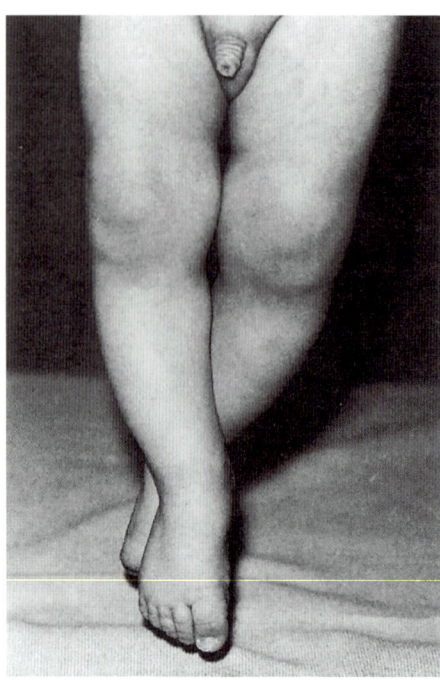

Abb. 1: Spastische Diplegie. [4]

Infantile Zerebralparese

Der Begriff infantile Zerebralparese fasst Haltungs- und Bewegungsstörungen zusammen, die als sog. Residualsyndrome einer frühkindlichen Hirnschädigung auftreten. Etwa 4 von 1000 Neugeborenen sind betroffen. Häufige Ursachen sind pränatale Infektionen, Geburtstraumen, Hirnblutungen oder Asphyxie.

Klinik

Neben den häufigen spastischen Syndromen kommen Paresen mit Hyperkinesien oder Ataxien vor. Eine eindeutige Zuordnung zu einem Syndrom ist oft erst im 2. Lebensjahr möglich. Am häufigsten ist das spastische Diplegie-Syndrom (M. Little): Die Extremitäten sind symmetrisch gelähmt, die Beine meist deutlich mehr als die Arme. Adduktion, Innenrotation und Spitzfußstellung gehören zum typischen Haltungsbild (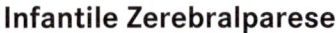Abb. 1).

Die Parese wird oft von Intelligenzdefiziten, Krampfanfällen, Strabismus, Schwerhörigkeit oder Verhaltensauffälligkeiten begleitet.

Therapie

Die Hirnschädigung selbst ist einer Behandlung nicht zugänglich. Deshalb liegt der Fokus auf der Minimierung von Sekundärschäden: Physiotherapie, Frühförderung, orthopädische Maßnahmen, Augen- und HNO-ärztliche Betreuung und Integration der Kinder stehen im Vordergrund. Eine Spastik ist prinzipiell durch Benzodiazepine oder Baclofen beeinflussbar. Krampfanfälle müssen antiepileptisch behandelt werden.

Spinale Muskelatrophien

Die Krankheiten dieser Gruppe werden autosomal-rezessiv vererbt und sind durch einen progredienten Verlust von Vorderhornzellen im Rückenmark gekennzeichnet. Genetisch relevant sind hierfür Mutationen des telSMN-Gens. Die Inzidenz beträgt 1 : 10 000 Geburten.

Einteilung und Klinik
Es werden drei Formen unterschieden:

▶ Bei der akuten spinalen Muskelatrophie **Typ Werdnig-Hoffmann** besteht eine generalisierte Muskelschwäche mit Areflexie und Muskelhypotonie häufig schon im Mutterleib. Typisch sind die sog. Froschhaltung (▌Abb. 2) und Faszikulationen der Zungenmuskulatur. Da auch die Atemmuskulatur betroffen ist, haben die Kinder schon früh mit Pneumonien zu kämpfen, an denen sie noch im Kleinkindalter sterben.

▶ Auch beim **intermediären Typ II** zeigen sich die Symptome der schlaffen Lähmung, jedoch weniger ausgeprägt. Meist lernen die Kinder sogar zu sitzen. Die Lebenserwartung ist immer stark herabgesetzt.

▶ Der **Typ Kugelberg-Welander** ist die milde Form der spinalen Muskelatrophie. Zunächst ist meist nur die Beinmuskulatur betroffen. Die Kinder haben teils eine normale motorische Entwicklung, teils treten aber auch Probleme beim Laufenlernen auf. Häufig entwickeln sich Folgeprobleme wie Skoliosen oder Hüftgelenksluxationen. Im Laufe des häufig verkürzten Lebens entwickelt sich dann eine zunehmende Schwäche der Arme und übrigen Muskulatur; des-

	Zentrale Lähmung	Periphere Lähmung
Ort der Schädigung	1. Motoneuron im Verlauf von der Hirnrinde zum Vorderhorn des Rückenmarks	2. Motoneuron auf seinem Weg vom Vorderhorn zur motorischen Endplatte
Charakteristika	Spastischer Muskeltonus, Hyperreflexie, Kloni	Schlaffer weicher Muskeltonus, Areflexie, Muskelatrophie
Krankheiten	▶ Infantile Zerebralparese ▶ Hirntumoren (s. S. 76) ▶ Lysosomale Speicherkrankheiten (s. S. 60)	▶ Spinale Muskelatrophien ▶ Guillain-Barré-Syndrom ▶ Poliomyelitis (Kinderlähmung)

▌ Tab. 1: Zentrale und periphere Lähmung im Überblick.

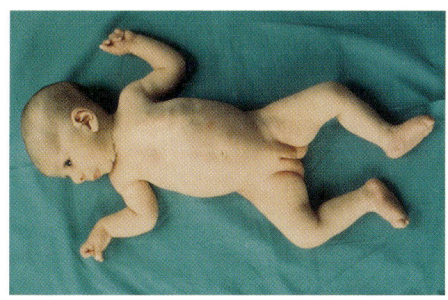

Abb. 2: Muskelatrophie Typ Werdnig-Hoffmann. [1]

halb zählt der Handtremor ebenfalls zu den charakteristischen Symptomen.

Diagnostik und Therapie

Die Denervation kann im Elektromyogramm und in Muskelbiopsien nachgewiesen werden. Mutationen im telSMN-Gen beweisen dann die Diagnose. Die symptomatische Therapie beinhaltet Physiotherapie und orthopädische Behandlung.

Muskeldystrophien

Die Muskeldystrophien werden X-chromosomal-rezessiv vererbt und betreffen daher ausschließlich Jungen. Den Krankheiten liegen Mutationen des Dystrophin-Gens zugrunde, das für das gleichnamige Strukturprotein der Plasmamembran der Muskelzellen kodiert. Als Folge eines Dystrophin-Mangels werden auch andere Bestandteile des Sarkolemms abgebaut. Die Krankheiten verlaufen daher progredient.

Einteilung und Klinik
Man unterscheidet:

▶ **Duchenne-Muskeldystrophie:** Bei dieser Krankheit liegen eine Leserasterstörung des Dystrophin-Gens und daher meist ein vollständiger Dystrophin-Mangel vor. Die Inzidenz liegt bei 1 : 3 500 neugeborener Jungen. Die Symptome beginnen im Kleinkindalter: Als Erstes tritt eine Muskelschwäche im Beckenbereich auf; eine kompensatorische Hyperlordose der Lendenwirbelsäule und Gangunsicherheiten kommen hinzu. Typisch ist etwa das Gower-Manöver (▶ Abb. 3). Die Muskelschwäche greift dann auf den Schultergürtel und die Atemmuskulatur über, auch der

Herzmuskel wird zunehmend geschädigt. Mit 12 Jahren brauchen fast alle Kinder einen Rollstuhl. Die Betroffenen sterben als Jugendliche oder junge Erwachsene an den Folgen der Atemlähmung oder der Kardiomyopathie.

▶ **Becker-Muskeldystrophie:** Hier ist der Dystrophin-Mangel weniger ausgeprägt: Die Symptomatik beginnt erst im Jugendalter und macht die Betroffenen erst mit 30 bis 40 Jahren vom Rollstuhl abhängig. Meist sterben sie früh an Herzversagen.

Diagnostik und Therapie
Im Serum ist wegen der Muskelschädigung die Aktivität der Kreatininkinase stark erhöht. Der muskuläre Verfall zeigt sich aber auch im Elektromyogramm und in der Muskelbiopsie, bei der der Dystrophin-Mangel auch immunhistochemisch dargestellt werden kann. Die Diagnose wird molekulargenetisch gesichert. Eine kausale Therapie der Krankheiten gibt es nicht. Mit Prednison kann der Verlauf jedoch noch kurz hinausgezögert werden.

Guillain-Barré-Syndrom (GBS)

Das GBS ist eine seltene Polyradikuloneuritis der peripheren Nerven. Die Krankheit basiert wahrscheinlich auf einem Autoimmunprozess und tritt typischerweise im Gefolge einer Infektion mit Campylobacter jejuni, CMV, EBV oder Mycoplasma pneumoniae auf.

Klinik
Die Symptome beginnen mit schlaffen Paresen der Füße, die langsam über

Rumpf und Arme aufsteigen und in schweren Fällen sogar zu Atemstörungen führen. Auch Sensibilitätsstörungen, Hypertonus und Herzrhythmusstörungen können auftreten.

Diagnostik und Therapie
Charakteristisch ist der Liquorbefund: normale Zellzahl, aber deutlich erhöhter Eiweißgehalt. Bei der elektrophysiologischen Untersuchung ist die Nervenleitgeschwindigkeit verringert. Therapeutisch werden meist Immunglobuline eingesetzt. Reha-Maßnahmen schließen sich an. Die Prognose ist gut: Fast alle Kinder können nach einem halben Jahr wieder laufen.

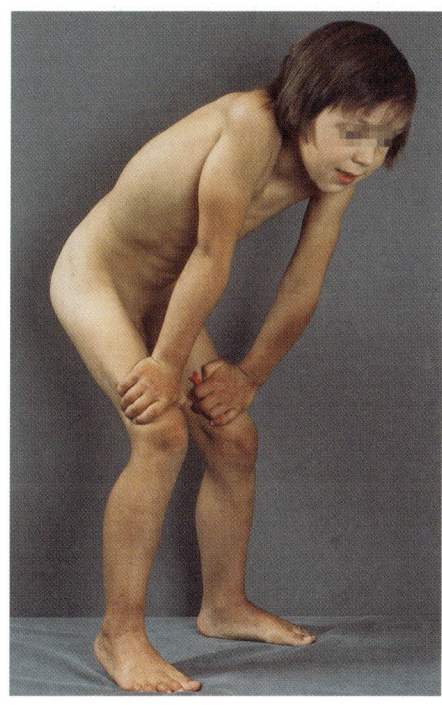

Abb. 3: Gower-Manöver: Beim Aufstehen aus der Hocke muss sich das Kind an den eigenen Schenkeln abstützen, quasi „hochklettern". [1]

Zusammenfassung

✴ Zentrale und periphere Lähmungen unterscheiden sich in Tonus und Reflexen.

✴ Die **infantile Zerebralparese** ist ein Residualsyndrom; die Symptomatik schreitet nicht fort.

✴ Frühes Symptom der **Muskeldystrophien** ist die Muskelschwäche im Beckenbereich.

✴ Das **GBS** hat einen charakteristischen Liquorbefund: Eiweiß erhöht, aber Zellzahl normal.

Gelenk- und Knochenschmerzen

Auch bei Kindern und Jugendlichen treten Gelenk- oder Knochenschmerzen am weitaus häufigsten im Rahmen von Arthralgien, also von Schmerzsyndromen ungeklärter Ätiologie und Pathogenese auf. Trotzdem muss differentialdiagnostisch immer auch an Infektionen, Tumoren oder rheumatische Erkrankungen gedacht werden. Ein häufiges Begleitsymptom der Schmerzen sind Bewegungseinschränkungen des betroffenen Gelenks (s. a. S. 84).

Reaktive Arthritiden

Aus der Gruppe der rheumatischen Gelenkerkrankungen sind im Kindesalter die para- oder postinfektiösen Arthritiden am häufigsten. Etwa 50 % davon entfallen auf die Coxitis fugax (s. S. 85). Die typischen infektassoziierten Arthritiden treten nach Darminfektionen, Borreliose, Akne und zahlreichen Virusinfektionen auf. Sie werden mit nichtsteroidalen Antirheumatika und bei bakterieller Genese mit Antibiotika therapiert. Bleibende Gelenkschäden sind nicht zu erwarten.

Rheumatisches Fieber

Eine Sonderstellung nimmt wegen der schwerwiegenden kardialen Komplikationen das rheumatische Fieber ein. Es kann als Folge einer Streptokokkenangina auftreten. Anti-Streptokokken-Antikörper kreuzreagieren mit körpereigenen Bindegewebsstrukturen, hauptsächlich der Gelenke und des Endo- bzw. Myokards. Die Gelenksymptomatik heilt normalerweise ohne Folgen ab, die Endokarditis aber prädisponiert für die spätere Entstehung von Herzklappenfehlern.

Diagnostik
Bei gesicherter Streptokokkeninfektion wird die Diagnose mit Hilfe der Jones-Kriterien (▌Tab. 1) gestellt. Liegen zwei

Hauptkriterien	Nebenkriterien
▶ Polyarthritis	▶ Fieber
▶ Endo- oder Myokarditis	▶ Gelenkschmerzen
▶ Chorea minor	▶ EKG-Veränderungen
▶ Erythema marginatum	▶ BSG-Beschleunigung
▶ Rheumaknötchen	▶ Leukozytose

▌Tab. 1: Jones-Kriterien des rheumatischen Fiebers.

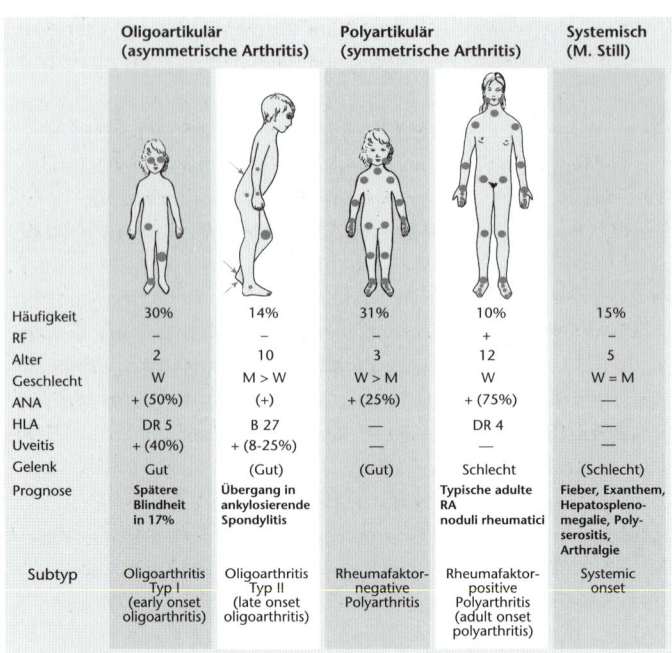

	Oligoartikulär (asymmetrische Arthritis)		Polyartikulär (symmetrische Arthritis)		Systemisch (M. Still)
Häufigkeit	30%	14%	31%	10%	15%
RF	–	–	–	+	
Alter	2	10	3	12	5
Geschlecht	W	M > W	W > M	W	W = M
ANA	+ (50%)	(+)	+ (25%)	+ (75%)	–
HLA	DR 5	B 27	—	DR 4	–
Uveitis	+ (40%)	+ (8-25%)	—	—	–
Gelenk	Gut	(Gut)	(Gut)	Schlecht	(Schlecht)
Prognose	Spätere Blindheit in 17%	Übergang in ankylosierende Spondylitis		Typische adulte RA noduli rheumatici	Fieber, Exanthem, Hepatospleno-megalie, Poly-serositis, Arthralgie
Subtyp	Oligoarthritis Typ I (early onset oligoarthritis)	Oligoarthritis Typ II (late onset oligoarthritis)	Rheumafaktor-negative Polyarthritis	Rheumafaktor-positive Polyarthritis (adult onset polyarthritis)	Systemic onset

▌Abb. 1: Untergruppen der juvenilen chronische Arthritis. [11]

Hauptkriterien oder ein Hauptkriterium und zwei Nebenkriterien vor, so kann von einem rheumatischen Fieber ausgegangen werden.

Therapie
Die Behandlung erfolgt mehrgleisig: Penicillin gegen die Streptokokken, ASS für die Gelenkbeschwerden und Glukokortikoide gegen die Myo- oder Endokarditis. Nach der Heilung muss eine langjährige Prophylaxe mit Benzathinpenicillin durchgeführt werden, da sich die Herzproblematik mit jedem Rezidiv deutlich verschärfen würde.

Die juvenile chronische Arthritis

Als juvenile chronische Arthritis wird eine Gelenkentzündung bezeichnet, die vor dem 16. Lebensjahr auftritt, mindestens drei Monate andauert und für die keine andere Ursache gefunden werden kann. Die besondere Problematik dieser Krankheitsgruppe liegt in der zunehmenden Bewegungseinschränkung und den Wachstumsstörungen, die das Kind in seiner motorischen und psychosozialen Entwicklung stark hemmen.

Klassifikation, Klinik und Diagnostik
Man unterscheidet nach dem klinischen Bild und den Laborbefunden fünf Subgruppen (▌Abb. 1). Zur Symptomatik gehören immer die Gelenkschmerzen.

Schwierigkeiten bereitet in dieser Hinsicht der M. Still, bei dem die Gelenkbeschwerden anderen Symptomen wie Fieber oder Exanthemen um Monate hinterherhinken können. Wichtige Laborwerte sind: Rheumafaktor (RF), antinukleäre Antikörper (ANA) und HLA-B27.

Therapie
Bei der Behandlung spielt die Physiotherapie zur Verhinderung bzw. Verzögerung von Gelenkfehlstellungen eine wichtige Rolle. Für die medikamentöse Therapie gibt es ein Stufenkonzept: Leichtere Beschwerden (Stufe 1) werden mit nichtsteroidalen Antirheumatika (z. B. Ibuprofen) und eventuell mit Basistherapeutika wie Sulfasalazin behandelt. Bei stärkeren Entzündungsschüben (Stufe 2) werden bei der Oligoarthritis zusätzlich Steroide in das Gelenk injiziert; bei der Polyarthritis wird zusätzlich systemisch Methotrexat gegeben. Bei schweren akuten Entzündungen (Stufe 3) werden systemisch Glukokortikoide appliziert. Psychologische Betreuung und Schulung von Kindern und Eltern sind weitere Elemente der Therapie.

Knochentumoren

Etwa 65 % aller primären Knochentumoren treten im Kindes- oder Jugendalter auf. Die Mehrzahl davon ist gutartig, wie z. B. das Osteochondrom, das Enchondrom oder das histiozytäre Fibrom. Einige dieser Tumoren haben im Röntgenbild eine nahezu pathognomonisches Erscheinung (▮Abb. 2). Trotzdem sollte zur Diagnosesicherung immer eine Biopsie entnommen werden. Eine Therapie ist bei den gutartigen Tumoren nur dann erforderlich, wenn Schmerzen auftreten oder die Stabilität des Knochens gefährdet ist.

Unter den malignen Knochentumoren im Kindesalter sind die wichtigsten das Osteosarkom und der Ewing-Tumor. Typische Symptome sind Schmerzen, Bewegungseinschränkung, Schwellungen und reduzierter Allgemeinzustand. Auch bei maximaler Therapie ist die Prognose nicht günstig: Die 5-Jahres-Überlebensrate beträgt bei beiden nur etwa 65 %.

Osteosarkom

Dieser Knochen bildende, schnell wachsende Tumor ist metaphysär, meist in Knienähe lokalisiert. Metastasen siedeln sich in der Lunge ab. Im Röntgenbild zeigen sich osteolytische und osteoblastische Knochendefekte, Periostreaktionen, Codman-Dreiecke und Spiculae (▮Abb. 3). Die Behandlung erfolgt durch Radikaloperation mit neoadjuvanter und adjuvanter Chemotherapie.

Ewing-Tumor

Der Ewing-Tumor, fast immer ein Sarkom, ist in den Diaphysen der langen Röhrenknochen oder platten Knochen lokalisiert. Typischerweise befällt er Femur oder Beckengürtel. Der Tumor wächst schnell und metastasiert früh in andere Knochen und die Lunge. Im Röntgenbild zeigen sich mottenfraßartige Osteolysen und Periostreaktionen. Der Ewing-Tumor wird durch Polychemotherapie, Tumorresektion und Bestrahlung therapiert.

Bakterielle Knochen- und Gelenkinfektionen

Osteomyelitis und eitrige Arthritis sind bei Kindern recht selten. Die Infektion erfolgt oft hämatogen, z. B. nach einer Otitis oder Angina, seltener posttraumatisch. Gefährlichste Folge der Infektion

sind Wachstumsstörungen und die Einsteifung betroffener Gelenke.

Klinik, Diagnostik und Therapie

Eine Osteomyelitis wird **bei älteren Kindern** meist durch Staphylococcus aureus verursacht. Symptome sind Fieber und Schüttelfrost und lokal Rötung, Schwellung und Schmerzen. Das Röntgenbild zeigt Aufhellungen und Periostabhebungen. Die Abgrenzung zum Ewing-Sarkom ist dementsprechend oft schwierig. Die Krankheit wird unter Ruhigstellung der betroffenen Gliedmaße antibiotisch therapiert. Breitet sich die Infektion phlegmonös im Markraum aus oder bilden sich Abszesse, so muss chirurgisch vorgegangen werden.

Bei Kindern unter 2 Jahren bietet die Osteomyelitis ein anderes Bild: Die Erreger der Säuglingsosteomyelitis sind meist Streptokokken, Haemophilus influenzae und Pneumokokken. Da die Epiphysenfugen in diesem Alter noch von Gefäßen überbrückt werden, breitet sich eine Infektion leicht in angrenzende Gelenke aus; eitriger Gelenkerguss oder eitrige Arthritis sind die Folge. Die Röntgenbilder zeigen in den ersten Wochen keine Auffälligkeiten; deshalb müssen zur Bildgebung Ultraschall oder MRT eingesetzt werden. Die Behandlung besteht aus Ruhigstellung des betroffenen Glieds, intravenöser Gabe von Anibiotika und Spülung eventuell betroffener Gelenke.

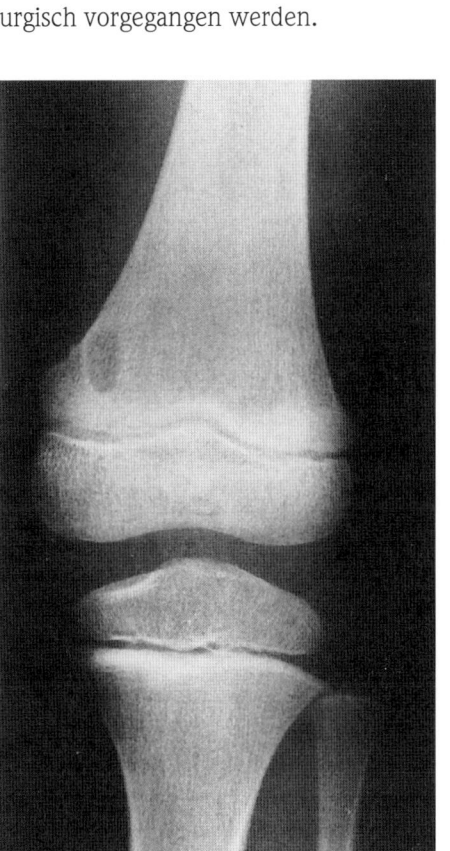

▮ Abb. 2: Histiozytäres Fibrom; scharf begrenzte Osteolyse mit schmaler Randsklerose. [4]

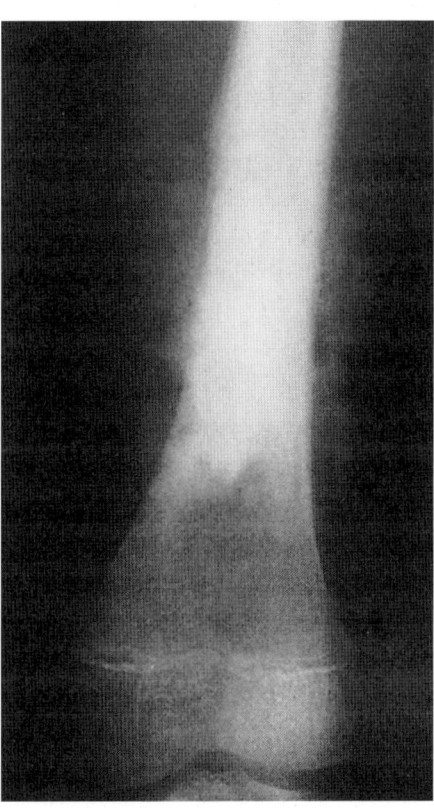

▮ Abb. 3: Osteosarkom; Verkalkungen im umliegenden Gewebe (Spiculae). [4]

Zusammenfassung

✖ Gefährlichste Folge des rheumatischen Fiebers ist die Herzklappendestruktion.

✖ Die juvenile chronische Arthritis ist eine Ausschlussdiagnose.

✖ Die häufigsten primären malignen Knochentumoren sind das Osteosarkom und das Ewing-Sarkom; sie treten typischerweise im Kindes- bzw. Jugendalter auf.

Bewegungseinschränkungen der Hüfte

Das Hüftgelenk hat in der Kinderorthopädie einen besonderen Stellenwert. Die sich hier abspielenden Krankheiten prädisponieren nämlich bei verspäteter Behandlung zur Arthrose im Erwachsenenalter. Andererseits können sie mit relativ einfachen Mitteln diagnostiziert werden und haben zumindest im Frühstadium auch ohne operativen Eingriff gute Heilungschancen.

Differentialdiagnostisch muss bei Bewegungseinschränkungen des Hüftgelenks, besonders wenn sie mit Schmerzen einhergehen, immer auch an Rheuma, Tumoren oder eine Osteomyelitis gedacht werden, s. S. 82.

Frühkindliche Hüftgelenksdysplasie

Die frühkindliche Hüftgelenksdysplasie („angeborene Hüftluxation") ist eine Entwicklungsstörung der Hüftgelenkspfanne. Sie ist mit einer Inzidenz von 2 – 4 % die häufigste angeborene Fehlbildung. Mädchen sind deutlich häufiger betroffen als Jungen. Die Ätiologie der Erkrankung ist nicht abschließend geklärt. Genetische Ursachen scheinen ebenso eine Rolle zu spielen wie das hormonelle Milieu und die Lage des Kindes in utero.

Bei der Hüftgelenksdysplasie ist das Pfannendach flach und steil gestellt. Daraus resultieren zwei Komplikationen: Zum einen kann der Femurkopf leichter aus der Pfanne herausgleiten; das ist dann die Hüftgelenksluxation. Zum anderen wird dem Femurkopf nicht genügend Widerlager und damit Wachstumsreiz geboten. Der betroffene Hüftkopf und die Gelenkpfanne bleiben deshalb im Wachstum zurück.

Klinik

Die Instabilität des Hüftgelenks wird in den ersten Lebenstagen und -wochen ohne Durchführung klinischer Tests nicht auffällig. Erst im Alter von einigen Wochen zeigt sich dann eine zunehmende Abspreizhemmung des betroffenen Beins, eventuell auch eine Asymmetrie der Leisten- und Oberschenkelfalten. Nach Luxation des Femurs erscheint der Oberschenkel verkürzt.

Diagnostik

Früher wurde zur Diagnose der Hüftgelenksdysplasie das Ortolani-Zeichen geprüft: Dabei versucht der Untersucher, den Oberschenkel aus der Gelenkpfanne zu luxieren; gelingt ihm das ganz oder teilweise, so liegt eine Dysplasie vor. Da der Test beim ungeübten Untersucher jedoch mit einem relativ hohen Verletzungsrisiko behaftet ist, soll er nicht mehr durchgeführt werden. Heute wird die Diagnose in der Regel mit dem Ultraschall gestellt (∎ Abb. 1). Bei allen Kindern wird im Rahmen der U3 ein Screening vorgenommen, bei Kindern mit positiver Familienanamnese oder Geburt aus Steißlage schon bei der U2. Nach Graf kann die Dysplasie bei der Ultraschalluntersuchung dann entsprechend der Morphologie klassifiziert werden: Typ I ist das reife, Typ IV das bereits luxierte Hüftgelenk; dazwischen liegen mehrere Übergangsformen. Ein Röntgenbild wird üblicherweise erst nach Abschluss der Behandlung gemacht, um Störungen des Knochenwachstums aufzudecken.

Therapie und Prognose

Die konservative Behandlung wird mit einer Spreizhose durchgeführt: Strampelt der Säugling in dieser Hose mit den Beinen, so werden die dysplastischen Knochenanteile zum Wachstum angeregt. Bei bereits eingetretener Luxation ist die Behandlung etwas schwieriger: Das Femur muss zuerst reponiert und in passender Stellung gehalten werden. Erst dann erfolgt die Spreizhosenbehandlung. Im Kleinkindalter hat die konservative Behandlung keinen Erfolg mehr – es muss operiert werden (Pfannendachplastik oder Beckenosteotomie). Bei frühzeitiger Behandlung ist die Prognose gut; allerdings ist die frühkindliche Hüftdysplasie immer noch die häufigste Ursache einer späteren Koxarthrose bei Frauen.

Morbus Perthes

Der M. Perthes ist eine aseptische Knochennekrose des Hüftkopfs. Betroffen sind in erster Linie Jungen im Alter zwischen 5 und 7 Jahren. Die Ätiologie der Erkrankung ist nicht abschließend geklärt. Wahrscheinlich ist bei den Betroffenen in Zeiten verstärkten Knochenwachstums die Femurkopfepiphyse nicht ausreichend vaskularisiert.

Klinik und Diagnostik

Die Krankheit verläuft in vier Stadien, die jeweils etwa ein Jahr dauern:

knorpelig präformiertes Pfannendach
Glutealmuskulatur
Labrum acetabulare
Trochanter major
Os ilium
Hüftkopfkern
Os ischii
Knorpel-Knochen-Grenze

∎ Abb. 1: Ultraschall der Hüfte; Typ Ia nach Graf. [2]

■ Abb. 2: M. Perthes; rechte Hüftkopfepiphyse im Kondensationsstadium, Gelenkspalt verbreitert. [4]

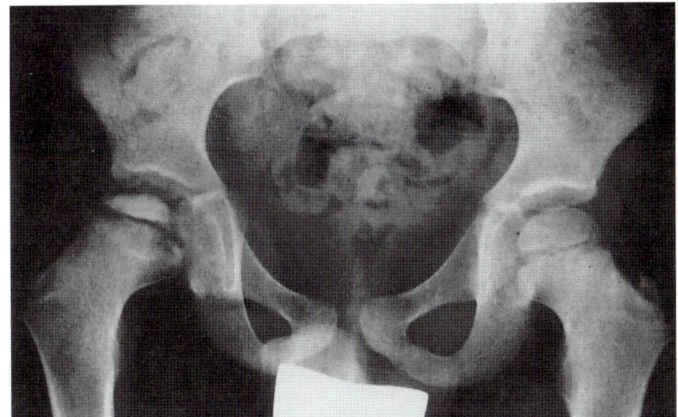

▶ Im **Initialstadium** bleibt der Hüftkopf im Wachstum zurück, was im Röntgenbild zu einer scheinbaren Vergrößerung des Gelenkspalts führt.
▶ Im **Kondensationsstadium** verdichtet sich der nekrotische Hüftkopfkern.
▶ Im **Fragmentationsstadium** wird er langsam abgebaut; das zeigt sich als schollige Fragmentierung im Röntgenbild.
▶ In der letzten Phase der Erkrankung wird der Hüftkopf dann langsam wieder aufgebaut **(Reparationsstadium).**

Als Symptome treten Einschränkungen der Innenrotation und Abduktion im Hüftgelenk auf. Schmerzen werden meist nicht in der Hüfte, sondern im Knie wahrgenommen. Bei fortgeschrittener Krankheit kann ein Hinken dazukommen. Die Diagnose wird bei manifester Krankheit mit dem Röntgenbild gestellt (▌Abb. 2). In Frühstadien kann eine MRT-Untersuchung indiziert sein.
Differentialdiagnostisch kann bei identischer Symptomatik auch eine **Coxitis fugax,** der sog. Hüftgelenksschnupfen, in Frage kommen. Diese harmlose Entzündung zeigt sich meist kurz nach einem Atemwegsinfekt und heilt bei Bettruhe innerhalb weniger Tage folgenlos aus.

Therapie und Prognose
Die Behandlung des M. Perthes im Frühstadium beinhaltet Entlastung des Gelenks und ein sog. Containment mit speziellen abduzierenden Schienen, die den Hüftkopf mit der Gelenkpfanne in Kontakt halten. Ist es bereits zu Deformierungen des Hüftkopfs gekommen, so muss operiert werden (Umstellungsosteotomie). Die Prognose ist bei Kleinkindern sehr gut. Ansonsten verbleibt nach der Abheilung meist eine präarthrotische Deformität.

Epiphysiolysis capitis femoris

Die Epiphysenlösung des Hüftkopfs tritt während des präpubertären Wachstumsschubs auf, also im Alter zwischen 10 und 14 Jahren. Ätiologisch werden hormonelle Faktoren für eine Lockerung des Epiphysenfugengewebes verantwortlich gemacht. Das könnte erklären, warum Jungen mit einem eunuchoiden Hochwuchs oder einer Dystrophia adiposogenitalis deutlich häufiger betroffen sind.

Klassifikation
Nach dem Grad der Dislokation werden verschiedene Formen unterschieden: die **Epiphysiolysis incipiens** mit lediglich aufgelockerter Epiphysenfuge, die **Epiphysiolysis acuta** mit traumatisch disloziertem Hüftkopf und **die Epiphysiolysis lenta,** bei der der Hüftkopf nur langsam abrutscht.

Klinik und Diagnostik
Klinisch bestehen Hüft- und Knieschmerzen. Die Beweglichkeit der betroffenen Hüfte ist eingeschränkt. Das kann mit dem Drehmann-Test festgestellt werden: Bei passiver Beugung wird das Bein in Außenrotation gebracht. Bei der Akutform entspricht die Klinik der einer Schenkelhalsfraktur, also starke Schmerzen, Beinverkürzung und Außenrotation.
Die Epiphysiolysis kann radiologisch meist nur in einer Spezialaufnahme, der Lauenstein-Aufnahme, sichtbar gemacht werden.

Therapie und Prognose
Therapeutisch muss der Hüftkopf in korrekter Stellung mit Kirschner-Drähten fixiert werden. Trotzdem können sich präarthrotische Deformitäten einstellen.

Zusammenfassung
✖ Kindliche Hüftgelenkserkrankungen müssen frühzeitig diagnostiziert und therapiert werden, um eine Arthrose im Erwachsenenalter zu verhindern.
✖ Jedes Kind sollte bei der U3 einem sonographischen Screening auf eine **Hüftgelenksdysplasie** unterzogen werden, da in diesem Alter die Spreizhosenbehandlung noch erfolgreich ist.
✖ Der **M. Perthes** trifft hauptsächlich Jungen im Vorschulalter und dauert zwei bis vier Jahre.
✖ Bei der **Epiphysiolysis capitis femoris** ist das Drehmann-Zeichen positiv.

Blässe

Eine auffallende Blässe kann als Hinweis auf eine Anämie gedeutet werden, aber auch bei einer Leukämie und anderen Erkrankungen auftreten.

Anämien

Von einer Anämie spricht man bei einer unter die Altersnorm verminderten Hb-Konzentration im Blut. Der Verweis auf die Altersnorm ist in der Kinderheilkunde unentbehrlich, da der Hb stark vom Alter des Kindes abhängig ist (∎ Tab. 1). Daraus folgt, dass ein Neugeborenes am 2. Lebenstag schon bei sehr viel höheren Hb-Werten als anämisch gilt als ein 3 Monate alter Säugling; dieser wiederum bei sehr viel niedrigeren Werten als ein Erwachsener.

Klinik
Neben der Blässe treten bei einer Anämie häufig weitere Symptome auf: Abgeschlagenheit, Kopfschmerzen, Appetitmangel und Leistungsminderung. Bei stärkerer Ausprägung kommen Tachykardie und Tachydyspnoe hinzu, bei extrem niedrigen Hb-Werten sogar in Ruhe.

Diagnostik
Die Diagnostik umfasst bei den Anämien immer ein Blutbild mit Bestimmung des Erythrozytenvolumens (MCV) sowie des erythrozytären Hb-Gehalts (MCH). Nach dem Volumen können die Anämien dann unterteilt werden in mikro-, normo- und makrozytäre Anämien, nach dem Hb-Gehalt in hypo-, normo- und hyperchrome Anämien. Außerdem muss ein Differentialblutbild mit Beurteilung der Erythrozytenmorphologie angefertigt werden. Zuletzt kann durch die Bestimmung der Retikulozytenzahl das Regenerationsverhalten der Krankheit erfasst werden.

Eisenmangelanämie

Die Eisenmangelanämie ist die häufigste Anämieform. Da bei Eisenmangel nicht genügend Substrat zur Hb-Bildung zur Verfügung steht, sind die im Knochenmark produzierten Erythrozyten blass und klein; es liegt also eine hypochrommikrozytäre Anämie vor. Typische Ursachen eines Eisenmangels sind der erhöhte Bedarf bei Säuglingen, alimentäre Minderversorgung durch überwiegende Milchernährung, Malabsorption, Blutverlust oder Infektionen.

Diagnostik und Therapie
Bei der Blutuntersuchung sind MCH und MCV erniedrigt, und die Retikulozytenzahl ist erhöht. Darüber hinaus sind die wichtigen Parameter des Eisenstoffwechsels verändert: Der Transferrinspiegel ist erhöht, Serum-Eisen- und -Ferritinspiegel sind erniedrigt.
Die Eisenmangelanämie wird durch orale Eisensubstitution über mehrere Monate behoben. Bis sich der Therapieerfolg auch in den Blutuntersuchungen widerspiegelt, vergehen normalerweise einige Tage bis Wochen.

Hämolytische Anämien

Werden Erythrozyten beschleunigt abgebaut, so können die Verluste durch eine Steigerung der Produktion im Knochenmark zunächst kompensiert werden; wird aber die Produktionskapazität des Knochenmarks überschritten, so kommt es zur Anämie. Hämolytische Anämien sind in aller Regel normochrom und normozytär.

Klinik
Neben Symptomen der Anämie liegen auch solche der Hämolyse vor: Der Anstieg des indirekten Bilirubins führt zum Ikterus (s. S. 62). Der vermehrte Erythrozytenabbau findet seinen Ausdruck in einer Splenomegalie (∎ Abb. 1). Akute hämolytische Krisen verursachen Fieber und Schüttelfrost.

Ätiologie und Formen
Ursachen einer Hämolyse können zum einen angeborene zelluläre Defekte der roten Blutkörperchen sein: Die **Kugelzellanämie** (Sphärozytose) ist ein autosomal-dominant vererbter Defekt der Erythrozytenmembran. Die herab-

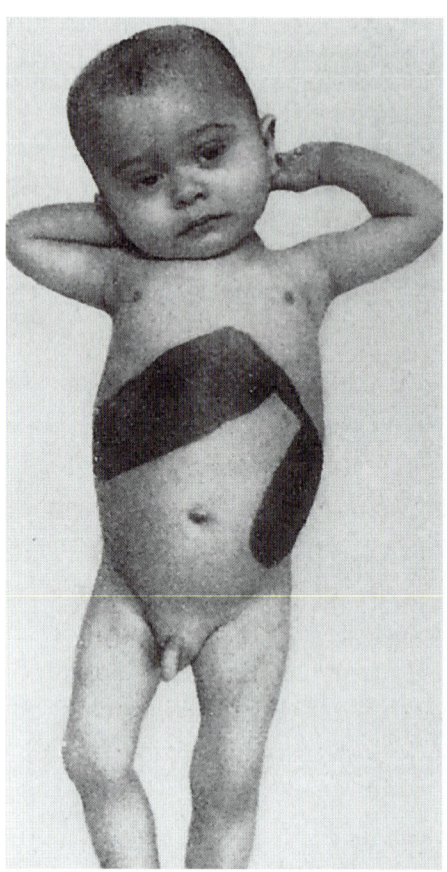

∎ Abb. 1: Hepatosplenomegalie bei einem Jungen mit Sphärozytose. [4]

gesetzte osmotische Resistenz der roten Blutkörperchen führt zu einer typischen kugeligen Verformung (∎ Abb. 2.) Die betroffenen Erythrozyten werden in der Milz vermehrt abgebaut. So kommt es zu einer teilweise krisenhaften Anämie, die dauerhaft nur durch eine Splenektomie therapiert werden kann. Die hereditäre **Sphärozytose** ist in Mitteleuropa die häufigste erbliche hämolytische Anämie. In den östlichen Mittelmeerländern und Arabien tritt die **β-Thalassämie** und in Afrika die **Sichelzellanämie** häufiger auf.
Außerdem können genetische Disposition und exogene Faktoren zusammenspielen: Beim X-chromosomal-rezessiv vererbten **Glukose-6-Phosphat-Dehydrogenase-Mangel** vertragen die roten Blutkörperchen weniger oxidativen Stress. Nach Einnahme von Medikamenten wie ASS oder Sulfonamiden, nach Infektionen oder auch nach dem Genuss von Fava-Bohnen können schwere hämolytische Krisen auftreten. Die auslösenden Noxen müssen dann gemieden werden.

Alter	1 Tag	3 Monate	5 Jahre	11 Jahre
Hb (g/dl)	19	11	13	14

∎ Tab. 1: Hb in Abhängigkeit vom Lebensalter.

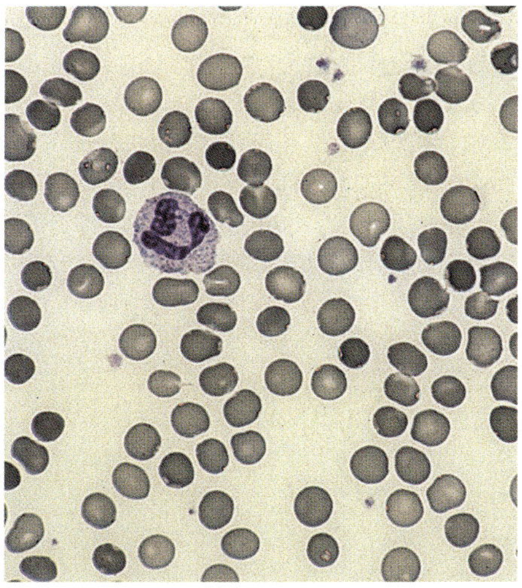

Abb. 2: Sphärozyten im Blutausstrich; Erythrozyten ohne typische zentrale Aufhellung. [1]

Andererseits können auch gesunde Erythrozyten einer vermehrten Hämolyse unterliegen: Bei den **autoimmunhämolytischen Anämien** werden nach Infektionen (z. B. Mykoplasmenpneumonie), Tumorerkrankungen, rheumatischen Erkrankungen oder nach Medikamenteneinnahme (z. B. Penicillin oder Chinin) Autoantikörper gebildet. Diese zerstören die Erythrozyten. Die Antikörper können mit dem Coombs-Test nachgewiesen werden. Therapeutisch werden Glukokortikoide eingesetzt.
Eine mechanisch bedingte Hämolyse gesunder Erythrozyten kann etwa durch ein **hämolytisch-urämisches Syndrom** (s. S. 66) hervorgerufen werden.

Andere Anämien

Vitamin-B_{12}- oder Folsäuremangel führt zu einer makrozytären Anämie. Der Mangel wird am häufigsten durch extrem einseitige Ernährung oder Malabsorption hervorgerufen. Therapeutisch müssen die fehlenden Nährstoffe substituiert werden.
Andere Ursachen einer Anämie, wie etwa die kongenitale Diamond-Blackfan-Anämie oder die idiopathische Panzytopenie, sind selten und sehr schwer zu therapieren.

Leukämien

Blässe gehört neben Blutungsneigung und Abwehrschwäche auch zu den klassischen Symptomen einer Leukämie. Diese Symptomentrias ergibt sich durch die Verdrängung der normalen Hämatopoese im Knochenmark durch die leukämischen Blasten, weshalb Erythrozyten, Thrombozyten und funktionsfähige Leukozyten nicht mehr in ausreichendem Maß gebildet werden können.
Die häufigste Leukämieform im Kindesalter ist die akute lymphatische Leukämie **(ALL),** die etwa 80 % der Fälle ausmacht. Darüber hinaus kommen die akute myeloische Leukämie **(AML)** und selten auch die chronisch-myeloische Leukämie **(CML)** vor.

Diagnostik

Entscheidend für die Diagnose ist der Knochenmarksausstrich (Abb. 3).
Es zeigt sich ein monomorphes Zellbild, bei dem die leukämischen Blasten mehr als 25 % der Gesamtzellzahl ausmachen. Die Zwischenstufen der Myelopoese fehlen („Hiatus leucaemicus"). Um eine ZNS-Beteiligung (Meningeosis leucaemica) auszuschließen, sollte in jedem Fall auch eine Lumbalpunktion mit zytologischer Untersuchung des Liquors durchgeführt werden.

Therapie und Prognose

Die zytostatische Therapie zielt auf Vernichtung der gesamten Leukämiezellpopulation. Bei den akuten Leukämien lässt sich die Behandlung in vier Phasen unterteilen: Die initiale Induktionsphase soll die leukämischen Blasten in Knochenmark, Blut und infiltrierten Organen eliminieren, die folgenden drei Phasen (Konsolidierungsphase, Reintensivierungsphase und Erhaltungsphase) sollen den dauerhaften Therapieerfolg sichern. Die verwendeten Zytostatika haben teilweise sehr schwere Nebenwirkungen. Der Heilungserfolg ist bei der ALL recht gut: 95 % gehen in Remission, und die 5-Jahres-Überlebensrate liegt bei 80 %. Bei der AML ist die Prognose ungünstiger.

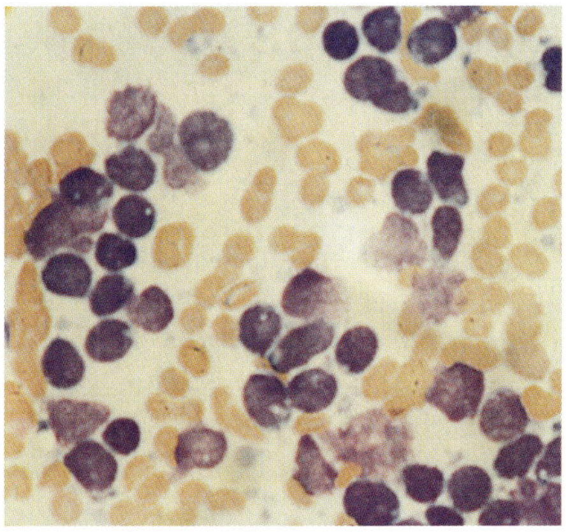

Abb. 3: Knochenmarksausstrich bei ALL; monomorphes Zellbild. [4]

Zusammenfassung

- Der Hb kann nur im Zusammenhang mit dem Alter des Kindes interpretiert werden.
- Häufigste Anämie ist die **Eisenmangelanämie**; die Eisensubstitution erfolgt oral.
- **Hämolytische Anämien** gehen meist mit Ikterus und Splenomegalie einher.
- Die **ALL** ist die häufigste maligne Erkrankung im Kindesalter; klassische Symptome sind Blässe, Blutungsneigung und Abwehrschwäche; die Prognose ist recht gut.

Hautblutungen und blaue Flecken

Hauteinblutungen jeglicher Größe und blaue Flecke werden unter dem Begriff Purpura zusammengefasst. Im Gegensatz zu den Erythemen, die durch vermehrte Hautdurchblutung entstehen, ist eine Purpura nicht mit dem Glasspatel wegdrückbar (▌Abb. 1).

Pathogenese

Hauteinblutungen können grundsätzlich auf drei Pathomechanismen zurückgeführt werden:

▶ Störungen der primären Hämostase, also der Plättchenadhäsion und -aggregation werden in erster Linie durch einen Thrombozytenmangel (**Thrombozytopenie**) verursacht. Typischerweise tritt eine Thrombozytopenie z. B. bei den Leukämien auf (s. S. 87).
▶ Störungen der sekundären Hämostase (Blutgerinnung) nennt man **Koagulopathien.** Diese sind auf einen Mangel an Gerinnungsfaktoren des intrinsischen oder extrinsischen Weges zurückzuführen. Zu den erworbenen Koagulopathien gehören der M. haemorrhagicus neonatorum (s. S. 22) und die herabgesetzte Produktion von Gerinnungsfaktoren bei Leberparenchymschädigungen oder Vitamin-K-Mangel.
▶ Bei den **Vasopathien** wird ein Blutungsleiden durch Gefäßveränderungen verursacht. Angeborene Krankheiten dieser Gruppe wie der M. Osler mit seinen Teleangiektasien an Lippen, Zunge und Schleimhäuten sind sehr selten. Bei den erworbenen Formen hatte früher der durch Vitamin-C-Mangel verursachte Skorbut und hat heute die Purpura Schoenlein-Henoch eine Bedeutung.

Diagnostik

Bei diesen Krankheiten ist neben der Klinik die Labordiagnostik von entscheidender Bedeutung. Sie umfasst immer ein Blutbild mit Thrombozytenzahl, die partielle Thromboplastinzeit (PTT), die Prothrombinzeit (PT) oder den Quick und die Blutungszeit.

Idiopathische thrombozytopenische Purpura (ITP)

Bei der ITP werden nach Sensibilisierung durch einen Virusinfekt Antikörper gegen Thrombozyten gebildet. Diese werden dann im retikuloendothelialen System abgebaut.

Klinik und Diagnostik

Die Krankheit trifft vor allem Klein- und junge Schulkinder. Nach Bagatelltraumata entstehen Petechien und Hämatome am ganzen Körper (▌Abb. 2), später kommen Nasen- und Zahnfleischbluten hinzu. Hirnblutungen sind selten. Ein Krankheitsgefühl besteht nicht.
Im Blutbild zeigt sich eine meist sehr ausgeprägte Thrombozytopenie. Dementsprechend ist auch die Blutungszeit verlängert.

Therapie

Die Behandlung ist im Wesentlichen symptomatisch: Akute Blutungen werden gestillt, und zur Vermeidung von Traumen wird Bettruhe verordnet. Innerhalb von Wochen bis Monaten normalisiert sich die Thrombozytenzahl meist wieder. In 15 % der Fälle chronifiziert der Zustand – dann muss mit Glukokortikoiden und Immunglobulinen therapiert werden.

Von-Willebrand-Jürgens-Syndrom (WJS)

Beim WJS, der häufigsten angeborenen Blutungskrankheit, liegt ein Mangel oder Defekt des Von-Willebrand-Faktors vor. Dieser initiiert normalerweise die Plättchenadhäsion und -aggregation. Zu Blutungen, meist Schleimhautblutungen, kommt es beim WJS nur selten. Bei kleineren Blutungen wird DDAVP gegeben, das die Serumkonzentration des Faktors erhöht. Bei schweren Blutungen muss der Faktor mit Plasmaprodukten substituiert werden.

Hämophilie A

Die Hämophilie A ist eine X-chromosomal vererbte Krankheit, die durch einen Mangel an Faktor VIII gekennzeichnet ist. Bei Verletzungen kommt es zwar zur primären Blutstillung durch Thrombozyten, die Blutgerinnung, d. h. die Stabilisierung der Thrombozytenaggregate durch vernetztes Fibrin ist aber aufgrund des Faktormangels gestört. Andere hereditäre Koagulopathien, wie die Hämophilie B, bei der der Faktor IX fehlt, sind selten.

Klinik und Diagnostik

Die Symptome der Krankheit richten sich nach der Restaktivität des Faktors VIII und reichen von einer Neigung zu großflächigen blauen Flecken und seltenen milden Blutungen bis zu schweren Muskel- und Gelenk- und Weichteilblutungen (▌Abb. 3). Bei schwerem Verlauf mit rezidivierenden Gelenkblutungen entwickelt sich eine gelenkzerstörende Arthropathie.
Im Labor stellt sich die Hämophilie A mit einer verlängerten PTT dar. Thrombozytenzahl, Quick und Blutungszeit sind normal. Die Diagnose wird durch quantitative Bestimmung des Faktors VIII gesichert.

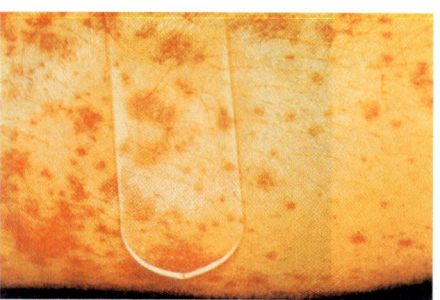

▌Abb. 1: Eine Purpura ist nicht mit dem Glasspatel wegdrückbar. [12]

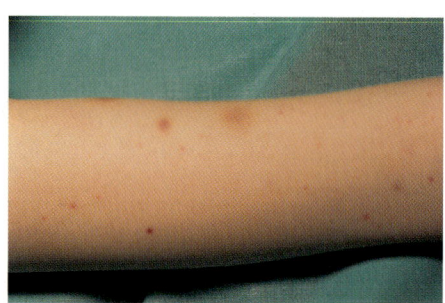

▌Abb. 2: Petechien und kleine Hämatome bei ITP. [7]

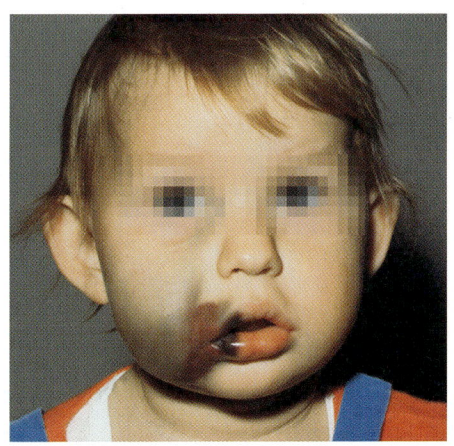

■ Abb. 3: Weichteilblutungen bei Hämophilie A. [1]

Therapie

Die notwendige therapeutische Substitution des fehlenden Faktors birgt als besondere Komplikation die sog. Hemmkörperhämophilie: Es werden nach der Substitution Antikörper gegen den Faktor VIII gebildet, die die Gerinnungssituation weiter verschlechtern. Wichtig ist, dass bei den häufigen Gelenkbeschwerden zur Schmerzbekämpfung keine Salizylate eingesetzt werden dürfen, da diese die Blutungsneigung verstärken.

Purpura Schoenlein-Henoch (PSH)

Die PSH ist eine allergische systemische Vaskulitis: Nach einem banalen Infekt führt die Ablagerung von Immunkomplexen in den Kapillaren zu einer Endothelschädigung. Betroffen sind in erster Linie Klein- und Schulkinder.

Klinik und Diagnostik

Die Purpura tritt vor allem am Gesäß und an den Streckseiten der Beine auf und ist meist von Papeln begleitet (■Abb. 4). Auch schmerzhafte Schwellungen der Gelenke **(Purpura rheumatica)** und Blutungen des Gastrointestinaltrakts **(Purpura abdominalis)** kommen vor. Außerdem entwickelt sich manchmal eine Glomerulonephritis.

Die Laborwerte sind, außer bei Auftreten eines nephritischen Syndroms, in vielen Fällen normal. Die klinische Diagnose kann durch eine Haut- oder eventuell Nierenbiopsie gesichert werden.

Therapie

Die PSH ist in aller Regel ein selbstlimitierender Prozess, der keiner weiteren Behandlung bedarf. Treten Nierenkomplikationen auf, so werden Steroide eingesetzt.

Verbrauchskoagulopathien

Verschiedene Krankheiten können zu einer intravasalen Aktivierung von Gerinnungsfaktoren führen. Die überschie-

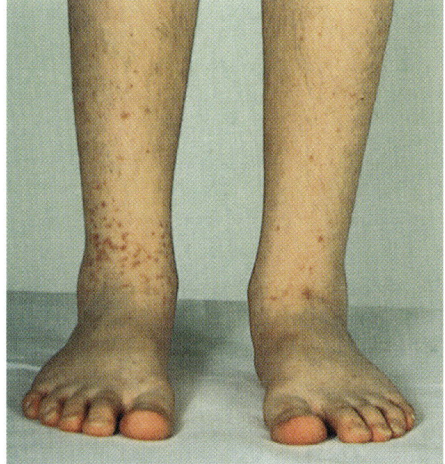

■ Abb. 4: Petechiale Hautblutungen bei Purpura Schoenlein-Henoch. [4]

ßende Gerinnungsreaktion verbraucht in der Folge sowohl Gerinnungsfaktoren als auch Thrombozyten. Sind die Vorräte erschöpft, entsteht eine schwere Koagulopathie.

Therapie

Die fehlenden Faktoren können durch Fresh-frozen-Plasma substituiert werden. Im Vordergrund steht allerdings die rasche Behandlung der Grundkrankheit. Eine solche Verbrauchskoagulopathie liegt z. B. dem Waterhouse-Friderichsen-Syndrom bei der Meningokokkensepsis (s. S. 27) zugrunde.

Zusammenfassung

✖ Eine **Purpura** ist mit dem Glasspatel nicht wegdrückbar.

✖ Die wichtigste Behandlungsmaßnahme bei der **ITP** ist die Traumaprophylaxe.

✖ Die **PSH** ist oft eine selbstlimitierende Krankheit; Komplikationen sind selten.

✖ Bei der schweren **Hämophilie A** tritt im Verlauf eine destruktive Arthropathie auf.

Ekzeme und Dermatitis

Unter einem Ekzem versteht man eine in der Regel nicht ansteckende Hautveränderung der Epidermis, die durch Rötung, Knötchen, Bläschen, Nässen und Jucken gekennzeichnet ist. Bei chronischen Verläufen kommt es zur Lichenifikation, also einer Vergröberung der Hautfelderung, und Schuppenbildung. Die Begriffe Ekzem und Dermatitis werden weitgehend synonym verwendet. Das allergische Kontaktekzem (▮Abb. 1), das bei Erwachsenen häufig vorkommt, ist im Kindesalter selten.

Atopische Dermatitis

Die atopische Dermatitis, auch Neurodermitis genannt, gehört zusammen mit dem Asthma bronchiale (s. S. 42) und der allergischen Rhinitis („Heuschnupfen") zu den Krankheiten des atopischen Formenkreises. Die Neurodermitis ist eine der häufigsten Krankheiten im Kindesalter überhaupt.

Ätiologie

Die Ursache der Krankheit ist nicht vollständig geklärt: Wie bei den anderen atopischen Krankheiten spielen genetische Disposition und immunologische Faktoren eine Rolle. Im Gegensatz zum Asthma und zur allergischen Rhinitis wird die Neurodermitis aber nicht durch ein spezifisches Allergen ausgelöst.

Klinik und Komplikationen

Die Neurodermitis manifestiert sich meist schon im Säuglingsalter mit dem „Milchschorf". Das Ekzem ist dann hauptsächlich an Stirn, Wangen, Hals und dem behaarten Kopf lokalisiert (▮Abb. 2). Da der Säugling die stark juckenden Bläschen und Papeln aufkratzt, steht der nässende und krustige Aspekt der Haut im Vordergrund. Im Kleinkindalter sind dann hauptsächlich die großen Gelenkbeugen, Hals und Nacken befallen, Stamm und Kopf deutlich weniger (▮Abb. 3). Die entzündlich veränderte Haut ist trocken, zerkratzt und zeigt mit zunehmendem Alter die typische Lichenifikation. Darüber hinaus können sich vor allem im Gesicht sog. Stigmata zeigen (▮Tab. 1).

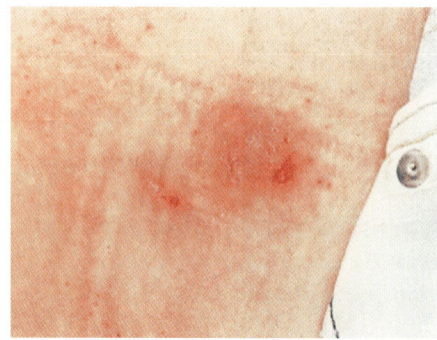

▮ Abb. 1: Allergisches Kontaktekzem; verursacht durch einen nickelhaltigen Metallknopf. [4]

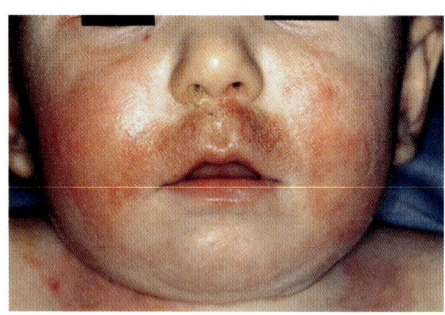

▮ Abb. 2: Gesichts- und Kopfekzem bei einem Säugling mit atopischer Dermatitis. [1]

Komplikationen entstehen, wenn die vorgeschädigte Haut mit Bakterien oder Viren superinfiziert wird. Gefürchtet ist vor allem das Eczema herpeticatum, bei dem die Herpesinfektion der ekzematösen Haut eine schwere Allgemeinerkrankung hervorruft.

Diagnostik

Die Diagnose wird aufgrund der Anamnese und des klinischen Bildes gestellt. Spezielle allergologische Untersuchungen wie IgE-Bestimmung oder RAST können angeschlossen werden.

Therapie

Die Basispflege der betroffenen Hautareale ist die wichtigste Therapiemaßnahme: regelmäßiges Eincremen mit fetthaltigen Cremes, Reinigung mit rückfettenden Ölbädern. Bei akuten Entzündungsschüben kann Ichthyol® oder Bufexamac, in schweren Fällen auch ein Kortikosteroid topisch appliziert werden. Der starke Juckreiz kann durch systemische Gabe von Antihistaminika kontrolliert werden. Superinfektionen müssen antibiotisch behandelt werden. Darüber hinaus sind Allgemeinmaßnahmen wie etwa eine vollwertige Ernährung oder eine Klimatherapie am Meer sinnvoll. Die Krankheit mildert sich dann häufig im Verlauf der Pubertät oder verschwindet vollständig. Alle Betroffenen haben aber lebenslang eine besonders empfindliche Haut.

Stigma	Erklärung
Dennie-Morgan-Zeichen	Doppelfalte am Unterlid
Hertoghe-Zeichen	Ausdünnung der lateralen Augenbrauen
Orbital darkening	Periorbitale Pigmentierung
Cheilitis sicca	Austrocknung und Exfoliation der Lippen

▮ Tab. 1: Stigmata der Neurodermitis.

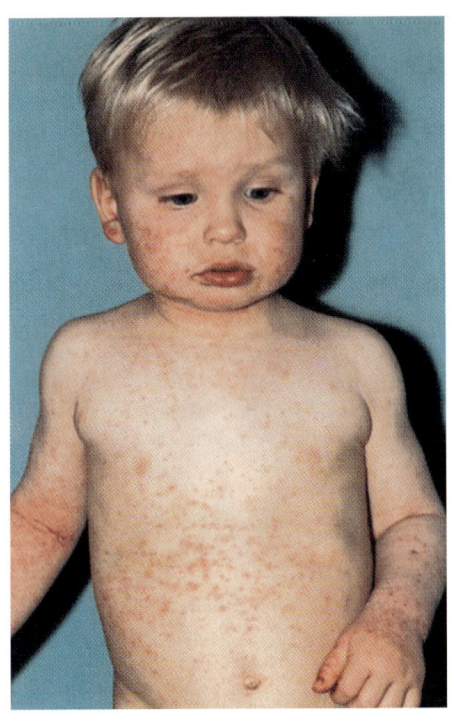

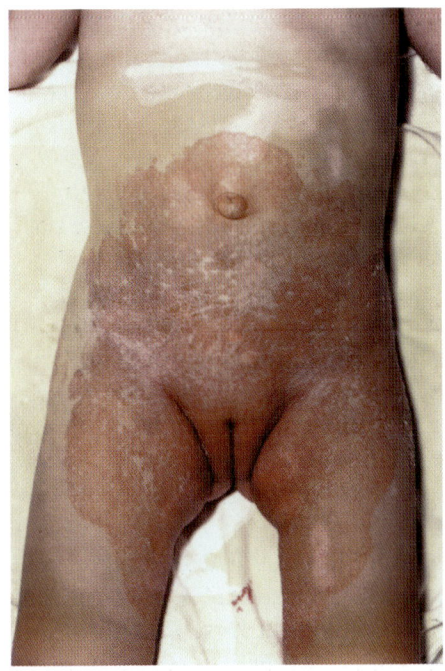

▌Abb. 3: Neurodermitis; typisch ist die Lokalisation in den Ellenbeugen. [4]

▌Abb. 5: Windeldermatitis. [1]

Seborrhoische Säuglingsdermatitis

Diese tritt im Kindesalter hauptsächlich in den ersten zwei Lebensjahren auf. Die Ätiologie der Krankheit ist bislang nicht geklärt.

Klinik

Im Gegensatz zum atopischen Ekzem beginnt die Erkrankung z.T. schon während der Neugeborenenperiode. In leichten Fällen findet man lediglich den „Gneis", eine fest haftende, gelbliche, fettige Schuppung vor allem der Nase, der Stirn und der Kopfmitte (▌Abb. 4). In schwereren Fällen sind auch die Achsel- und Leistenfalten betroffen. Selten ist die gesamte Haut befallen („Erythrodermia desquamativa Leiner").

Therapie

Die seborrhoische Säuglingsdermatitis kann mit Weizenkleiebädern oder Einreibungen mit Olivenöl behandelt werden, evtl. kommt die kurzfristige topische Anwendung von Hydrokortison in Betracht. Sekundärinfektionen durch Hefen werden mit Nystatin topisch behandelt.

Windeldermatitis

Die Windeldermatitis entsteht meist aufgrund von Pflegefehlern: Im feuchten Milieu der Windel führen Bestandteile von Urin, Stuhl und Seife zu einer Schädigung der Haut.

Klinik und Therapie

Die Dermatitis beginnt mit geröteten, nässenden und schuppenden Bläschen in den Leistenfalten, und breitet sich dann konfluierend aus (▌Abb. 5). Die angegriffenen Hautareale werden oft von Hefen besiedelt, was die Problematik verschärft.

Therapiert wird durch häufigen Windelwechsel, Pflege der Haut und Applikation von Zinkpaste. Bei einem Befall mit Candida albicans wird topisch Nystatin eingesetzt.

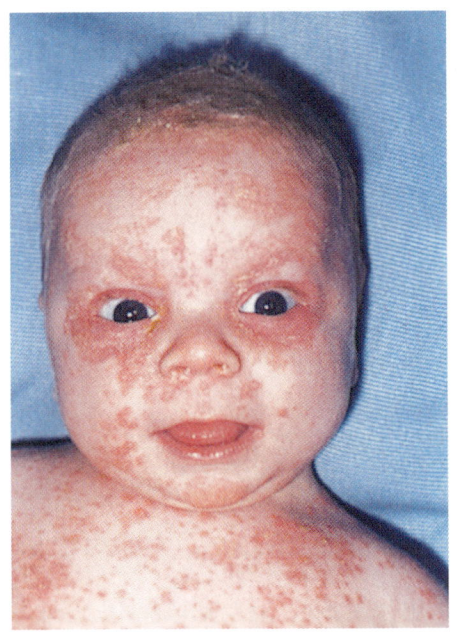

▌Abb. 4: Seborrhoische Säuglingsdermatitis. [4]

Zusammenfassung

✖ Die **Neurodermitis** gehört wie das Asthma und die allergische Rhinitis zu den Atopien; häufig manifestiert sie sich erstmals im Säuglingsalter mit dem nässenden Kopfekzem.

✖ Die **seborrhoische Säuglingsdermatitis** äußert sich am häufigsten als harmloser Kopfgneis.

✖ Die **Windeldermatitis** wird oft durch Hefen superinfiziert; Medikament der Wahl ist dann Nystatin.

Schielen

Etwa 6 % aller Kinder schielen. Oft manifestiert sich das Schielen (Strabismus) in den ersten zwei Lebensjahren. Da Schielen im Kindesalter schwere Störungen der Sehfähigkeit zur Folge haben kann, muss es frühzeitig erkannt und behandelt werden. Normalerweise sind es die besorgten Eltern, die die Aufmerksamkeit des Arztes auf den Strabismus lenken.

Man unterscheidet zwei Arten des Schielens:

▶ Das **Begleitschielen** (Strabismus concomitans) ist die häufigste Form des kindlichen Schielens. Dabei gibt es regelmäßig ein „starkes" führendes und ein „schwaches" folgendes Auge. Der Schielwinkel zwischen den Augen bleibt stets gleich.

▶ Das **Lähmungsschielen** (Strabismus paralyticus) ist am häufigsten traumatisch bedingt und daher im Kindesalter recht selten. Da diese Form des Schielens auf der Lähmung eines Augenmuskels beruht, ist der Schielwinkel abhängig von der Blickrichtung.

Zur Abgrenzung der beiden Formen dient folgende orientierende Untersuchung: Man lässt das Kind einen Gegenstand fixieren und in die verschiedenen Blickrichtungen verfolgen. Dabei beobachtet man den Schielwinkel und eventuelle Veränderungen (▮Abb. 1). Schwierigkeiten bereitet diese Untersuchung bei sehr jungen Kindern, die noch nicht in der Lage sind, ein Fixierobjekt zu verfolgen. Dann muss der Untersucher das sog. Puppenkopfphänomen ausnützen: Sobald das Kind einen Gegenstand fixiert, bewegt der Untersucher den kindlichen Kopf passiv und beobachtet die kompensatorischen Augenbewegungen in den verschiedenen Blickrichtungen (▮Abb. 2).

Amblyopie

Beim Strabismus werden Gegenstände nicht auf korrespondierenden Netzhautabschnitten abgebildet, es entstehen zwei unterschiedliche Bildinformationen. Beim Erwachsenen würde das zu Doppelbildern führen. Das kindliche Sehen ist demgegenüber noch plastisch.

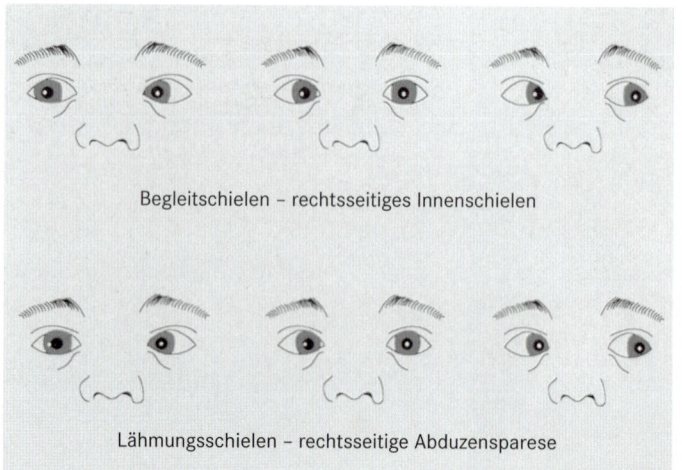

Begleitschielen – rechtsseitiges Innenschielen

Lähmungsschielen – rechtsseitige Abduzensparese

▮ Abb. 1: Begleitschielen (oben) und Lähmungsschielen (unten); die Lichtreflexe auf der Hornhaut machen den Unterschied deutlich. [6]

Um der unterschiedlichen Bildinformationen Herr zu werden, wird im Gehirn das schielende Auge unterdrückt. Folge dieser Suppression ist eine Sehschwäche bis hin zur völligen Blindheit des schielenden Auges. Etwa ab dem 7. Lebensjahr ist die Reifung der beteiligten Hirnstrukturen abgeschlossen; dann bestehen kaum noch Chancen, die Amblyopie („Schwachsichtigkeit") zu korrigieren.

Begleitschielen

Das Begleitschielen ist das typische Schielen des Kindesalters. Oft liegen dieser Schielform genetische Ursachen oder eine Weitsichtigkeit zugrunde, da es bei starker Weitsichtigkeit schon beim Blick auf entferntere Gegenstände zur Akkomodation und dementsprechend zur Konvergenz der Augen kommt. Außerdem entsteht ein sekundäres Schielen bei Krankheiten, die eine Sehschwäche nur eines Auges verursa-

chen, z. B. starke Kurzsichtigkeit eines Auges, die kongenitale Katarakt (s. S. 94) oder das Retinoblastom.

> Um die Ursachen eines sekundären Strabismus aufzudecken, muss ein schielendes Kind immer auch fundoskopiert werden.

Das Begleitschielen wird nach der Richtung, in die die Sehachse des folgenden Auges abweicht, eingeteilt in: **Einwärtsschielen** (Esotropie), **Auswärtsschielen** (Exotropie) und **Höhenschielen** (Hyper- oder Hypotropie). Die Esotropie ist die häufigste Art des Begleitschielens.

Die diesbezügliche Diagnostik kann orientierend mit dem Taschenlampentest durchgeführt werden. Dabei wird dem Kind eine Taschenlampe in geringem Abstand unter die Augen gehalten, gleichzeitig wird es dazu gebracht, einen Gegenstand in etwa 30 cm Entfernung zu fixieren. Jetzt betrachtet man

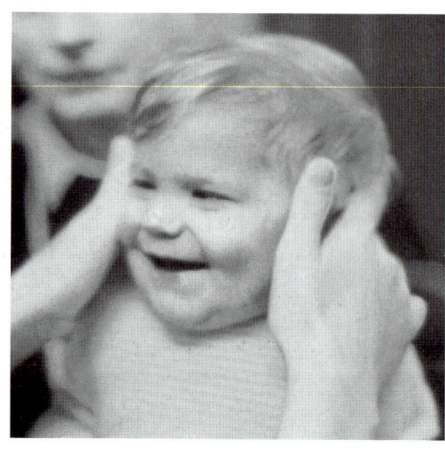

▮ Abb. 2: Puppenkopfphänomen. [6]

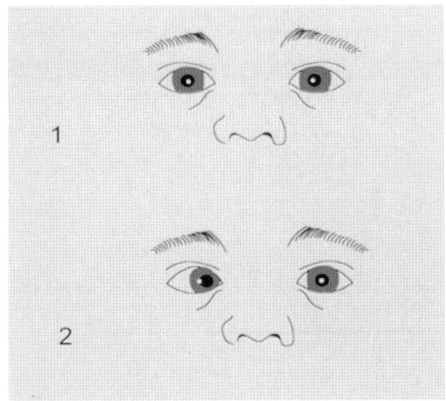

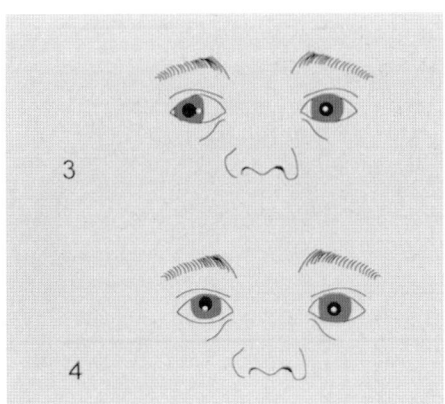

Abb. 3: Taschenlampentest bei (1) normalem Binokularsehen, (2) Innenschielen rechts, (3) Außenschielen rechts und (4) Höherschielen rechts. [6]

den Lichtreflex auf der Hornhaut: Normalerweise ist er in symmetrischer Position auf den Pupillen zu sehen; schielt das Kind, werden die Reflexe asymmetrisch auf der Hornhaut abgebildet (∎ Abb. 3).

Eine weitere einfache Untersuchungsmethode ist der Abdecktest (Cover-Test). Das Kind wird veranlasst, einen Gegenstand zu fixieren. Dann deckt der Untersucher ein Auge mit der Hand oder einem Täfelchen ab und achtet dabei auf Bewegungen des nicht abgedeckten Auges. Hält dieses seine Position, so handelt es sich um das führende Auge. Wird demgegenüber das führende Auge abgedeckt, so muss nun das schielende Auge die Fixierung übernehmen und zu diesem Zweck eine kleine Einstellbewegung machen.

Darüber hinaus muss vom Kinderaugenarzt eine Reihe weiterer Untersuchungen durchgeführt werden, um das Ausmaß des Schielens und seiner Folgen zu bewerten.

Therapie

Um einer Amblyopie des schielenden Auges entgegenzuwirken, muss der Strabismus concomitans frühzeitig behandelt werden. Ist das Schielen auf einen Sehfehler – insbesondere Weitsichtigkeit – zurückzuführen, muss dieser umgehend korrigiert werden. Danach beginnt man eine Okklusionsbehandlung. Dabei wird das führende Auge regelmäßig abgedeckt, meist mit einem Pflaster. Dieses Vorgehen stärkt das sonst supprimierte schielende Auge. Diese Behandlung muss unter strenger Kontrolle eines Kinderaugenarztes durchgeführt werden, um eine Amblyopie des abgedeckten Auges zu verhindern. Stärkere Fehlstellungen können etwa ab dem 5. Lebensjahr mit einer Schieloperation korrigiert werden. Die Behandlung wird von regelmäßigen Übungen in einer Sehschule begleitet.

Pseudoschielen

Beim sog. Pseudoschielen vermitteln Besonderheiten der kindlichen Physiognomie den Eindruck eines Strabismus. Ein breiter Nasenrücken mit ausgeprägtem Epikanthus kann ein Einwärtsschielen vortäuschen (∎ Abb. 4). Eine tatsächliche Fehlstellung der Sehachse kann dabei nicht nachgewiesen werden. Das Pseudoschielen verschwindet mit zunehmender Entwicklung des Nasenrückens im Kleinkindalter.

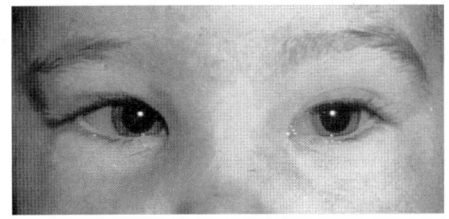

Abb. 4: Pseudoschielen; breiter Nasenrücken und Epikanthus, die Lichtreflexe auf der Hornhaut sind symmetrisch. [6]

Zusammenfassung

✖ Unbehandeltes Schielen führt zu hochgradiger Sehschwäche oder Blindheit des betroffenen Auges (Amblyopie).

✖ Die häufigste Form des kindlichen Schielens ist der Strabismus concomitans; er wird durch Refraktionsausgleich, Okklusionsbehandlung und evtl. Schieloperation therapiert.

✖ Beim Pseudoschielen täuscht die kindliche Physiognomie ein Schielen lediglich vor.

Augenerkrankungen des Neugeborenen

Im Kindesalter ist das Sehen noch nicht ausgereift. Deshalb können schon relativ kurzzeitige Störungen der Sehfähigkeit zu einer dauerhaften irreversiblen Behinderung führen (s. a. S. 92). Deshalb sind frühzeitige Diagnose und Therapie besonders wichtig. Gerade bei Neugeborenen und Säuglingen kommen spezielle Augenkrankheiten häufiger vor (zur Retinopathia praematurorum s. S. 21).

Dacryocystitis neonatorum

Bei Neugeborenen ist der Ductus nasolacrimalis gelegentlich noch von einer persistierenden Schleimhautfalte (Hasner-Membran) stenosiert oder ganz verschlossen. Der entstehende Tränenstau bietet Bakterien einen optimalen Nährboden. Die Infektion des Tränensacks wird in erster Linie durch Staphylokokken, Streptokokken und Pneumokokken verursacht.

Klinik
Die Entzündung wird auffällig, wenn sich wenige Wochen nach der Geburt aus dem Tränenpünktchen Eiter absondert. In der Lidspalte bilden sich Krusten. Die Haut über dem Tränensack kann gerötet und geschwollen sein. Manchmal entsteht begleitend eine Entzündung der Bindehaut.

Therapie
Da sich die Hasner-Klappe in den ersten Lebenswochen häufig noch spontan öffnet, kann zunächst konservativ mit Erythromycin behandelt werden. Bei anhaltenden Beschwerden über mehrere Wochen muss dann aber die Hasner-Klappe durch eine Überdruckspülung oder Sondierung der Tränenwege geöffnet werden.

Neugeborenenkonjunktivitis

Eine Konjunktivitis kommt bei etwa 10 % der Neugeborenen vor. Häufige Erreger sind Chlamydien und Gonokokken, aber auch andere Bakterien oder Herpesviren kommen vor.

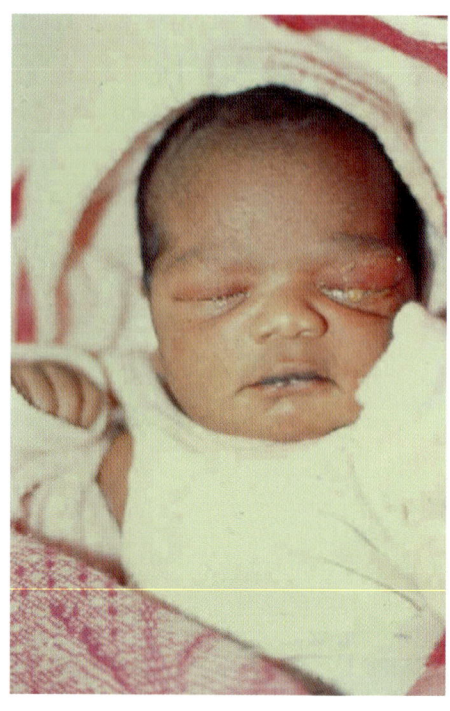

Abb. 1: Chlamydienkonjunktivitis. [1]

Klinik
Die Symptomatik beginnt je nach Inkubationszeit des Erregers innerhalb der ersten zwei Lebenswochen. Milde Formen äußern sich lediglich durch eine leichte konjunktivale Rötung, schwere Formen führen zur Absonderung von Schleim, Eiter und Sekret (Abb. 1).

Diagnostik
Zur mikrobiologischen Erregerdiagnostik muss ein Abstrich aus dem Bindehautsack gewonnen werden. Dabei ist mit einer Schutzbrille unbedingt auch auf den Eigenschutz zu achten, da der Bindehautsack manchmal so prall mit Eiter angefüllt ist, dass der infektiöse Inhalt dem Untersucher entgegenspritzt. Dies kann bei einer Gonokokkeninfektion auch den Arzt das Augenlicht kosten.

Therapie und Prophylaxe
Die antibiotische Therapie erfolgt erregerspezifisch (Tab. 1).
Um einer Infektion vorzubeugen, wird bei Neugeborenen, deren Mutter möglicherweise eine Gonokokkeninfektion hat, die Credé-Prophylaxe durchgeführt, d. h. 1 %ige Silbernitratlösung in den Bindehautsack getropft. Die Credé-Prophylaxe kann ihrerseits zu leichten Entzündungen der Konjunktiven führen.

Kongenitale Katarakt

Die Katarakt ist eine Trübung der Augenlinse. Ihr klinisches Erscheinungsbild ist die Leukokorie, also die weiße Pupille (Abb. 2).

Klassifikation und Klinik
Nach ätiologischen Gesichtspunkten kann man zwei Formen der kongenitalen Katarakt unterscheiden:

▶ Die **vererbte kongenitale Katarakt** hat in ihren verschiedenen Formen ein jeweils sehr charakteristisches Erscheinungsbild, so sind etwa bei der Cataracta coronaria die Trübungen radiär im Äquatorbereich der Linse angeordnet. Die vererbten Formen führen in der Re-

Erreger	Therapie
Chlamydien	Erythromycin systemisch und als Augentropfen
Gonokokken und andere Bakterien	Gentamicin-Augentropfen und Penicillin/Cephalosporin systemisch
Herpes simplex	Aciclovir-Augensalbe

Tab. 1: Therapie der Neugeborenenkonjunktivitis.

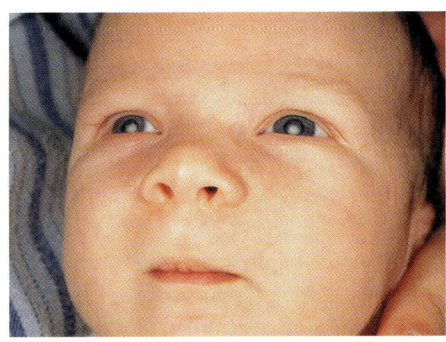

■ Abb. 2: Beidseitige kongenitale Katarakt; die Leukokorie ist schon aus der Entfernung zu erkennen. [6]

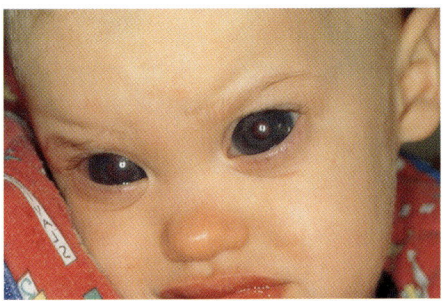

■ Abb. 3: Kindliches Glaukom; „große Augen" und typischer Gesichtsausdruck bei Blendung. [6]

senen ist der Augeninnendruck (IOD) erhöht. Die Krankheit wird autosomal-rezessiv vererbt und kommt etwa bei einem von 15 000 Neugeborenen vor.

Klinik

Am kindlichen Auge führt das Glaukom zu einer Dilatation der Bulbuswand und der Hornhaut. Der große Hornhautdurchmesser ist für das klassische Symptom der „großen Augen" (■ Abb. 3) verantwortlich. Weitere Symptome sind Lichtscheu, Tränenträufeln und Hornhauttrübung.

Diagnostik

Die Diagnosestellung beginnt mit einer Messung des IOD, der bei über 21 mmHg pathologisch ist. Das Ausmaß der Sehnervenschädigung wird mit dem Ophthalmoskop beurteilt. Bei der Inspektion der Hornhaut können Trübungen und der große Hornhautdurchmesser von mehr als 12 mm festgestellt werden. Bei der Gonioskopie, also der Inspektion des Kammerwinkels, erkennt man eine dünne transparente Membran, die das Trabekelwerk verlegt.

Therapie

Das Glaukom wird meistens mittels Trabekulotomie behandelt. Bei dieser Operation wird das embryonale Gewebe über eine Sonde im Schlemm-Kanal zerrissen; das Kammerwasser kann dann ungehindert abfließen. Der IOD muss auch danach lebenslang regelmäßig kontrolliert werden.

gel nicht zu einer Beeinträchtigung des Sehvermögens. Die vererbten Formen sind immer beidseitig.

▶ Die **Katarakte infolge frühembryonaler Schädigung** werden durch diaplazentar übertragene Infektionen während der Schwangerschaft (s. S. 7) verursacht. Die häufigsten Erreger sind Röteln-, Mumps- und Hepatitisviren sowie Toxoplasma gondii. Bei diesen Kataraktformen ist meist die ganze Linse getrübt.

Therapie

Bei der kongenitalen Katarakt ist die frühzeitige Staroperation besonders

wichtig, da ansonsten bald eine Amblyopie (s. S. 92) des betroffenen Auges entsteht. Nach der operativen Linsenextraktion wird der Visus durch Kontaktlinsen oder eine Starbrille korrigiert. Eine Kunstlinse kann erst später implantiert werden, etwa ab dem 2. Lebensjahr. Bei Amblyopie ist eine Okklusionsbehandlung indiziert.

Kongenitales Glaukom

Beim kongenitalen Glaukom (Buphthalmus) verlegt embryonales Gewebe, die sog. Barkan-Membran, das Trabekelwerk. Wie beim Glaukom des Erwach-

Zusammenfassung

✖ Bei kindlichen Augenerkrankungen ist die frühzeitige Diagnose und Therapie besonders wichtig, da ein irreversibler Visusverlust sehr rasch eintreten kann.

✖ Die häufigsten Erreger einer **Neugeborenenkonjunktivitis** sind Chlamydien. Bei der Anfertigung eines Abstrichs bei Konjunktivitis unbedingt auf Eigenschutz achten.

✖ Die **kongenitale Katarakt** aufgrund frühembryonaler transplazentarer Schädigung wird am häufigsten durch Röteln verursacht.

✖ Leitsymptom des **kongenitalen Glaukoms** sind die „großen Augen".

Verhaltensauffälligkeiten und Schlafstörungen

Auch in der Kinder- und Jugendpsychiatrie stehen bei den verschiedenen Altersgruppen jeweils typische Erkrankungen im Vordergrund. So machen sich etwa Intelligenzminderungen und Demenzen (s. S. 4) meist schon sehr früh bemerkbar. Die Essstörungen (s. S. 13) andererseits sind ein typisches Problem der Adoleszenz.

Die Diagnostik der Erkrankungen der kindlichen Psyche beinhaltet neben einer obligaten neurologischen Untersuchung auch die Verhaltensbeobachtung und psychometrische Methoden. Die Eltern und die Familie müssen eng in den therapeutischen Prozess mit eingebunden werden.

Frühkindlicher Autismus

Der frühkindliche Autismus ist durch eine hochgradige interpersonelle Kontaktstörung gekennzeichnet. Die Erkrankung tritt mit einer Häufigkeit von 4 : 10 000 auf. Jungen sind ungefähr doppelt so häufig betroffen wie Mädchen. Die Ursachen der Erkrankung sind nicht vollständig geklärt. Die genetische Disposition scheint ebenso eine Rolle zu spielen wie Störungen der Hirnfunktion.

Klinik

Die Klinik beginnt meist schon im Säuglingsalter, ist aber zunächst schwer erkennbar. Die Säuglinge nehmen keinen Blickkontakt zu Bezugspersonen auf, eine emotionale Entwicklung findet praktisch nicht statt. Daraus ergeben sich Folgeprobleme bei der Sprachentwicklung. Auch später zeigen die Betroffenen keine Reaktion auf Menschen und leben vollständig abgekapselt. Weitere typische Symptome sind Veränderungsangst, zwanghaftes Verhalten, Aggressionsausbrüche, motorische Stereotypien und dysgrammatische Sprache. Oft kann eine Intelligenzminderung diagnostiziert werden.

Diagnostik und Therapie

Die Diagnose wird klinisch gestellt. Andere Störungen wie das Rett-Syndrom (s. S. 4), kindliche Schizophrenien oder Persönlichkeitsstörungen müssen aber ausgeschlossen werden. Das Behandlungskonzept besteht aus Frühförderung, verhaltenstherapeutischen Maßnahmen und körperbezogenen Therapieelementen. Eine vollständige Heilung ist aber trotz intensiver Therapie nicht zu erwarten.

Hyperkinetisches Syndrom (ADHS)

Das hyperkinetische Syndrom ist durch die Symptomentrias Aufmerksamkeitsstörung, motorische Hyperaktivität und schwache Impulskontrolle geprägt (Aufmerksamkeits-Defizit-Hyperaktivitäts-Syndrom = ADHS). Häufig wird auch vom „Zappelphilipp-Syndrom" gesprochen. Etwa 3 % der Schulkinder sind betroffen, Jungen wesentlich häufiger als Mädchen. Wichtige Faktoren der Krankheitsentstehung sind die genetische Disposition und eine verlangsamte Reifung von Hirnstrukturen. Umwelteinflüsse haben einen starken Einfluss auf den Verlauf.

Klinik

Besonders schwerwiegend wirkt sich die Störung in der Schule aus: Die Kinder können sich nicht konzentrieren, sind ablenkbar, haben einen ruhelosen Bewegungsdrang und verhalten sich störend impulsiv. Auch Schwierigkeiten im Sozialverhalten treten auf. Der fließende Übergang vom Normalen zum Krankhaften bereitet bei der rein klinischen Diagnosestellung vielfach Probleme.

Therapie

Gerade bei der Behandlung ausgeprägter Syndrome spielen Medikamente wie Methylphenidat trotz kontroverser Diskussion eine nicht zu unterschätzende Rolle: Obwohl nicht allen Kindern mit den Medikamenten geholfen werden kann, bewirken sie doch häufig innerhalb von zwei Jahren eine Heilung. Wesentliches Element der Behandlung aller Syndrome ist aber die Verhaltenstherapie.

Enuresis

Unter Enuresis versteht man das Einnässen in einem Alter, in dem eine ausreichende Blasenkontrolle erreicht sein sollte; meist wird dafür das 4. oder 5. Lebensjahr angenommen. Man unterscheidet die Enuresis nocturna, also das Bettnässen, von der Enuresis diurna, die während des Tages auftritt, außerdem die primäre Enuresis, bei der das Kind zu keiner Zeit eine ausreichende Blasenkontrolle besessen hat, von der sekundären Enuresis, die auftritt, nachdem das Kind für mindestens 6 Monate trocken war. Eine Enuresis tritt bei etwa 20 % der Fünfjährigen und immerhin noch bei 5 % der Zehnjährigen auf. Mit zunehmendem Alter sind die Jungen häufiger betroffen.

Ätiologie

Über das Zustandekommen des Symptoms wird kontrovers diskutiert: Teilweise wird angenommen, das Leiden habe biologisch-konstitutionelle Ursachen wie etwa eine verzögerte körperliche Reifung oder rezidivierende Blaseninfekte (s. a. S. 64). Andere Meinungen gehen von einer überwiegend psychologischen oder psychosozialen Genese aus; im Vordergrund stehen demnach eine unsachgemäß durchgeführte Reinlichkeitserziehung oder psychische Belastungssituationen wie z. B. die Trennung der Eltern.

Diagnostik

Bei der Diagnosestellung müssen neurologische Schäden und andere somatische Ursachen einer Blasenentleerungsstörung ausgeschlossen werden. Dann muss aber ein umfassender psychiatrischer Befund erhoben werden (▮ Abb. 1).

Therapie

Zur Behandlung stehen mehrere Optionen offen: Bei der medikamentösen Therapie werden hauptsächlich trizyklische Antidepressiva eingesetzt; sie zeigen aber nur kurzzeitig Effekte. Verhaltenstherapeutische Methoden werden mit unterschiedlichen Geräten durchgeführt, die ein Wecksignal auslösen, sobald das Kind Urin entleert, was eine verbesserte Blasenkontrolle konditioniert. Zusätzlich werden die Kinder für „trockene" Nächte belohnt. Beim Blasentraining wird den Kindern eine ver-

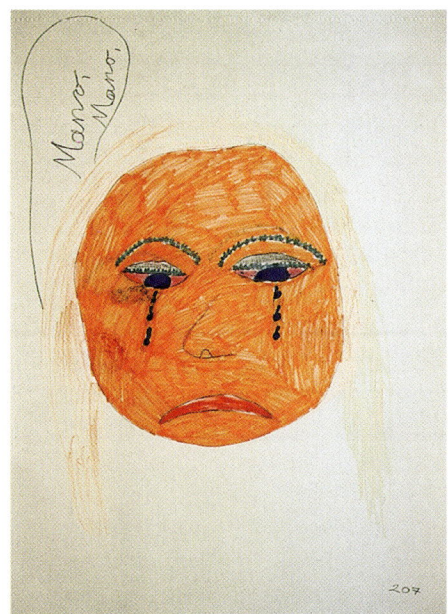

Abb. 1: Bild einer neunjährigen Patientin mit Enuresis nocturna und einer depressiven Episode; die kindliche Gefühlswelt wird hier deutlich sichtbar. [6]

besserte Blasenkontrolle durch Übung beigebracht. Auch Kombinationen der genannten Verfahren werden angewendet. Die Prognose ist gut.

Enkopresis

Unter Enkopresis versteht man das Einkoten. Ähnlich wie bei der Enuresis werden primäre und sekundäre Formen unterschieden. Die Enkopresis kommt etwa bei 1,5 % der Kinder unter 10 Jahren vor, vornehmlich bei Jungen. Die primäre Enkopresis ist meist auf eine allgemeine Entwicklungsverzögerung oder eine fehlgeschlagene Reinlichkeitserziehung zurückzuführen; die sekundäre Enkopresis hat eher psychische Ursachen.

Klinik

Das Einkoten findet typischerweise am Tag statt, selten in der Nacht. Die Kinder versuchen dann entweder, die Störung zu verbergen, etwa indem sie ihre Unterwäsche verstecken, oder sie zeigen sich dem Einkoten gegenüber gleichgültig.

Diagnostik und Therapie

Bei der Diagnosestellung müssen somatische Ursachen des Einkotens wie z. B. die Überlaufenkopresis (s. S. 56) ausge-

schlossen werden. Zur Behandlung kann zunächst ein verhaltenstherapeutisches Toilettentraining durchgeführt werden. Auch eine Spieltherapie kann indiziert sein. Die Prognose ist gut.

Schlafstörungen

Das Schlafbedürfnis eines Kindes ist altersabhängig und nimmt im Lauf der Kindheit ab: Säuglinge brauchen etwa 16 Stunden Schlaf, ein Schulkind lediglich 10 – 12 Stunden, und im Jugendalter nimmt das Schlafbedürfnis in der Regel weiter ab. Schlafstörungen kommen typischerweise im späten Kleinkindalter gehäuft vor, ebenso der Pavor nocturnus und der Somnambulismus. Bei den beiden Letztgenannten handelt es sich allerdings nicht um psychogene Störungen, sondern um Symptome einer verzögerten Hirnreifung, die mit zunehmendem Alter von selbst verschwinden.

▶ **Einschlaf- oder Durchschlafstörungen** beruhen meist auf nicht verarbeiteten Tagesereignissen oder Konflikten in Familie, Kindergarten oder Schule. Sie gehen häufig mit Angst- oder Spannungszuständen Hand in Hand. Die Therapie sollte auf eine Lösung der Konflikte zielen. Wichtig sind Schlafhygiene, d. h. regelmäßige Schlafenszeit, nur kurzer Mittagsschlaf, keine schweren Mahlzeiten oder Aufregungen vor dem Schlafen etc., und stets gleich bleibende Einschlafrituale, die dem Kind Sicherheit vermitteln. Bei ausgeprägten Angstzuständen kann eventuell ein Anxiolytikum indiziert sein.

▶ Unter **Pavor nocturnus** versteht man ein nächtliches angstvolles Aufschrecken ohne Erwachen: Die Kinder erwachen nur scheinbar, weinen und sind ängstlich erregt oder in heller Panik (▪ Abb. 2). Tatsächlich sind sie während der Episode aber nicht ansprechbar und meist nur schwer erweckbar. Der Zustand dauert etwa 10 Minuten. Die Angstsymptomatik kann manchmal abgewendet werden, wenn das Kind aufgeweckt wird, sobald sich eine erste Unruhe ankündigt.

▶ Beim **Schlafwandeln** (Somnambulismus) erwachen die Kinder nicht. Im Tiefschlafstadium führen sie ganze Handlungsabläufe aus wie etwa Auf- und-Abgehen im Haus. Nach dem Erwachen haben sie keine Erinnerung an das Geschehene. Das Schlafwandeln an sich ist harmlos; problematisch wird es erst durch Gefährdungssituationen, in die sich das Kind während des Schlafs begibt. In schwierigen Fällen haben Antidepressiva einen therapeutischen Effekt.

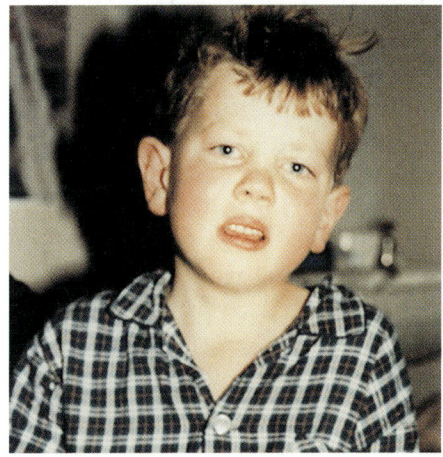

Abb. 2: Pavor nocturnus. [3]

Zusammenfassung

✖ Eine vollständige Heilung des **frühkindlichen Autismus** ist trotz frühzeitiger Therapie nicht zu erwarten.

✖ **Hyperkinetische Syndrome** stellen in der Schulzeit oft ein schwerwiegendes Problem dar.

✖ **Enuresis** und **Enkopresis** haben eine gute Prognose.

✖ Die **Schlafstörungen** im engeren Sinn haben meist psychische Ursachen; demgegenüber sind Pavor nocturnus und Somnambulismus lediglich Ausdruck einer verzögerten Reifung.

Kindesmisshandlung

Kindesmisshandlung, Vernachlässigung und sexueller Missbrauch stellen Kinderärzte vor schwerwiegende Probleme. Genaue Zahlen über die Häufigkeit dieser Verbrechen sind wegen der hohen Dunkelziffern nicht bekannt. Jährlich werden etwa 1 700 Fälle von Kindesmisshandlung amtlich. Einige Beobachtungen verleiten jedoch zu Schätzungen, nach denen möglicherweise sogar bis zu 400 000 Fälle gezählt werden könnten:

◗ Etwa bei jeder zehnten Konsultation wegen eines Traumas entsteht der Verdacht einer Misshandlung oder Vernachlässigung.

◗ Bei der Hälfte aller Frakturen im ersten Lebensjahr werden Zeichen, die den Verdacht des Kindesmissbrauchs nahe legen, festgestellt. Dasselbe gilt für etwa 15 % aller Verbrennungen oder Verbrühungen im Säuglingsalter.

◗ Bei etwa 2 % aller stationär aufgenommenen Kinder werden Symptome, die den Verdacht der Misshandlung oder Vernachlässigung zulassen, gefunden.

◗ Die Zahl der Todesopfer von Kindesmisshandlungen in Deutschland wird auf etwa 600 Kinder/Jahr geschätzt.

◗ Noch unklarer werden die Verhältnisse beim sexuellen Missbrauch von Kindern. Doch auch hier sind die Schätzungen hoch: In Befragungen geben 10 – 15 % der erwachsenen Frauen an, im Kindesalter sexuellen Missbrauch erfahren zu haben. Offizielle Zahlen gehen etwa von 7,5 % aus.

Befunde beim „Battered-Child-Syndrom"

Von Kindesmisshandlung oder Battered-Child-Syndrom spricht man, wenn ein Elternteil oder eine Betreuungsperson dem Kind Verletzungen zufügt und dies nicht auf einem bloßen Unfallgeschehen beruht.

Es gibt Befunde, die typischerweise den Verdacht auf eine Kindesmisshandlung aufkommen lassen:

◗ Das kann z. B. die Art der Verletzung oder des Befundes sein: auffällige Hämatome, die sich nicht durch ein Unfallgeschehen erklären lassen; ebenso Häma-

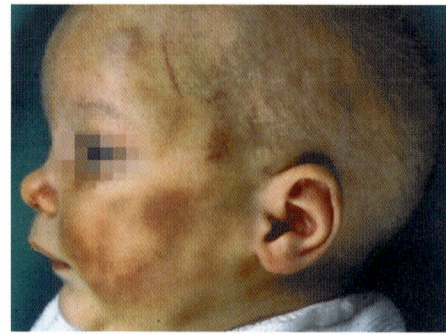

Abb. 1: Hämatome unterschiedlichen Alters weisen auf eine Misshandlung hin. [1]

tome, bei denen Finger- oder Handabdrücke sichtbar sind, oder auch unterschiedlich alte Hämatome (◗ Abb. 1), die nicht von einem einzelnen Trauma herrühren können.

◗ Andererseits spielt auch die Lokalisation eine Rolle: Narben, Striemen, Würgemale, Brand- oder Bissverletzungen (◗ Abb. 2) sind bei der Kindesmisshandlung oft am Gesäß lokalisiert. Auch Verletzungen von Kopf, Gesicht und Augen sind häufig verdächtig.

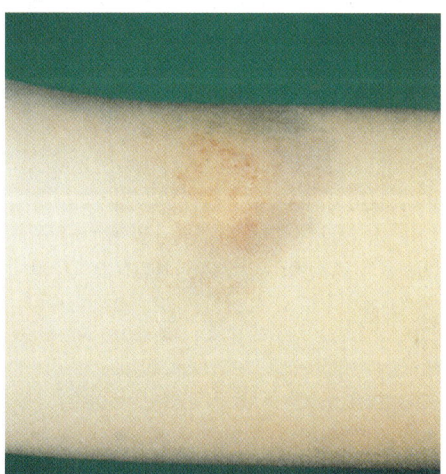

Abb. 2: Bissverletzungen an den Innenseiten der Arme sind verdächtig. [3]

◗ Besonders bei der Auswertung der Röntgenbilder fallen verdächtige Befunde auf, z. B. auf Frakturen, die sich fast nur durch Abwehrhandlungen erklären lassen, wie etwa die Parierfraktur des Unterarms (◗ Abb. 3, 4). Auch das Vorliegen mehrerer älterer Frakturen sollte an Kindesmisshandlung denken lassen (◗ Abb. 3).

◗ Auch allgemeine Zeichen der Vernachlässigung, wie schlechter Pflegezustand, Unterernährung und psychische Auffälligkeiten müssen wahrgenommen werden.

Weitere Hinweise ergeben sich aus der Interaktion zwischen Arzt und Kind, Arzt und Eltern bzw. von Kind und Eltern untereinander:

◗ Misshandelte Kinde legen oft ein argwöhnisches oder überaus ängstliches Verhalten an den Tag. Dabei lassen sie unangenehme Untersuchungen apathisch, ohne das normale Abwehrverhalten über sich ergehen.

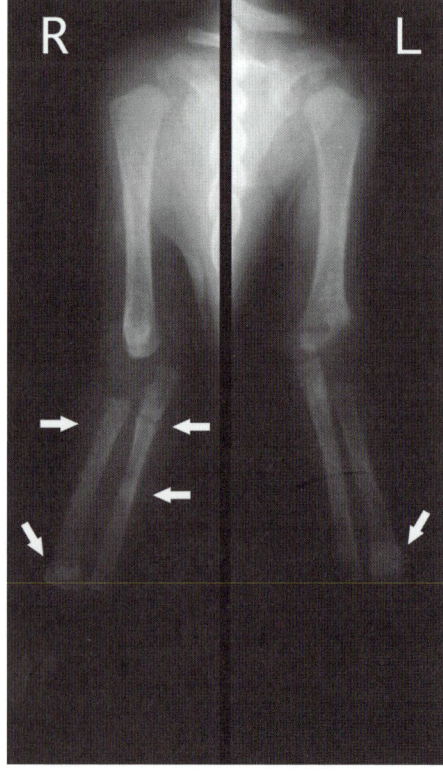

Abb. 3: Die kombinierte proximale Radius- und Ulnafraktur rechts entstand beim Parieren von heftigen Schlägen (rechts); Kallusbildungen am distalen Radius beidseits und am Ulnaschaft rechts sind Zeichen vorausgegangener Misshandlungen. [1]

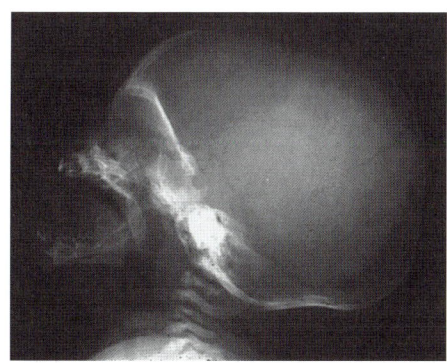

Abb. 4: Schädelfraktur im Bereich des Scheitelbeins als Misshandlungsfolge. [1]

Auf Seiten der Eltern bestehen oft Feindseligkeit gegenüber dem Arzt oder ausgeprägtes Desinteresse an der Behandlung; die Kinder werden oft erst verspätet zum Arzt gebracht. Hellhörig muss es auch machen, wenn zwischen Befund und Schilderung des „Unfallgeschehens" auffällige Diskrepanzen bestehen. Möglicherweise finden sich bei einem Elternteil auch Hinweise auf Überforderung oder Alkoholmissbrauch.

Ist das Vertrauen in die Eltern erschüttert, so suchen misshandelte Kinder oft nicht bei ihren Eltern, sondern bei anderen erwachsenen Personen Schutz. Oft ist auch zu beobachten, dass die Kinder ihrerseits versuchen, die Misshandlung zu verschleiern, indem sie dem betreffenden Elternteil demonstrativ Zuneigung entgegenbringen und jeglicher Frage nach Konflikten ausweichen. Auf Seiten der Eltern fällt demgegenüber oft ein ausgeprägtes Desinteresse auf.

Vorgehen bei Verdacht auf Kindesmisshandlung

Das Vorgehen bei Verdacht auf eine Misshandlung muss ruhig und überlegt sein. Schnell wird sonst in der Erregung ein Verdacht ausgesprochen, der sich später nicht bestätigt, aber das Vertrauensverhältnis zwischen Arzt und Patient dauerhaft stört. So kann es zu den oben genannten multiplen Knochenbrüchen auch aufgrund einer Osteogenesis imperfecta („Glasknochenkrankheit") kommen (Abb. 5); die verdächtigen verschieden alten Hämatome sind ebenso bei der Hämophilie zu sehen. Allerdings sollte sich der Arzt auch nicht mit der Ausrede beruhigen, es werde schon keine Misshandlung vorliegen. Im Zweifelsfall hilft hier ein älterer Kollege mit Rat und Tat.

Wichtige Erstmaßnahmen bei Verdacht auf Misshandlung sind:

Der Verdacht wird im Aufnahmegespräch noch nicht angesprochen; dafür gibt es besonders geschulte Ärzte.

Im Zweifelsfall muss zum Schutz des Kindes die stationäre Aufnahme ohne die Eltern angeordnet werden.

Die eingehende klinische und technische Untersuchung ist obligatorisch: Abdomen-Sono, bei Säuglingen Röntgen des gesamten Skeletts (sog. Babygramm), bei älteren Kindern zumindest des Schädels, eventuell augenärztliche oder gynäkologische Untersuchung,

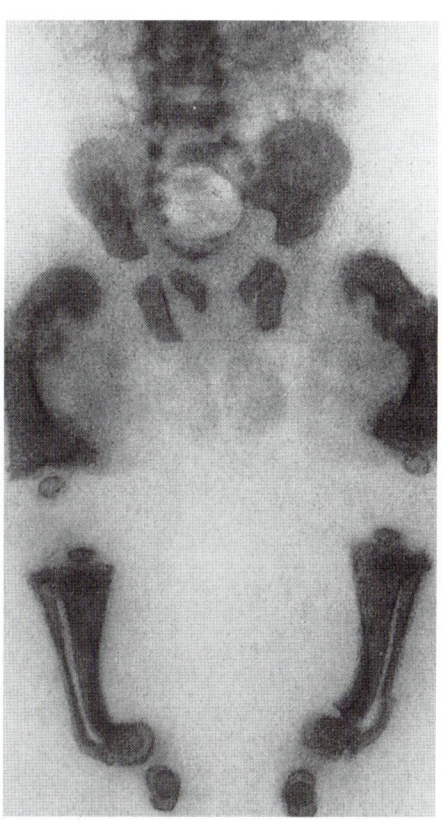

Abb. 5: Multiple Frakturen des Femurs rechts und links bei einem Neugeborenen mit Osteogenesis imperfecta. [4]

Laboruntersuchungen zum Ausschluss von ursächlichen Krankheiten: Blutbild, Gerinnung, Eisen, Vitamin D und Parathormon.

> Alle auffälligen Befunde müssen sorgfältig, auch fotografisch dokumentiert werden.

Zusammenfassung

✖ Die genaue Zahl der Kindesmisshandlungen ist nicht bekannt; nach Schätzungen handelt es sich aber um einen relativ häufigen Tatbestand.

✖ Bei der ärztlichen Untersuchung sollten auffällige Befunde zumindest gedanklich hinterfragt werden; offensichtliche Vernachlässigung eines Kindes ist nie normal.

✖ Sofortiges unüberlegtes Ansprechen des Verdachts auf Misshandlung ist nicht ratsam.

✖ Auffällige Befunde müssen dokumentiert werden, auch fotografisch.

Unfälle I

Unfälle sind im Kindesalter für bis zu 50 % der Todesfälle verantwortlich; das sind etwa 1000 Kinder pro Jahr. Die Zahl der Schwerverletzten ist etwa 10-mal so hoch. Dabei überrascht es nicht, dass für jede Kindheitsphase spezifische Unfallmechanismen im Vordergrund stehen:

▶ Im **Säuglingsalter** kommen typischerweise Stürze vom Wickeltisch oder vom Arm der Mutter vor, die wegen der unreifen Schutzmotorik leicht zu Kopfverletzungen führen. Außerdem kommen Erstickungsunfälle unter der Bettdecke und der in seiner Ätiologie letztlich noch nicht geklärte plötzliche Kindstod relativ häufig vor.

▶ Das **Kleinkind** erkundet die Welt mit seinem Mund, das Risiko für Ingestionen bzw. Vergiftungen ist dementsprechend stark erhöht. Eine weitere wichtige Fallgruppe bilden die Verbrennungen, insbesondere die Verbrühungen, zu denen es häufig kommt, wenn das Kleinkind Behälter mit heißer Flüssigkeit (z. B. Wasserkocher, Kaffeetasse) von einem Tisch zieht (▮Abb. 1).

▶ Beim **Schulkind** stehen die Verkehrsunfälle (häufig mit dem Fahrrad) im Vordergrund. Sportverletzungen, Elektrounfälle, Verbrennungen und andere Ursachen kommen seltener vor.

Ertrinkungsunfälle (das sind im Sommer Badeunfälle, im Winter das Einbrechen durch eine zu dünne Eisdecke) kommen in allen Altersgruppen vor; bei den Kleinkindern sind sie sogar die zweithäufigste Todesursache.

> Etwa 50 % der Todesfälle im Kindsalter werden durch Unfälle verursacht; diese Zahl könnte durch Präventivmaßnahmen deutlich verringert werden.

Verbrennungen

Kinder mit Verbrennungen leiden nicht nur unmittelbar unter dem Hautdefekt. Sie sind, vor allem bei schweren oder großflächigen Verbrennungen, durch einen Verbrennungsschock bedroht, der sich bis zum Nierenversagen, Lungen- oder Hirnödem komplizieren kann.
Um die Folgen einer Verbrennung richtig einzuschätzen, müssen also zwei Faktoren beurteilt werden. Zum einen muss der Schweregrad bestimmt werden (▮Tab. 1), zum anderen spielt die von der Verbrennung betroffene Fläche eine große Rolle. Als Faustregel kann gelten, dass die Handfläche des Kindes inklusive Finger etwa 1 % der Körperoberfläche entspricht. Bei größeren Arealen kann auf die „Neunerregel" zurückgegriffen werden (▮Abb. 2).

Therapie

Bei allen Verbrennungen muss das betroffene Areal zunächst mit Wasser für etwa 10 Min. gekühlt werden. Schmerzstillung, Schockprophylaxe und sterile Wundversorgung sind weitere **Erstmaßnahmen.**
Verbrennungen III. Grades müssen immer im **Krankenhaus** behandelt werden. Betrifft eine Verbrennung I. Grades mehr als 15 % der Körperoberfläche oder eine Verbrennung II. Grades mehr als 5 %, so ist wegen des drohenden

Grad I	Von der Verbrennung ist nur die Epidermis betroffen. Es zeigt sich eine schmerzhafte Rötung und Schwellung
Grad II	Bei diesen Verbrennungen kommt es zur subepidermalen Blasenbildung; die betroffenen Areale sind stark schmerzhaft
Grad III	Werden von der Verbrennung auch tiefere Hautschichten erfasst, so kommt es zu grauweißen Nekrosen. Da schmerzempfindliche Nervenendigungen mitbetroffen sind, können bei diesen Verbrennungen Schmerzen völlig fehlen

▮ Tab. 1: Schweregrade bei Verbrennungen.

Schocks auch hier die sofortige Klinikeinweisung obligatorisch. Die weitere Behandlung beinhaltet dann vor allem die Schockbekämpfung sowie die Verhinderung oder Bekämpfung von Infektionen bis hin zur Sepsis. Schwere Hautdefekte nach Verbrennungen Grad III müssen eventuell plastisch-chirurgisch gedeckt werden.

Ertrinkungsunfälle

Ertrinkungsunfälle sind die dritthäufigste Todesursache im Kindesalter. Spätestens wenn sich die Lunge mit Wasser füllt, wird der Organismus nicht mehr ausreichend mit Sauerstoff versorgt; führt dies zum Tod, so spricht man von **primärem Ertrinken.**
Aber auch nachdem der Tod durch primäres Ertrinken abgewendet ist, sind die Kinder noch durch das sog. **sekundäre Ertrinken** bedroht: Wird nämlich das Wasser aus der Lunge resorbiert, so kommt es zu Hypervolämie und Elektrolytverschiebungen. Dies kann dann später zu einem Lungen- oder Hirnödem führen.

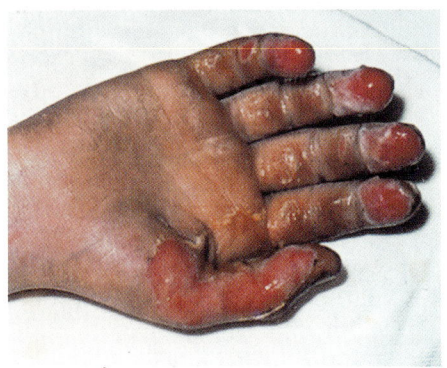

▮ Abb. 1: Verbrennungen an der Hand. [4]

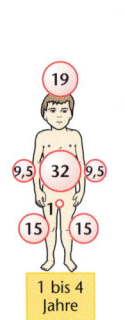

1 bis 4 Jahre

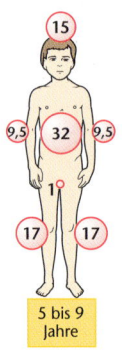

5 bis 9 Jahre

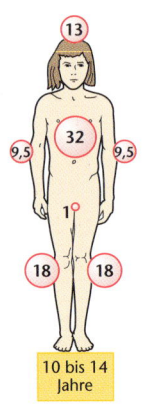

10 bis 14 Jahre

▮ Abb. 2: „Neunerregel"; in verschiedenen Altersgruppen muss die Neunerregel modifiziert werden. [1]

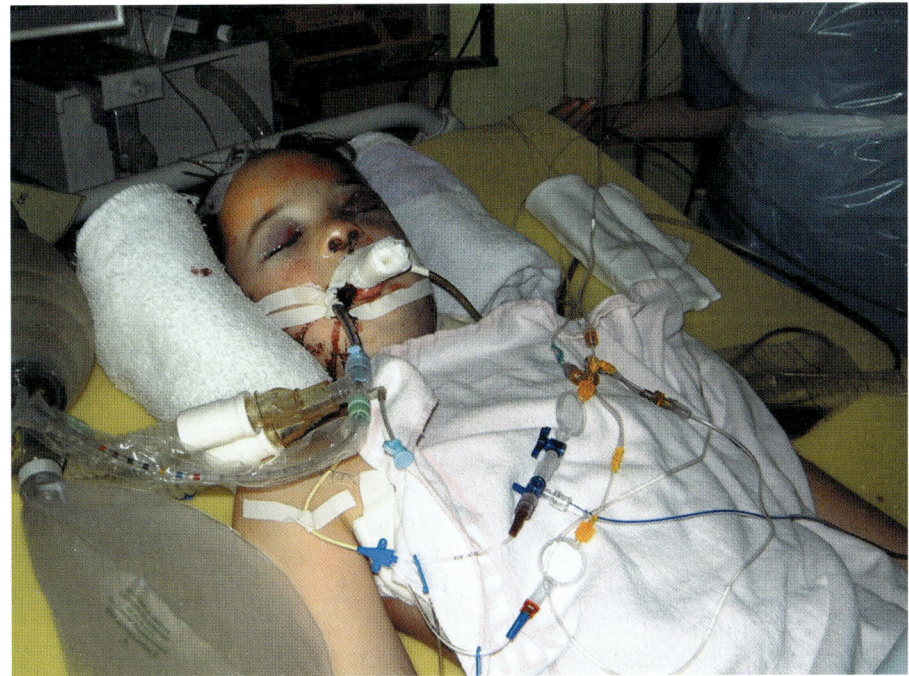

Abb. 3: Schädel-Hirn-Trauma (SHT); Brillenhämatom und Liquorrhö sind Symptome des Schädelbasisbruchs. [1]

Therapie

Bei der **Akutversorgung** Ertrunkener steht die Aufrechterhaltung der Vitalfunktionen im Vordergrund, also die sofortige Reanimation nach der ABC-Regel. Vor allem im Winter bei kalter Wasser- und Umgebungstemperatur sind Wiederbelebungsmaßnahmen manchmal auch noch nach mehr als einer Stunde von Erfolg gekrönt. Im **Krankenhaus** müssen dann alle Maßnahmen zur Verhinderung des sekundären Ertrinkens ergriffen werden; einer Lungenentzündung wird durch antibiotische Prophylaxe vorgebeugt.

Traumata

Bei den Unfällen der Kinder, insbesondere den Verkehrsunfällen, sind Schädelverletzungen wegen der relativen Größe des kindlichen Kopfes häufig. Ein **Schädel-Hirn-Trauma** (Abb. 3) muss wegen der drohenden neurologischen Spätfolgen intensiv therapiert werden; Rehabilitationsmaßnahmen schließen sich an. Auch bei den **Verletzungen der Extremitäten** kommen aufgrund der

kindlichen Anatomie bestimmte Verletzungsmuster gehäuft vor. Als Beispiel kann hier die Subluxation des Radiusköpfchens (Chassaignac-Luxation, Abb. 4) genannt werden, die durch rohen Zug am Arm des Kleinkindes verursacht wird; häufig wollten die Eltern das Kind durch diese Maßnahme nur von einer Gefahrenquelle, z. B. einer Autostraße, fernhalten.

Ingestionen und Vergiftungen

Vergiftungen und Ingestionen gehören im Kleinkindalter, besonders im Alter zwischen $1/2$ und 3 Jahren, zu den häufigsten Notfallsituationen. In dieser Zeit sind die Kinder voller Neugierde und Entdeckerdrang und erkunden zumindest anfänglich die Welt noch vorwiegend mit dem Mund. Wenn die Eltern dann nicht aufpassen, ist „es" schnell geschehen. Bei der Ingestion verbleibt der aufgenommene Gegenstand oder Stoff im Verdauungskanal und wird meist auf natürlichem Weg wieder ausgeschieden. Bei der Vergiftung hingegen entstehen weitere Symptome.

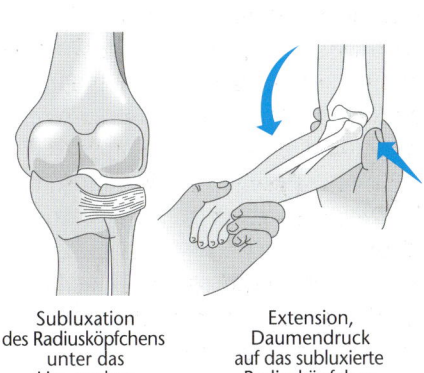

Subluxation des Radiusköpfchens unter das Lig. anulare

Extension, Daumendruck auf das subluxierte Radiusköpfchen

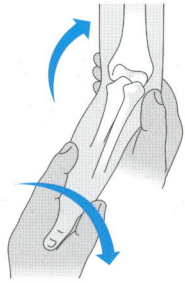

Supination und Flexion

Bewegungsprüfung

Abb. 4: Reposition der Chassaignac-Luxation. [2]

Ingestionen und Vergiftungen (Fortsetzung)

Ösophagusfremdkörper

Verschlucken Kinder versehentlich einen Gegenstand, so wird er normalerweise durch die Peristaltik im Verdauungskanal weiterbefördert. Gelegentlich kann er auch in den physiologischen Engen des Ösophagus stecken bleiben. Am häufigsten werden Münzen, Murmeln, Legosteine oder andere Spielsachen verschluckt.

Klinik

Ein Ösophagusfremdkörper verursacht meist keine Symptome. Gelegentlich bestehen Schluckstörungen oder retrosternale Schmerzen. Problematisch wird es, wenn der Fremdkörper so groß ist, dass er die Hinterwand der Trachea komprimiert (■Abb. 5). Dann können zusätzlich Atemnot und Stridor auftreten.

Diagnostik

Zur Diagnosestellung werden Röntgenbilder angefertigt, die den Verdauungstrakt in der Übersicht zeigen, also Thorax- und Abdomenaufnahmen. Bei röntgenologisch schlecht darstellbaren Gegenständen können Kontrastmittel eingesetzt werden (■Abb. 6).

Therapie

In den häufigen Fällen, in denen der Fremdkörper den Verdauungstrakt problemlos passiert, ist Überwachung des Kindes und Beratung der Eltern völlig ausreichend; eine Übertherapie ist zu vermeiden. Bereitet der Fremdkörper allerdings Probleme, so muss er endoskopisch entfernt werden. Das ist insbesondere auch bei allen Gegenständen erforderlich, die die Schleimhaut verletzen oder zu Vergiftungen führen können.

Verätzungen des Ösophagus

Schwerste Notfälle können durch Ingestion von Säuren oder Laugen verursacht werden. Typische Substanzen, die ätzende Inhaltsstoffe enthalten und in vielen Haushalten vorhanden sind, sind Rohr- und Abflussreiniger, Spülmaschinenpulver oder Entkalker. Säureverätzungen z. B. durch Spülmaschinenpulver verursachen eine Koagulationsnekrose, die in gewissem Maß die Schädigung begrenzt. Schwerwiegender ist die Laugenverätzung z. B. durch Abflussreiniger, bei der eine Kolliquationsnekrose entsteht: Der Ösophagus kann perforieren. Außerdem bereiten beide Formen der Verätzung den Weg für Infektionen der geschädigten Schleimhautoberfläche.

Klinik

Die Ingestion von ätzenden Stoffen führt zu Schleimhautschwellung und -rötung, vermehrtem Speichelfluss, Schmerzen und eventuell Hustenanfällen. Allein aus der Inspektion des Mundes lassen sich keine Rückschlüsse auf das Ausmaß der Verätzung ziehen: Im Mund sind die Zeichen der Verätzung nämlich oft weniger ausgeprägt, da die Chemikalien durch den Schluckakt recht schnell weiterbefördert werden. Bei ausgedehnten Verätzungen kann sich eine Schocksymptomatik entwickeln.

Therapie und Komplikationen

Auf keinen Fall darf in der Notfallsituation Erbrechen ausgelöst werden, da die ätzende Substanz so den Ösophagus ein zweites Mal passieren würde. Stattdessen sollte die Substanz so schnell wie möglich mit großen Mengen von Flüssigkeit stark verdünnt werden.

> Wichtigste Erstmaßnahme bei Verätzungen: große Mengen von Wasser oder Milch trinken lassen.

Im Krankenhaus wird dann das Ausmaß der Verätzung endoskopisch beurteilt. Bei der medikamentösen Therapie kom-

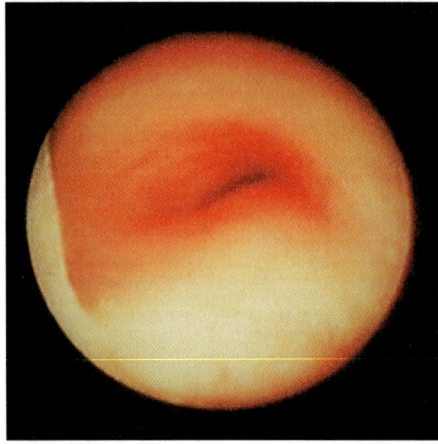
■ Abb. 5: Stenosierte Trachea aufgrund eines Fremdkörpers im Ösophagus. [6]

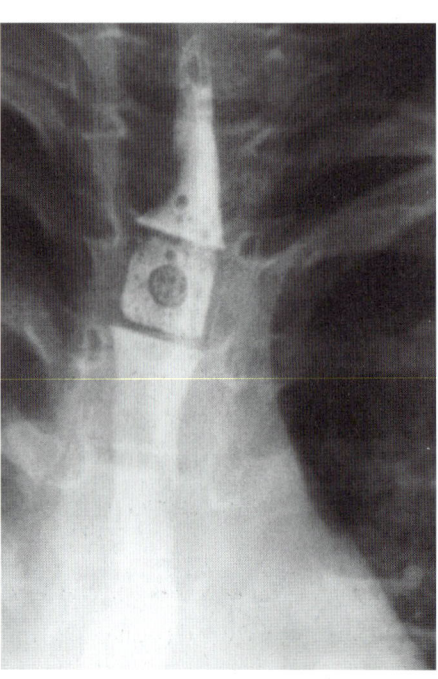
■ Abb. 6: Legostein im Ösophagus; Kontrastmittelaufnahme. [6]

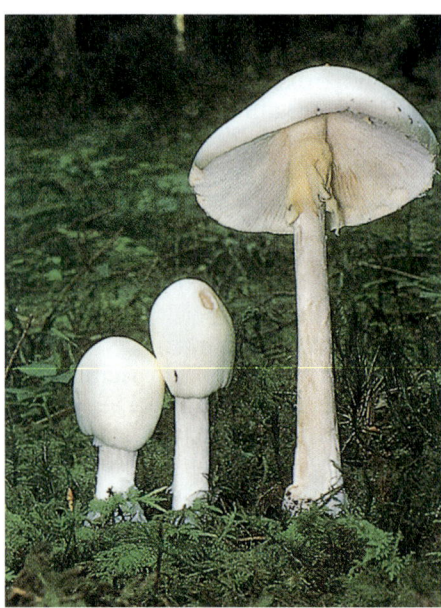
■ Abb. 7: Kegelhütiger Knollenblätterpilz; eine Vergiftung führt nach relativ langer Latenz zum Phalloidessyndrom mit schwersten Leber- und Nierenschäden. [13]

men starke Schmerzmittel und Steroide zur Stenoseprophylaxe zum Einsatz. Zur Infektionsprophylaxe, insbesondere bei Laugenverätzungen, werden Antibiotika gegeben. Das Kind muss bis zur Abheilung parenteral ernährt werden. Folgende Komplikationen können auftreten: zuerst Pneumonien, Mediastinitis oder Sepsis, nach Abheilung Fisteln und Stenosen, als Spätfolge Karzinome des Ösophagus. Die Mortalität der Verätzungen beträgt etwa 10 %.

Vergiftungen

Vergiftungen sind oft auf Arzneimittel, die nicht kindersicher aufbewahrt wurden, auf Haushaltsmittel wie Reiniger oder Farben oder auf Pflanzenschutz- oder Düngemittel zurückzuführen. Gelegentlich werden sie auch durch Giftpflanzen oder -pilze (▌Abb. 7), Alkohol oder Zigaretten verursacht.

Klinik
Die ersten Anzeichen einer Vergiftung treten meist innerhalb von 4 Stunden nach der Giftingestion auf. Allgemeine Vergiftungssymptome zeigt ▌Tab. 2. Darüber hinaus gibt es einige Substanzen, die typische Syndrome hervorrufen, z. B. das anticholinerge Syndrom

Leichte Vergiftung	Schwere Vergiftung
▶ Bewusstseinstrübung	▶ Koma
▶ Ataxie	▶ Krampfanfälle
▶ Kreislaufschwäche	▶ Schock
▶ Übelkeit und Erbrechen	

▌ Tab. 2: Allgemeine Vergiftungssymptome.

bei der Vergiftung mit Tollkirschen oder dem Stechapfel.

Diagnostik und Therapie
Wichtige Informationen, die anamnestisch zu erfragen sind, sind Alter und Gewicht des Kindes, Menge und Art des Gifts, der Zeitpunkt der Ingestion und die vorangegangene Symptomatik. Danach muss eine orientierende klinische Untersuchung durchgeführt werden. Bei Bewusstseinstrübung kommt der sofortigen **Sicherung der Vitalfunktionen** lebensrettende Bedeutung zu. Reste des Giftes und Körperflüssigkeiten wie Erbrochenes, Urin etc. müssen für die toxikologische Untersuchung asserviert werden.
Wichtige Unterstützung bei der Behandlung von Vergiftungen leistet der Giftnotruf. Es gibt im deutschsprachigen Raum elf Giftnotrufzentralen, in München z. B. unter der Telefonnummer 089/19240.

Der Giftnotruf hilft als spezialisierter Ansprechpartner bei allen Intoxikationen.

Im Krankenhaus werden dann je nach Indikation primäre und sekundäre Giftentfernung sowie eine Antidot-Therapie eingeleitet. Die **primäre Giftentfernung** durch induziertes Erbrechen mit Sirup Ipecacuanha wird nur bei schweren Vergiftungen durchgeführt, und die Magenspülung hat bei Kleinkindern kaum Bedeutung. Standardmäßig wird demgegenüber Aktivkohle verabreicht, die viele giftige Substanzen zu absorbieren vermag. Eine bedeutsame Komplikation der therapeutischen Kohlegabe ist allerdings der Ileus.
Bei der **sekundären Giftentfernung** werden Methoden eingesetzt, die eine beschleunigte Ausscheidung bereits resorbierter Substanzen bewirken. Dafür stehen je nach den toxikologischen Eigenschaften der Substanz unterschiedliche Ansätze zur Verfügung. Bei vorwiegend renal ausgeschiedenen Giften – das sind die meisten – kann z. B. eine forcierte Diurese eingeleitet werden. Auch die Hämodialyse oder Hämoperfusion wird zur sekundären Giftentfernung eingesetzt.

Zusammenfassung

✖ Etwa 50 % der Todesfälle im Kindsalter werden durch Unfälle verursacht, was durch Präventivmaßnahmen deutlich verringert werden könnte.

✖ Bei der Erstversorgung von **Verbrennungen** muss auf ausreichende Kühlung durch Wasser und auf eine optimale Schockprophylaxe geachtet werden.

✖ Kinder, die vor dem primären **Ertrinken** gerettet wurden, sind noch für bis zu drei Tage vom sekundären Ertrinken durch Lungenödem bedroht.

✖ **SHT** sind häufige Folge von Verkehrsunfällen.

✖ Die endoskopische Entfernung von **Fremdkörpern** ist nur bei Komplikationen indiziert.

✖ Wichtigste Erstmaßnahme nach **Verätzungen**: große Mengen trinken lassen.

✖ Bei Kleinkindern muss bei Bewusstseinstrübung oder sonst nicht erklärbaren Symptomen aus völliger Gesundheit heraus immer an eine **Vergiftung** gedacht werden.

Fallbeispiele

C Fallbeispiele

Fall 1: Fieber mit Hautausschlag

In Ihrer Notfallambulanz stellt eine Mutter ihren 4-jährigen Sohn Philipp vor. Das Kind wirkt sehr krank. Die Mutter berichtet, Philipp habe hohes Fieber und einen Hautausschlag. Außerdem ist sie der Meinung, seine Halslymphknoten seien vergrößert.

Szenario 1

Bei der weiteren Anamnese erfahren Sie, dass das Kind bis vorgestern vollkommen gesund gewesen sei. Nach einem Besuch bei den Großeltern habe Philipp über Kopf- und Halsschmerzen geklagt und Fieber von 40,0 °C bekommen. Dieses habe die Mutter zunächst mit Wadenwickeln behandelt. Nachdem nun der Hautausschlag aufgetreten ist, sei sie aber ernsthaft besorgt, dass das Kind Masern habe.
Bei der Inspektion stellen Sie am ganzen Körper ein feinfleckiges, leicht erhabenes Exanthem fest, das in der Leistenbeuge verstärkt auftritt und im Gesicht in auffälliger Weise die periorale Region ausspart (■Abb. 1). Mundschleimhaut und Tonsillen sind stark gerötet, die submandibulären Lymphknoten tatsächlich geschwollen.

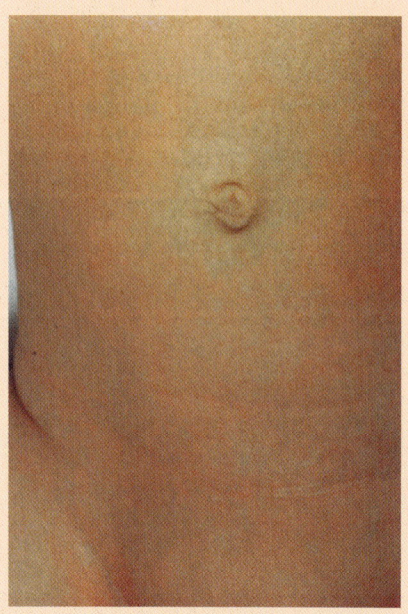

■ Abb. 1: Feinfleckiges Exanthem mit Betonung der Leistenbeugen. [4]

Frage 1: Was ist Ihre Verdachtsdiagnose? Welche Differentialdiagnosen ziehen Sie in Betracht?
Frage 2: Wie können Sie diese Diagnose weiter erhärten?
Frage 3: Wie behandeln Sie die Krankheit?
Frage 4: Welche Folgekrankheiten müssen befürchtet werden, wenn die Krankheit nicht behandelt wird?
Frage 5: Wann kann Philipp wieder in den Kindergarten?

Szenario 2

Die Mutter berichtet, dass Philipp bereits seit einer Woche Fieber um 40 °C habe. Vor vier Tagen habe ein Kollege die Diagnose Masern gestellt, es sei aber seitdem keine Besserung eingetreten. Weder Wadenwickel noch Paracetamol haben das Fieber senken können. Außerdem klage Philipp jetzt über Gelenkschmerzen. Bei der körperlichen Untersuchung stellen Sie ein großfleckiges konfluierendes Exanthem an Körper und Extremitäten fest. Auffällig sind auch die geröteten Hand- und Fußflächen. Die Lymphknoten im Kieferwinkel sind geschwollen, die Konjunktiven stark gerötet. Lippen und Zunge sind hochrot. Die Fingergelenke sind geschwollen. Sie messen außerdem 39,8 °C Fieber. Die weitere klinische Untersuchung ist ohne pathologischen Befund.

Frage 6: Haben Sie eine Verdachtsdiagnose? Welche Differentialdiagnosen ziehen Sie in Betracht?

Philipp wird zunächst stationär aufgenommen. Bei der Blutuntersuchung sind die Entzündungsparameter erhöht, außerdem ist eine leichte Anämie feststellbar. Testungen auf Scharlach oder Mononukleose fallen negativ aus. Sie gehen jetzt davon aus, dass es sich tatsächlich um ein Kawasaki-Syndrom handelt.

Frage 7: Welche Komplikationen sind bei diesem Krankheitsbild besonders gefürchtet?
Frage 8: Worauf sind die Thrombosen beim Kawasaki-Syndrom zurückzuführen?
Frage 9: Welche Therapie schlagen Sie vor?
Frage 10: Was muss nach Philipps Entlassung beachtet werden?

Szenario 3

Sie erfahren, dass Philipp bereits seit einer Woche hohes Fieber habe.
Am ganzen Körper findet sich ein blassrotes makulopapulöses Exanthem (■Abb. 2). Die Halslymphknoten sind geschwollen. Philipp hat eine mäßige Hepatosplenome-

Szenario 3

galie. Der rechte Ellenbogen, die rechte Schulter und das linke Sprunggelenk sind schmerzhaft geschwollen. Das Kind ist stark exsikkiert.

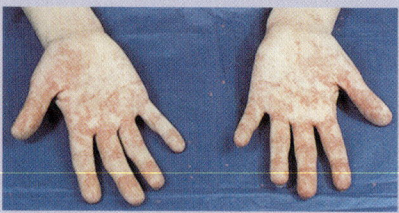

■ Abb. 2: Flüchtiges generalisiertes Exanthem, hier an den Handflächen. [4]

Frage 11: Haben Sie eine Verdachtsdiagnose? Welche Differentialdiagnosen ziehen Sie in Betracht?

Philipp wird auf die Intensivstation gebracht und zunächst mit Infusionen rehydriert. Das Fieber wird mit Paracetamol gesenkt. In der Blutuntersuchung sind CRP und BSG erhöht; außerdem finden sich eine hypochrome Anämie, Leukozytose und Thrombozytose. Die anfänglich eingeleitete Therapie mit Breitspektrumantibiotika bleibt ohne Erfolg. Röntgenthorax, Blut-, Liquor-, Urin und Stuhlkulturen sind o. B.

Frage 12: Welche Untersuchungen führen Sie zur weiteren Diagnostik der Arthritissymptomatik durch?
Frage 13: Welche Untersuchung muss zum Ausschluss einer Leukämie durchgeführt werden?

Nach einem tagelangen diagnostischen Puzzle mit etlichen Untersuchungen ohne eindeutigen oder pathologischen Befund verdichtet sich die aufgrund der klinischen Symptomatik gestellte Diagnose M. Still.

Frage 14: Wie wird die systemische juvenile chronische Arthritis behandelt?
Frage 15: Können Sie sich im Hinblick auf die Therapie vorstellen, warum der Ausschluss einer Leukämie so wichtig war?

Philipp bekommt initial eine Kortikoidstoßtherapie kombiniert mit NSAR. Unter dieser Behandlung tritt schnell Besserung ein. Die weitere Betreuung erfolgt durch ein spezialisiertes Rheumazentrum für Kinder.

Szenario 1

Antwort 1: Für die Verdachtsdiagnose Scharlach sprechen Prodromalstadium, Halsschmerzen und Enanthem, Exanthem mit Betonung der Leistenbeugen und Aussparung der perioralen Region sowie die geschwollenen Lymphknoten.
Als Differentialdiagnosen kommen in Betracht: Röteln, Windpocken, Masern, Ringelröteln und Drei-Tage-Fieber.

Antwort 2: Durch Nachweis von β-hämolysierenden A-Streptokokken im Rachenabstrich.

Antwort 3: Mit Penicillin über 10 Tage und bei hohem Fieber evtl. Paracetamol.

Antwort 4: Gefürchtete Folgekrankheiten aller Streptokokkeninfektionen sind rheumatisches Fieber und Poststreptokokken-Glomerulonephritis.

Antwort 5: Die Krankheit ist unter antibiotischer Behandlung nach spätestens drei Tagen nicht mehr ansteckend.

Szenario 2

Antwort 6: Es liegen alle klinischen Hauptsymptome des Kawasaki-Syndroms vor. Darüber hinaus muss auch an Scharlach, Mononukleose und das Still-Syndrom gedacht werden.

Antwort 7: Schwerwiegende Komplikationen ergeben sich im Herz-Kreislauf-System: Aneurysmen der Koronarien, Perikarderguss, Herzinfarkt und Thrombosen.

Antwort 8: Etwa ab der 3. Krankheitswoche tritt beim Kawasaki-Syndrom eine Thrombozytose auf, die für Thrombosen verantwortlich gemacht werden muss.

Antwort 9: Therapeutisch werden beim Kawasaki-Syndrom möglichst frühzeitig Immunglobuline eingesetzt. Bei Vorliegen einer Thrombozytose muss außerdem ASS zur Aggregationshemmung gegeben werden.

Antwort 10: Die Einnahme von ASS muss noch über einige Wochen fortgesetzt werden. Außerdem sind regelmäßige Kontrolluntersuchungen des Herzens notwendig.

Szenario 3

Antwort 11: Es kommt eine Vielzahl von Differentialdiagnosen in Betracht: Sepsis, septische Arthritis, Osteomyelitis, rheumatisches Fieber, Kawasaki-Syndrom, maligne Erkrankungen wie Leukämien oder Knochentumoren, Tuberkulose oder Virusinfektionen. Außerdem muss an das Still-Syndrom, also die systemische juvenile chronische Arthritis gedacht werden.

Antwort 12:
▶ Im Labor z. B. Rheumafaktoren, ANA, HLA-B27 und Borrelientiter
▶ Röntgen- und/oder MRT-Aufnahmen der beteiligten Gelenke
▶ Gelenkpunktionen

Antwort 13: Letztlich kann eine Leukämie nur durch eine Knochenmarkspunktion sicher ausgeschlossen werden.

Antwort 14: Die Behandlung der juvenilen chronischen Arthritiden wird nach einem Stufenkonzept durchgeführt:
▶ Stufe 1: nichtsteroidale Antirheumathika (NSAR) wie Indometacin oder Ibuprofen
▶ Stufe 2: zusätzlich sog. Basistherapeutika wie Sulfasalazin oder Methotrexat
▶ Stufe 3: zusätzlich Glukokortikoide

Außerdem spielen Physiotherapie und psychosoziale Betreuung eine bedeutende Rolle.

Antwort 15: Der ungezielte Einsatz von Immunsuppressiva und Kortikoiden ist bei einer malignen Erkrankung grundsätzlich kontraindiziert.

Fall 2: Akute Bauchschmerzen

Eine Mutter bringt ihren 8-jährigen Sohn Manfred in Ihre Ambulanz. Sie berichtet, das Kind habe starke Bauchschmerzen, die im Verlauf des Tages schlimmer geworden seien. Manfred ist blass und krümmt sich vor Schmerzen.

Szenario 1

Bei der weiteren Anamnese erfahren Sie, dass Manfred bis heute morgen gesund gewesen sei, dann aber in der Schule erbrochen habe. Fiebermessungen mittags hätten Temperaturen von 38,5 °C ergeben. Bei der Abdomenpalpation zeigt sich eine deutliche Abwehrspannung im rechten Unterbauch.

Frage 1: Welche diagnostischen Maßnahmen führen Sie durch, um eine akute Appendizitis auszuschließen? Welche Befunde erwarten Sie?

Bei Manfred sind Schmerzen am McBurney- und Lanz-Punkt auslösbar. Bei der sehr schmerzhaften rektalen Untersuchung leistet er vehement Gegenwehr. Bei der Ultraschalluntersuchung sind wegen der starken Blähung des Abdomens keine pathologischen Befunde zu erheben. Die wenig später eintreffenden Laborergebnisse zeigen 15/nl Leukozyten (normal: 8–12/nl) mit 15 % stabkernigen Granulozyten (normal: 0–10 %), das CRP ist auf 153 mg/l (normal: < 5 mg/l) erhöht.

Frage 2: Mit welchem Schlagwort können Sie den Befund im Blutbild beschreiben?
Frage 3: Wie gehen Sie weiter vor, nachdem sich der V. a. akute Appendizitis immer weiter erhärtet? Muss Manfred stationär aufgenommen werden? Ziehen Sie einen Kollegen zur Beurteilung des Falles hinzu? Welche Therapie sollte frühzeitig eingeleitet werden?
Frage 4: Welche Komplikationen der Appendizitis müssen Sie stets im Auge behalten?

Nach der Operation treten bei Manfred keine weiteren Komplikationen auf. Er kann nach einer Woche wieder entlassen werden, muss sich aber im Verlauf der folgenden Wochen noch schonen.

Szenario 2

Bei der weiteren Anamnese erfahren Sie, dass Manfred schon seit sechs Tagen keinen Stuhlgang mehr hatte. Die Mutter kennt diese Problematik: Manfred habe schon seit längerem zu Verstopfung geneigt, teilweise träten jedoch auch Durchfälle auf. Darüber hinaus fänden sich bei Manfred in letzter Zeit Kotspuren in der Unterhose. Die Mutter ist darüber sowohl besorgt als auch aufgebracht.
Fieber, Durchfall oder Erbrechen sind nicht aufgetreten. Bei der körperlichen Untersuchung ist das Abdomen diffus druckschmerzhaft, aber weich. Eine Abwehrspannung ist nicht feststellbar.

Frage 5: Wie lautet Ihre Verdachtsdiagnose?
Frage 6: Welche weiteren Maßnahmen sollten bei der körperlichen Untersuchung unbedingt durchgeführt werden?

Die rektale Untersuchung ist für Manfred sehr schmerzhaft. Der Sphinktertonus ist gut, die Ampulle weit und mit hartem Stuhl gefüllt. Kotsteine sind nicht tastbar. Bei der Inspektion des Anus zeigen sich keine Auffälligkeiten. Bei der Laboruntersuchung von Blut und Urin zeigen sich keine auffälligen Befunde. Das Abdomen ist bei der Ultraschalluntersuchung wegen luftgefüllter Darmschlingen nur sehr eingeschränkt beurteilbar; Sigmoid und Rektum sind jedoch deutlich stuhlgefüllt.

Frage 7: Mit welchen Maßnahmen können Sie Manfred deutliche Linderung verschaffen?
Frage 8: Wie beraten Sie die Mutter?

Nach dem Abführen lassen die Bauchschmerzen schnell nach. Nachdem Sie keinen Anhaltspunkt für sonstige Ursachen der Obstipation gefunden haben, muss Manfred nicht stationär aufgenommen werden. Mit den vorgeschlagenen Therapiemaßnahmen normalisiert sich Manfreds Stuhlgang im Lauf der folgenden Monate.

Szenario 3

Bei der weiteren Anamnese erfahren Sie, dass Manfred vor etwa 3 Wochen eine Erkältung gehabt habe und seitdem ständig „schlapp" sei. Darüber hinaus habe er ständig Durst, trinke etwa 3 Liter pro Tag und müsse ständig aufs Klo. Obwohl er gut aß, habe er drastisch an Gewicht verloren. Seitdem er letzte Nacht mehrfach erbrochen habe, sei er zunehmend schläfrig. Durchfall oder Fieber sind nicht aufgetreten.

Frage 9: Haben Sie eine Verdachtsdiagnose?
Frage 10: Welche weiteren Befunde erwarten Sie bei dieser Krankheit bei der klinischen Untersuchung?
Frage 11: Welche Differentialdiagnosen ziehen Sie in Erwägung?
Frage 12: Mit welchen Laboruntersuchungen kann Ihre Verdachtsdiagnose bestätigt werden?

Manfred wird stationär aufgenommen. Die weiteren Untersuchungsbefunde bestätigen die Diagnose Diabetes mellitus. Wichtige Vitalparameter werden regelmäßig überwacht. Wegen der Exsikkose bekommt Manfred Infusionen. Der Elektrolythaushalt wird unter engmaschige Kontrollen ausgeglichen. Der Blutzuckerspiegel wird mit Altinsulin langsam gesenkt.

Frage 13: Warum darf bei extremen Hyperglykämien der Blutzuckerspiegel nicht zu schnell gesenkt werde?
Frage 14: Welche Art der Insulintherapie streben Sie für Manfred langfristig an?
Frage 15: Welche Spätkomplikationen treten beim Diabetes mellitus regelmäßig auf?

Nach einigen Wochen ist Manfreds Stoffwechsel eingestellt. Die Eltern wissen über die Krankheit und ihre Behandlung Bescheid und haben sich damit abgefunden. Manfred kann entlassen werden, muss sich aber lebenslang zu regelmäßigen Kontrolluntersuchungen bei einem Arzt wieder vorstellen.

Szenario 1

Antwort 1: Bei der klinischen Untersuchung muss auf Appendizitiszeichen wie Druckschmerz am McBurney- und Lanz-Punkt, Loslassschmerz und Douglas-Schmerz bei der rektalen Untersuchung geachtet werden. Bei der rektalen und axillären Temperaturmessung ergibt sich typischerweise ein Temperaturunterschied von mehr als 1 °C. Außerdem gehört zum klassischen Bild der Appendizitis eine Erhöhung der Entzündungsparameter im Blut und evtl. eine ödematöse Verdickung des Wurmfortsatzes im Ultraschall.

Antwort 2: Leukozytose mit Linksverschiebung.

Antwort 3: Die stationäre Aufnahme ist unumgänglich. Sie bitten einen kinderchirurgischen Kollegen um Beurteilung des Falles. Dieser führt noch am selben Tag die Appendektomie durch.

Antwort 4: Akute Komplikationen sind die bei Kindern relativ häufige Perforation, eine Peritonitis oder ein paralytischer Ileus, später auch die Abszessbildung.

Szenario 2

Antwort 5: Chronische Obstipation.

Antwort 6: Bei der rektalen Untersuchung ist auf den Sphinktertonus, Konsistenz und Menge des Stuhls in der Ampulle, Kotballen, Passagehindernisse, Schmerzen im Douglas-Raum und Blutauflagerungen am Fingerling zu achten. Außerdem muss der Anus auf Rötungen, Analfissuren und Rhagaden inspiziert werden.

Antwort 7: Manfred kann mit einem Einlauf aus physiologischer Kochsalzlösung und Glycerol abgeführt werden. In den nächsten Tagen müssen wahrscheinlich weitere Einläufe durchgeführt werden. Mittelfristig kann Laktulose zur Abführung eingesetzt werden. Die Defäkation kann evtl. mit einer lokal anästhesierenden Salbe erleichtert werden.

Antwort 8: Die Ernährung des Kindes bzw. der Familie sollte umgestellt werden: ballaststoffreiche Kost und viel trinken! Außerdem sollte auf regelmäßige Bewegung geachtet werden. Ergänzend steht ein verhaltenstherapeutisches Toilettentraining zur Verfügung. Bei psychosozialen Problemen sollte eine kinderpsychologische Betreuung angeboten werden.

Szenario 3

Antwort 9: Die Symptomatik mit auffälligem Trinkverhalten und häufigem Wasserlassen spricht für die Erstmanifestation eines Diabetes mellitus Typ 1. Die abdominalen Symptome werden dabei als Pseudoappendicitis diabetica bezeichnet und sprechen für einen Krankheitsbeginn mit schwerer Ketoazidose.

Antwort 10: Als Zeichen der Dehydratation können trockene Haut und Schleimhäute und weiche Bulbi vorkommen. Bei beginnender Ketoazidose ist insbesondere auf den präkomatösen Zustand, den süßlichen Azetongeruch in der Atemluft, Kussmaul-Atmung und Zeichen des hypovolämischen Schocks (RR ↓, Puls ↑), zu achten (■ Abb. 1).

Antwort 11: Neben den Differentialdiagnosen des akuten Abdomens muss wegen Polyurie und Polydipsie vor allem an ADH-Mangel, renalen Diabetes insipidus, psychische Störungen und dekompensierte Niereninsuffizienz gedacht werden.

Antwort 12: Bei der Erstmanifestation eines Diabetes mellitus zeigt der Urin-Stix

Szenario 3

eine Glukosurie und Ketonurie. Bei der Blutuntersuchung ist die teils drastische Hyperglykämie nachweisbar. Wegen der Ketoazidose müssen auch Elektrolyte, Blutgase und der Säure-Basen-Haushalt erfasst werden. Der HbA_{1c}-Wert ist als Ausdruck der mittel- und langfristigen Stoffwechselentgleisung erhöht.

Antwort 13: Bei zu schneller Senkung des Blutzuckerspiegels kommt es wegen der sich rasch ändernden Blutosmolalität zu einem Wassereinstrom in die Zellen. Gefährlich ist dies vor allem wegen der Gefahr des Hirnödems.

Antwort 14: Das Optimum ist die intensiviert-konventionelle Therapie. Die Injektion eines langsam wirksamen Verzögerungsinsulins stellt den basalen Insulinspiegel während des Tages sicher. Daneben wird ein kurz wirksames Insulin als Bolus jeweils zu den Mahlzeiten gespritzt, um Blutzuckerspitzen nach der Nahrungsaufnahme zu vermeiden.

Anwort 15: Mikroangiopathische Veränderungen führen vor allem zur diabetischen Neuro-, Retino- und Nephropathie. Darüber hinaus treten im weiteren Verlauf auch Makroangiopathien auf.

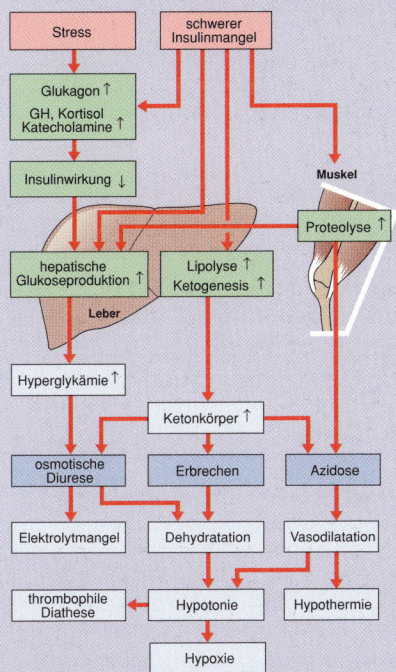

■ Abb. 1: Pathophysiologie der diabetischen Ketoazidose. [13]

Fall 3: Kopfschmerzen mit Erbrechen

Der Notarzt bringt ein 10-jähriges Mädchen in Ihre Notfallambulanz. Er berichtet, das Kind habe über starke Kopfschmerzen geklagt und sei bei seinem Eintreffen in der Wohnung der Mutter kaum ansprechbar gewesen. Es habe noch zu Hause und dann auch im Notarztwagen erbrochen.

Szenario 1

Die Mutter, die Kind und Notarzt begleitet, berichtet, ihre Tochter Marlies sei bereits seit zwei Tagen krank. Marlies habe eine „Grippe" gehabt. Heute seien Kopfschmerzen hinzugekommen. Das Fieber ließe sich auch mit Wadenwickeln kaum senken. Auf Ansprache reagiere sie kaum noch.
Bei der Untersuchung ist das Kind nicht orientiert, reagiert weder auf Sie noch auf die Mutter adäquat. Die Atmung ist beschleunigt, der Rachen leicht gerötet. Sie messen 40,0 °C Fieber.

Frage 1: Welche klinischen Untersuchungen müssen Sie jetzt unbedingt durchführen?

Als Sie den Nacken des Kindes auf die Brust zu beugen versuchen, stöhnt das Kind vor Schmerzen. Ihnen fällt eine deutliche Steifigkeit des Nackens auf; außerdem zieht Marlies bei der Untersuchung die Beine an. Weitere pathologische Befunde sind nicht festzustellen.

Frage 2: Welche Verdachtsdiagnose steht jetzt im Vordergrund?
Frage 3: Welche weiteren Differentialdiagnosen müssen Sie im Auge behalten?
Frage 4: Welche technischen Untersuchungen führen Sie durch, um Ihre Diagnose zu sichern?

Bei der Abnahme ist der Liquor eitrigtrüb. Es finden sich 2 000 Zellen/mm³, vor allem neutrophile Granulozyten, der Eiweißgehalt ist mit 250 mg/dl deutlich erhöht, die Relation von Liquor- zu Blutglukose beträgt 0,2. Die Ergebnisse der bakteriologischen Untersuchung stehen noch aus.

Frage 5: Wie interpretieren Sie diese Befunde?
Frage 6: Welche Therapie leiten Sie jetzt umgehend ein?

Im Verlauf des nächsten Tags beginnt sich Marlies Zustand schon zu bessern. Nach den Ergebnissen der bakteriologischen Untersuchung waren Pneumokokken für die Meningitis verantwortlich; deshalb wird die antibiotische Therapie jetzt mit Penicillin G fortgesetzt. Nach 10 Tagen kann Marlies geheilt entlassen werden.

Frage 7: Sollte Marlies noch zu einer Nachuntersuchung einbestellt werden?

Szenario 2

Die Mutter, die das Kind begleitet, berichtet, Marlies habe vor etwa einer Stunde plötzlich über Sehstörungen und Augenflimmern geklagt, ihre Sprache habe dabei irgendwie verwaschen geklungen. Obwohl diese Symptome nach einigen Minuten wieder verschwanden, habe die Mutter große Ängste ausgestanden. Dann habe Marlies starke Kopfschmerzen bekommen und einmal erbrochen. Auf Nachfrage erfahren Sie von Marlies, dass die Kopfschmerzen streng auf die rechte Kopfseite beschränkt sind. Bei der körperlichen und neurologischen Untersuchung können Sie bis auf eine starke Schläfrigkeit und eine besondere Empfindlichkeit auf das Licht Ihres Untersuchungslämpchens keine weiteren pathologischen Befunde erheben.

Frage 8: Welche Diagnose halten Sie nach dem bisher Geschilderten für am wahrscheinlichsten?
Frage 9: An welche weiteren Differentialdiagnosen müssen Sie denken?
Frage 10: Welche weiteren Untersuchungen veranlassen Sie?

Blutuntersuchung, Augenspiegelung, EEG sind ohne pathologischen Befund, ebenso das CT, das dann doch noch zum Ausschluss von Blutungen, Hirnödem oder Tumoren gemacht wird. Die Verdachtsdiagnose Migräne verdichtet sich damit immer mehr.

Frage 11: Welche Medikamente können Sie jetzt einsetzen?
Frage 12: Welche prophylaktischen Maßnahmen im anfallsfreien Intervall sind indiziert?
Frage 13: Wie ist die Prognose der Migräne?

Nach einem Therapieversuch mit Paracetamol bessern sich die Kopfschmerzen schnell. Marlies wird entlassen, soll sich aber in einem Monat wieder vorstellen und bis dahin ein Kopfschmerztagebuch führen.

Szenario 3

Die das Kind begleitende Mutter berichtet, ihre Tochter Marlies sei etwa vor einer halben Stunde mit ihren beiden Brüdern vom Spielen im Wald heimgekommen. Sie sei zunächst sehr unruhig gewesen und hätte ein „knallrotes" Gesicht gehabt. Im Gespräch hätte sie sehr verwirrt gewirkt und gelallt. Auf wiederholte strenge Nachfrage hätten die Brüder der Mutter gestanden, sie hätten mit Marlies eine „Mutprobe" gemacht; sie hätte den Inhalt einer Flasche, die die Jungen im Keller gefunden hatten, trinken müssen. Die Mutter habe dann sofort den Notarzt alarmiert.

Frage 14: Was sollte der Notarzt Ihnen unbedingt noch geben, bevor er die Szene verlässt?

Bei der Untersuchung fällt Ihnen sofort das gerötete Gesicht des Mädchens auf. Marlies wirkt sehr benommen, reagiert kaum auf Sie oder ihre Mutter und klagt in lallender Sprache über Schwindel, Übelkeit und Kopfschmerzen. Außerdem meinen Sie einen dezenten Alkoholgeruch in der Atemluft feststellen zu können. Auf Nachfrage ruft die Mutter ihren Mann zu Hause an, der mit den Jungen die Flasche ausfindig machen soll.

Frage 15: Wo können Sie bei Vergiftungen fachkundige Informationen einholen?
Frage 16: Welche Methoden der primären Giftentfernung kennen Sie?

Nach kurzer Zeit ruft der Vater von Marlies zurück und berichtet, er habe bei Marlies Brüdern eine Flasche mit Brennspiritus sichergestellt. Dieser Fund passt zu den von ihnen festgestellten Zeichen einer Alkoholvergiftung. Zur primären Giftentfernung verabreichen Sie dem Kind Ipecac-Sirup, worauf es noch einmal erbricht.

Frage 17: Welche schwerwiegenden Folgen einer Alkoholvergiftung müssen Sie im Auge behalten?

Marlies geht es schon nach wenigen Stunden wesentlich besser. Nachdem sie sich erholt hat, kann sie schon am nächsten Tag wieder entlassen werden.

Szenario 1

Antwort 1: Um Nackensteifigkeit und Meningismus festzustellen, müssen Brudzinski-, Kernig- und Lasègue-Zeichen überprüft werden (■Abb. 1).

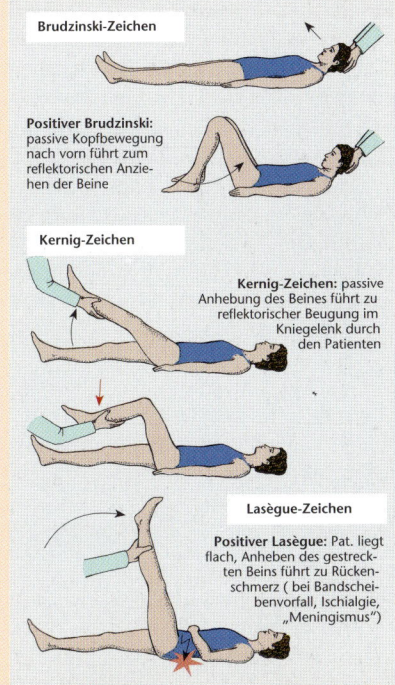

■ Abb. 1: Meningismuszeichen. [8]

Antwort 2: Die erhobenen Befunde legen den Verdacht auf Meningitis nahe.

Antwort 3: An Hirnblutung oder -tumor, andere Infektionskrankheiten wie etwa eine Pneumonie oder Sinusitis oder eine Enzephalitis sollte auf jeden Fall gedacht werden.

Antwort 4: Im Vordergrund steht die Lumbalpunktion. Darüber hinaus muss auch Blut abgenommen werden, um Blutbild, Entzündungszeichen, Glukose, Elektrolyte und Gerinnungsparameter zu bestimmen und eventuell eine Blutkultur anzulegen.

Antwort 5: Der eitrig-trübe Aspekt, die hohe Zellzahl mit überwiegend neutrophilen Granulozyten, der hohe Eiweißgehalt und der verminderte Glukosegehalt sprechen für eine bakterielle Meningitis.

Antwort 6: Bei einer bakteriellen Meningitis muss sofort eine Behandlung mit einem Breitspektrumantibiotikum wie Cefotaxim eingeleitet werden.

Antwort 7: Ja, denn prinzipiell können nach einer bakteriellen Meningitis Spätfolgen wie Kopfschmerzen oder Verhaltensstörungen, selten sogar Seh- oder Hörschäden auftreten.

Szenario 2

Antwort 8: Die Aura mit Sehstörungen und Flimmerskotomen, der einseitige Kopfschmerz und die Lichtempfindlichkeit sprechen für einen Migräneanfall.

Antwort 9: In Betracht kommen außerdem z. B. Hirnblutung oder -tumor, entzündliche Erkrankungen wie eine Meningoenzephalitis, arterielle Hypertonie, Spannungskopfschmerzen oder Fehlsichtigkeit.

Antwort 10: Durch Laboruntersuchungen des Bluts, insbesondere Blutbild und Entzündungsparameter, können entzündliche Ursachen ausgeschlossen werden. Zum Ausschluss eines erhöhten Hirndrucks wird eine Fundoskopie durchgeführt. Darüber hinaus sollten ein EEG und evtl. eine Bildgebung mit MRT oder CT angeordnet werden.

Antwort 11: Mittel der Wahl zur Linderung des Kopfschmerzes ist zunächst einmal Paracetamol. Bei schweren Anfällen stehen andere Medikamente wie z. B. Sumatriptan zur Verfügung. Bei starker Übelkeit kann ein Antiemetikum wie etwa Metoclopramid gegeben werden.

Antwort 12: Ein Kopfschmerztagebuch kann helfen, auslösende Ursachen für einen Anfall ausfindig zu machen. Entspannungstechniken oder eine Verhaltenstherapie helfen dann, mit diesen Faktoren umzugehen. Darüber hinaus kommt auch eine medikamentöse Anfallsprophylaxe z. B. mit einem β-Blocker in Frage.

Antwort 13: Nur in einem Drittel der Fälle verschwindet oder bessert sich die Migräne während der Pubertät. In allen anderen Fällen treten auch im Erwachsenenalter noch Anfälle auf.

Szenario 3

Antwort 14: Da sich das Mädchen im Notarztfahrzeug übergeben hat, benötigen Sie das Erbrochene, um gegebenenfalls eine toxikologische Analyse durchführen zu lassen.

Antwort 15: Der Giftnotruf unterstützt Sie jederzeit mit Informationen über Gifte, deren Wirkungen und die erforderlichen Therapieschritte.

Antwort 16: Die Standardmethode zur primären Giftentfernung ist die Gabe von Aktivkohle, die durch ihre große Oberfläche viele Gifte wirksam zu binden vermag. Die gefährlichste Nebenwirkung der Kohlegabe ist die Entstehung eines Ileus. Darüber hinaus kann mit Sirup Ipecacuanha Erbrechen induziert werden; dies ist vor allem nach Ingestion von ätzenden Substanzen kontraindiziert. Die Magenspülung verfolgt denselben Zweck, wird heute aber nur noch sehr selten angewandt; sie ist vor allem bei Giften, die nicht an Aktivkohle binden, indiziert.

Antwort 17: Bei der Alkoholvergiftung stehen zwei Komplikationen im Vordergrund: Hypoglykämien und schwere Störungen der Temperaturregulation mit der Folge einer Hypothermie. Tritt eine Hypoglykämie auf, so muss Glukoselösung infundiert werden.

Fall 4: Husten

Eine Mutter bringt ihre 3-jährige Tochter Uli in Ihre Ambulanz. Sehr besorgt berichtet sie, das Kind huste so stark.

Szenario 1

Die Mutter erzählt, Uli habe am Küchentisch gespielt, während sie selbst einen Nusskuchen gebacken habe. Als sie sich kurz umdrehte, um die Hände zu waschen, habe Uli plötzlich angefangen zu husten. Sie hätte nach Luft geschnappt und sei dann ganz blau angelaufen. Da sie vermutete, ihre Tochter habe eine der Haselnüsse verschluckt, habe sie ihr auf den Rücken geklopft. Daraufhin habe Uli langsam aufgehört zu husten. Weil sie jetzt ein so komisches Geräusch beim Atmen mache, seien sie ins Krankenhaus gekommen.

Frage 1: Mit welchem medizinischen Fachbegriff bezeichnen Sie diese Art des Unfalls?

Frage 2: Welche typischen Befunde erwarten Sie bei der körperlichen Untersuchung?

Um weitere Klarheit zu erhalten, veranlassen Sie eine Röntgenaufnahme des Thorax (█ Abb. 1).

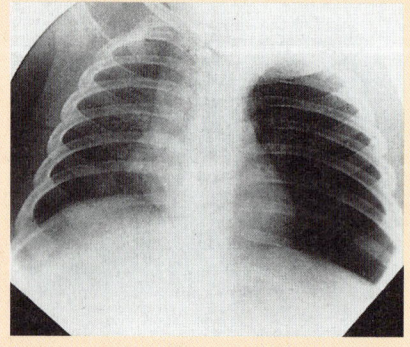

█ Abb. 1: Röntgen-Thorax in Exspirationsstellung. [4]

Frage 3: Welche auffälligen Befunde in der Röntgenaufnahme stimmen mit der von Ihnen gestellten Verdachtsdiagnose überein?

Frage 4: Ist die Lokalisation des Befundes typisch für das hier geschilderte Unfallereignis?

Frage 5: Welche Komplikationen können sich aus einer Fremdkörperaspiration ergeben?

Frage 6: Wie wird die Fremdkörperaspiration im Krankenhaus therapiert?

Die bronchoskopische Fremdkörperentfernung ist bei Uli erfolgreich: Tatsächlich kommt eine Haselnuss zum Vorschein. Danach ist das Kind beschwerdefrei.

Szenario 2

Auf Nachfrage berichtet die Mutter, Uli sei schon seit über einer Woche erkältet. Sie habe das Kind mit homöopathischen Medikamenten behandelt. Jetzt seien allerdings die Hustenattacken so stark geworden, dass sie sich Sorgen mache. Besonders nachts huste Uli so sehr, dass sie kaum noch Luft bekomme. Einmal habe sie sogar am Ende eines solchen Hustenanfalls erbrochen.

In diesem Moment haben Sie Gelegenheit, einen solchen Hustenanfall direkt zu beobachten: Uli hustet plötzlich stakkatoartig abgehackt, dabei streckt sie die Zunge hervor. Nach etlichen solcher Hustenstöße holt sie mit einem juchzenden Geräusch tief Luft und sinkt erschöpft auf ihrem Stuhl zusammen.

Frage 7: Haben Sie nach diesem Geschehen eine Verdachtsdiagnose?

Frage 8: Mit welcher Frage können Sie Ihre Verdachtsdiagnose ausschließen?

Auf Nachfrage erörtert Ihnen die Mutter, dass sie in Übereinstimmung mit ihrem Kinderarzt unnötige Impfungen ablehne. Uli sei lediglich gegen Tetanus geimpft. In Ulis Kindergarten seien zwar zur Zeit einige Kinder erkältet, von ähnlichen Hustenanfällen habe sie aber bisher nichts gehört.

Frage 9: Welche Untersuchungen führen Sie durch, um Ihre Verdachtsdiagnose zu bestätigen?

Das Röntgenbild zeigt keine Hinweise auf eine Pneumonie. Das Differentialblutbild ergibt folgende Befunde: Leukozyten 24/µl, 74 % Lymphozyten, 15 % neutrophile Granulozyten, 6 % stabkernige Granulozyten, 1 % basophile Granulozyten, 4 % lymphozytische Reizformen. Das CRP ist auf 44 mg/l erhöht.

Frage 10: Wie interpretieren Sie diese Ergebnisse?

Frage 11: Welche Therapie schlagen Sie vor?

Frage 12: Worauf müssen Sie im Hinblick auf die Kontaktpersonen achten?

Die Ergebnisse der mikrobiologischen Untersuchungen bestätigen Ihre Diagnose. Uli geht es bald nach Beginn der Behandlung deutlich besser. Weitere Fälle von Keuchhusten treten in ihrer Umgebung nicht mehr auf. Wo sich das Kind angesteckt hat, bleibt unklar.

Szenario 3

Die völlig aufgelöste Mutter berichtet Ihnen, dass Uli schon seit vorgestern krank sei. Überhaupt sei sie ständig krank. Ihnen fällt sofort auf, dass das Kind für sein Alter außerordentlich klein und dünn ist. Uli ist sehr schläfrig. Die Körpertemperatur beträgt 40,0 °C. Bei der Auskultation stellen Sie über beiden Lungen grobblasige und feinblasige Rasselgeräusche fest, links basal ist das Atemgeräusch abgeschwächt. Die Blutuntersuchung zeigt stark erhöhte Entzündungsparameter.

Frage 13: Wie lautet Ihre Verdachtsdiagnose?

Sie nehmen das geschwächte Kind stationär auf und fertigen eine Röntgenaufnahme des Thorax an (█ Abb. 2).

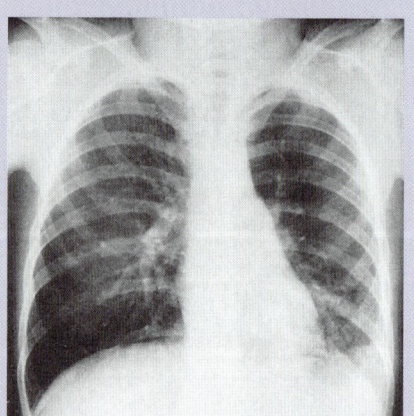

█ Abb. 2: Röntgen-Thorax. [4]

Frage 14: Welche Auffälligkeiten stellen Sie im Röntgenbild fest?

Nachdem Sie Sputum gewonnen, eine Blutkultur angelegt und Uli mit einem Breitspektrumantibiotikum versorgt haben, befragen Sie die Mutter erneut: Sie erzählt Ihnen, Uli sei schon seit ihrer Geburt sehr kränklich gewesen, allein dieses Jahr habe sie schon viermal eine Bronchitis gehabt.

Frage 15: Welche Grunderkrankung könnte für die Lungenentzündung verantwortlich sein?

Frage 16: Welche Untersuchung veranlassen Sie im Hinblick darauf?

Uli wird eingehend untersucht: Die Diagnose CF bestätigt sich. Die schwere Grundkrankheit muss von jetzt an umfassend prophylaktisch und therapeutisch begleitet werden.

Szenario 1

Antwort 1: Fremdkörperaspiration.

Antwort 2: Bei der Auskultation ist oft ein abgeschwächtes Atemgeräusch auf der betroffenen Seite zu hören. Stridor, Giemen oder auch vollkommen atypische Geräusche können vorkommen. Die Perkussion ist bei Kleinkindern meist nicht sehr ergiebig.

Antwort 3: Die Röntgenaufnahme zeigt eine deutliche Überblähung der linken Lunge, das Mediastinum ist nach rechts verlagert. Diese Befunde passen zu einer Fremdkörperaspiration mit Ventilstenose im linken Hauptbronchus.

Antwort 4: Nein. Da der rechte Hauptbronchus wesentlich steiler verläuft als der linke, ist der aspirierte Fremdkörper häufiger rechts anzutreffen.

Antwort 5: Wird die Aspiration nicht rechtzeitig entdeckt, so drohen Infektionen und entzündliche Veränderungen: chronische Bronchitis, Lungenentzündungen, Bronchiektasen und Lungenabszesse.

Antwort 6: Der Fremdkörper wird bronchoskopisch entfernt. Häufig wird initial ein Antibiotikum (z. B. Cefuroxim) gegeben, um Infektionen zu verhindern.

Szenario 2

Antwort 7: Die stakkatoartigen Hustenattacken, besonders nachts, deuten auf Keuchhusten hin.

Antwort 8: Nach den von der STIKO empfohlenen Plänen werden alle Kinder gegen Pertussis geimpft. Eine Keuchhustenerkrankung trifft nur nichtgeimpfte Kinder. Deshalb muss Ihre nächste Frage auf die durchgeführten Impfungen abzielen.

Antwort 9: Eine Blutabnahme zur Bestimmung des Blutbilds, der Entzündungsparameter und zur serologischen Untersuchung auf Pertussis. Zum Erregernachweis muss Nasopharyngealsekret gewonnen werden. Zum Ausschluss einer Pneumonie sollte ein Röntgenbild angefertigt werden.

Antwort 10: Die Leukozytose mit Lymphozytose spricht in Verbindung mit dem klinischen Befund für Pertussis.

Antwort 11: Eine antibiotische Therapie mit Erythromycin für 14 Tage.

Antwort 12: Bei den Kontaktpersonen sollte der Impfstatus überprüft werden. Personen ohne ausreichenden Impfschutz, etwa die Eltern oder Geschwister, erhalten eine Chemoprophylaxe mit Erythromycin. Darüber hinaus muss Uli bis zum Abschluss der Behandlung dem Kindergarten fernbleiben, um andere Kinder nicht zu gefährden.

Szenario 3

Antwort 13: Die bisherigen Befunde deuten auf eine Pneumonie hin.

Antwort 14: Links basal ist ein homogenes Infiltrat und ein Pleuraerguss feststellbar.

Antwort 15: Gedeihstörung, rezidivierenden Bronchitiden, Lungenentzündung und Verdauungsstörungen müssen an eine Mukoviszidose denken lassen.

Antwort 16: Die erste technisch-diagnostische Maßnahme bei V. a. Mukoviszidose sind wiederholte Schweißtests.

Fall 5: Ungesundes Hautkolorit bei einem Neugeborenen

Sie werden von der Neugeborenenstation angefunkt. Eine Krankenschwester bittet Sie, sich die zwei Tage alte Sarah anzusehen. Das Kind sähe irgendwie ungesund aus.

Szenario 1

Als Sie auf der Station eintreffen, erzählt Ihnen die Schwester, dass das Kind schon jetzt, am zweiten Lebenstag, ganz auffällig gelb geworden sei. Außerdem sei es besonders schlapp.

Bei der Untersuchung fällt Ihnen sofort ein ausgeprägter Haut- und Sklerenikterus auf. Die weitere körperliche Untersuchung ergibt nur unauffällige Befunde. Auch aus dem Gespräch mit der Mutter und den Unterlagen ergeben sich derzeit keine weiteren Hinweise: Schwangerschaft und Geburt waren unauffällig und komplikationslos, die Apgar-Werte betrugen 9/10/10. Lediglich die Blutgruppe der Mutter fällt Ihnen noch ins Auge: A Rh-neg.

Frage 1: Mit welchem medizinischen Fachbegriff beschreiben Sie die Gelbsucht von Sarah?

Frage 2: Welche Laboruntersuchungen können Ihnen jetzt weiteren Aufschluss über die zugrunde liegende Pathologie geben?

Kurze Zeit später erhalten Sie schon die ersten Laborergebnisse: Das Hb ist leicht erniedrigt, das indirekte Bilirubin deutlich erhöht, die Retikulozytenzahl erniedrigt, der direkte Coombs-Test fällt positiv aus, die Blutgruppe von Sarah ist A Rh-pos.

Frage 3: Wie interpretieren Sie diese Befunde? Können Sie bereits eine Diagnose stellen?

Frage 4: Welche – bei der Anamnese bisher noch nicht angesprochene – Voraussetzung auf Seiten der Mutter müsste noch vorliegen, damit es überhaupt zu diesem Krankheitsbild kommen kann?

Frage 5: Worin besteht die Problematik des erhöhten Bilirubinwerts?

Frage 6: Welche Therapien finden bei der pathologischen Hyperbilirubinämie im Neugeborenenalter Anwendung?

Bei Sarah normalisieren sich die Bilirubinwerte schon vier Tage nach Beginn der Phototherapie. Weitere Kontrolluntersuchungen bleiben ohne pathologischen Befund.

Szenario 2

Die besorgte Krankenschwester erzählt Ihnen, die kleine Sarah wirke selbst bei leichter Belastung stark überanstrengt. Gerade sei sie beim Schreien sogar blau angelaufen.

Das Kind ist sehr blass, Finger und Füßchen sind sogar leicht bläulich. Als es erwacht und zu schreien beginnt, läuft es am gesamten Körper blau an.

Frage 7: An welche übergeordneten Krankheitsgruppen müssen Sie bei dieser Symptomatik denken?

Kurze Zeit später geht es Sarah wesentlich schlechter: Es finden sich generalisierte Zyanose und schwere Dyspnoe.

Frage 8: Welche weiteren diagnostischen Maßnahmen können Sie durchführen?

Sie schließen Sarah an einen Monitor an und geben ihr Sauerstoff.

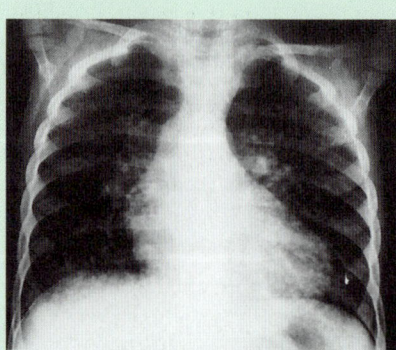

Abb. 1: Röntgen-Thorax. [4]

Frage 9: Welche Befunde fallen Ihnen im Röntgenbild (■ Abb. 1) auf? Haben Sie jetzt bereits eine Verdachtsdiagnose?

Frage 10: Welche Untersuchungen schließen sich jetzt an?

EKG und Herzecho sprechen für die Diagnose TGA mit offenem Foramen ovale.

Frage 11: Können Sie sich erklären, warum der Herzfehler in den ersten zwei Lebenstagen asymptomatisch blieb?

Bei Sarah wird nun der Ductus arteriosus mit einer Prostaglandin-E_2-Infusion bis zur Operation offen gehalten. Wenige Tage darauf erfolgt die Switch-Operation. Sarah wird eine weitgehend normale Kindheit durchleben können.

Szenario 3

Auf der Neugeborenenstation angelangt, berichtet Ihnen die besorgte Schwester, Sarah sei bis gestern Abend völlig unauffällig gewesen. Jetzt sähe sie aber irgendwie nicht gut aus, sie trinke schlecht und sei weinerlich.

Tatsächlich wirkt das Kind bei der Untersuchung sehr mitgenommen: Es ist weinerlich, träge und blass, fast grau. Hände und Füße sind kalt. Das Kind atmet sehr schnell. Bei der Palpation des Abdomens tasten Sie die Leber etwa 4,5 cm unter dem rechten Rippenbogen, auch die Milz ist tastbar. Die Körpertemperatur beträgt 36,3 °C. Die weitere körperliche Untersuchung ist unauffällig.

Frage 12: Wie beurteilen Sie den abdominellen Palpationsbefund? Liegt eine Hepatosplenomegalie vor?

Im Gespräch mit der Mutter und aus den Unterlagen erfahren Sie, dass die Mutter ihren Blasensprung etwa 30 Stunden vor der Geburt hatte, dass das Fruchtwasser grün und fötid war. Die Apgar-Werte betrugen 5/8/10.

Frage 13: Welche Verdachtsdiagnose steht jetzt im Vordergrund?

Frage 14: Welche zwei Arbeitsschritte müssen nach dieser Verdachtsdiagnose unverzüglich durchgeführt werden?

Sie legen Blutkulturen an und entschließen sich letztendlich auch noch zur Lumbalpunktion. Dann legen Sie unverzüglich eine Infusion mit einer Dreifachkombination aus Ampicillin, Cefotaxim und einem Aminoglykosid an. Als die Laborergebnisse eintreffen, finden Sie Ihre Verdachtsdiagnose bestätigt: Alles spricht für eine Sepsis.

Frage 15: Welche Formen der Neugeborenensepsis kennen Sie?

Die Auswertung der Blutkulturen bestätigt eine Infektion mit B-Streptokokken. Sarah geht es schon wenige Tage später deutlich besser. Durch den raschen Behandlungsbeginn konnten weitere Komplikationen abgewendet werden.

Szenario 1

Antwort 1: Da die Gelbsucht deutlich früher als der physiologische Neugeborenenikterus auftritt, spricht man von Icterus praecox.

Antwort 2: Die Laboruntersuchungen sollten jetzt zumindest das Hb, den Hämatokrit, indirektes, direktes und Gesamtbilirubin, Retikulozyten, einen Blutausstrich, einen Coombs-Test und die Bestimmung der Blutgruppe des Kindes umfassen.

Antwort 3: Das erhöhte indirekte Bilirubin weist auf einen prähepatischen Ikterus hin. Das erniedrigte Hb spricht in diesem Zusammenhang für eine hämolytische Anämie als Ursache. Das Ergebnis des direkten Coombs-Tests zeigt, dass die kindlichen Erythrozyten mit Antikörpern beladen sind. In Zusammenschau mit der mütterlichen und kindlichen Blutgruppe lässt dies auf eine Hyperbilirubinämie bei Inkompatibilität der mütterlichen und kindlichen Blutgruppe, die sog. Rh-Erythroblastose, schließen.

Antwort 4: Damit der mütterliche Körper überhaupt Antikörper gegen das Rhesus-Antigen D bilden kann, muss er bereits vor Sarahs Geburt mit Rhesus-positivem Blut in Kontakt gekommen sein, etwa bei der Geburt eines Rhesus-positiven älteren Geschwisters von Sarah.

Antwort 5: Bei stark erhöhtem indirekten Bilirubin droht ein Kernikterus mit nachfolgender Hirnschädigung, die zu Intelligenzdefiziten, Bewegungsstörungen und Taubheit führen kann.

Antwort 6: Bei stark erhöhten Bilirubinwerten wird die Phototherapie eingesetzt: Durch Bestrahlung des Neugeborenen mit blauem Licht wird indirektes Bilirubin in der Haut in wasserlösliche Produkte umgewandelt, die dann ohne hepatische Konjugierung über die Niere ausgeschieden werden können. Bei drastisch erhöhten Werten versagt dieses Verfahren jedoch. Dann bleibt als Ultima Ratio nur noch die Austauschtransfusion.

Szenario 2

Antwort 7: Zu einer generalisierten Zyanose kann es bei Krankheiten der Lunge wie etwa einer Pneumonie ebenso kommen wie bei Krankheiten des Herzens, etwa einem angeborenen Herzfehler. Darüber hinaus sollte auch an eine generalisierte Infektion gedacht werden.

Antwort 8: Eine Lungenkrankheit kann möglicherweise mit dem Röntgenbild erfasst werden. Die Blutabnahme dient der Bestimmung von Blutbild und Entzündungsparametern und zur Blutgasanalyse. Zum Ausschluss einer Sepsis müssen Blutkulturen abgenommen werden.

Antwort 9: Das Herz ist eiförmig vergrößert, das Gefäßband auffallend schmal, die Lungengefäßzeichnung vermehrt. Diese Befunde passen zum Vorliegen einer TGA.

Antwort 10: Die Pathologie des Herzens lässt sich am besten mit EKG und Herzecho diagnostizieren.

Antwort 11: Um den zweiten Lebenstag schließt sich der Ductus arteriosus. Eine Shuntverbindung, die bis dahin zur Sauerstoffversorgung des Körperkreislaufs beigetragen hat, entfällt damit. Der Herzfehler wird klinisch manifest.

Szenario 3

Antwort 12: Dass die Milz unter dem linken Rippenbogen tastbar ist, ist bei Neugeborenen noch normal. Der Leberbefund spricht jedoch für eine Hepatomegalie: Bei gesunden Kindern sollte die Leber nicht mehr als etwa 3 cm unter dem rechten Rippenbogen tastbar sein.

Antwort 13: Als Erstes muss jetzt eine Sepsis, evtl. auch eine Meningitis ausgeschlossen werden.

Antwort 14: Als Erstes müssen Blutkulturen angelegt werden, um einen möglichen Erreger zu identifizieren. Daran anschließend wird – ausnahmsweise ohne Diagnosestellung – sofort mit der empirischen antibiotischen Therapie begonnen.

Antwort 15: Man unterscheidet den Early-Onset-Typ, der in den ersten Lebenstagen auftritt und durch Keime der mütterlichen Vaginalflora verursacht wird, vom Late-Onset-Typ, der erst nach einigen Tagen oder wenigen Wochen auftritt und in erster Linie durch nosokomiale Infektionen verursacht wird.

D Anhang

Anhang

Labor-Normalwerte Pädiatrie I

Blut	NG	Kinder/Erwachsene
Blutgasanalyse		
Basenüberschuss	–3,5 bis +2,5 mmol/l	
pH	7,35 – 7,45	
PCO$_2$ (art.)	32 – 47 mmHg (4,3 – 6,3 kPa)	
pO$_2$ (art.)	80 – 108 mmHg (10,7 – 14,4 kPa)	
BSG		
1. Wert < 10 mm/h; 2. Wert < 20 mm/h		

Blut	NG	Kinder/Erwachsene
Gerinnung		
Fibrinogen	**< 6 Mon.:** 150 – 300 mg/dl (1,5 – 3 g/l)	**> 6 Mon.:** 200 – 400 mg/dl (2 – 4 g/l)
PTT	45 – 70 Sek.	28 – 40 Sek.
Quick	> 40 %	70 – 100 %
Thrombozyten	100 – 250 000/mm³	200 – 350 000/mm³

Blut	NG	Kinder/Erwachsene
Serum/Plasma		
AP	120 – 500 U/l (methodenabhängig!)	60 – 320 U/l (methodenabhängig!)
Bilirubin direkt	**NG:** < 1 mg/dl (17 µmol/l)	**1 Mon. – Erwachsene:** 0 – 0,4 mg/dl
Bilirubin gesamt	**NG:** Nabelschnur: < 2 mg/dl, < 24 h: 2 – 6 mg/dl, 1 – 2 d: 6 – 7 mg/dl, 3 – 5 d: 4 – 12 mg/dl (70 – 120 µmol/l)	**1 Mon. – Erwachsene:** < 1 mg/dl (< 17 µmol/l)
Chlorid	95 – 110 mmol/l	
CRP	< 5 mg/l	
Glukose (nüchtern)	**FG:** 20 – 60 mg/dl (1,1 – 3,3 mmol/l), **NG:** 30 – 60 mg/dl (1,7 – 3,3 mmol/l), **Sgl.:** 50 – 90 mg/dl (2,8 – 5,0 mmol/l)	**Kinder/Erwachsene:** 60 – 110 mg/dl (3,3 – 6,1 mmol/l)
GOT	15 – 60 U/l	8 – 20 U/l
GPT	5 – 25 U/l	8 – 20 U/l
Harnstoff	**NG:** 8 – 28 mg/dl (2,9 – 10 mmol/l), **Sgl./Kleinkinder:** 5 – 15 mg/dl (1,8 – 5,4 mmol/l)	**Kinder/Erwachsene:** 8 – 20 mg/dl (2,9 – 7,1 mmol/l)
Kalium	3,6 – 6,1 mmol/l	3,6 – 5,5 mmol/l
Kalzium gesamt	6,8 – 12 mg/dl (1,7 – 3 mmol/l)	8,4 – 11 mg/dl (2,1 – 2,74 mmol/l)
Kalzium ionisiert	4,3 – 5,1 mg/dl (1,07 – 1,27 mmol/l)	4,48 – 4,92 mg/dl (1,12 – 2,23 mmol/l)
Kreatinin	**NG:** < 1,2 mg/dl (< 106 µmol/l), **bis 5. Lj.** < 0,5 mg/dl (< 44 µmol/l)	**bis 10. Lj.** < 1,0 mg/dl (< 88 µmol/l), **darüber** < 1,2 mg/dl (< 106 µmol/l)
Magnesium	1,6 – 2,2 mval/l (0,8 – 1,1 mmol/l)	**Sgl./KK:** 1,7 – 2,4 mval/l (0,85 – 1,2 mmol/l) **SK/Erwachsene:** 1,4 – 2,2 mval/l (0,7 – 1,1 mmol/l)
Natrium	132 – 145 mmol/l	

Labor-Normalwerte Pädiatrie II

Normalwerte des roten Blutbildes

Alter	Erythrozyten Mio./µl	Retikulozyten ‰ Erys	MCV µm³	Hb g/dl	Hämatokrit %
1 Tag	5,5 (4,5 – 6,5)	42 (15 – 65)	106 ± 7	19 (14 – 24)	
5 Tage	5,3 (4,4 – 6,1)	30 (10 – 50)		18 (13 – 23)	60 (58 – 62)
4 Wo.	4,7 (3,9 – 5,3)	8 (3 – 13)	100 ± 6	14 (11 – 17)	44 (41 – 48)
3 Mon.	3,8 (3,2 – 4,3)	19 (10 – 35)	88 ± 6	11 (10 – 13)	34 (30 – 37)
6 Mon.	4,2 (3,8 – 5,0)	8 (3 – 13)	77 ± 7	11,5 (10,5 – 14,5)	37 (34 – 39)
1 Jahr	4,9 (4,2 – 5,5)	8 (3 – 13)	73 ± 8	12 (11 – 15)	37 (33 – 40)
2 – 6 J.	5,0 (4,3 – 5,5)	5 (1 – 13)	76 ± 8	13 (12 – 15)	38 (34 – 41)
7 – 12 J.	5,1 (4,5 – 5,5)	5 (1 – 13)	79 ± 8	14 (13 – 15,5)	41 (37 – 43)
13 – 17 J. männl.	5,4 (4,8 – 5,7)	5 (1 – 13)	78 ± 8	16 (13 – 18)	44 (39 – 47)
13 – 17 J. weibl.	5,0 (4,3 – 5,5)	5 (1 – 15)	79 ± 8	14 (11 – 16)	41 (36 – 44)

Normalwerte des weißen Blutbildes

	Erwachsene		Kinder		Säuglinge	
Leuko-zyten	4 000 – 9 000/µl 4 – 9 × 10⁹/l		8 000 – 12 000/µl 8 – 12 × 10⁹/l		9 000 – 15 000/µl 9 – 15 × 10⁹/l	
	%	absolut	%	absolut	%	absolut
Granulozyten (Polymorphkernige)						
Neutro-phile	55 – 70	2 200 – 6 300/µl 2,2 – 6,3 × 10⁹/l	35 – 70	2 800 – 8 400/µl 2,8 – 8,4 × 10⁹/l	25 – 65	2 250 – 9 750/µl 2,25 – 9,75 × 10⁹/l
Stab-kernige	3 – 5	120 – 450/µl 0,12 – 0,45 × 10⁹/l	0 – 10	bis 1200/µl bis 0,12 × 10⁹/l	0 – 10	bis 1500/µl bis 0,15 × 10⁹/l
Seg-ment-kernige	50 – 70	2 000 – 6 300/µl 2 – 6,3 × 10⁹/l	25 – 65	2 000 – 7 800/µl 2 – 7,8 × 10⁹/l	22 – 65	2 250 – 9 750/µl 2,25 – 9,75 × 10⁹/l
Eosino-phile	2 – 4	80 – 360/µl 0,08 – 0,36 × 10⁹/l	1 – 5	80 – 600/µl 0,08 – 0,6 × 10⁹/l	1 – 7	90 – 1050/µl 0,09 – 0,11 × 10⁹/l
Baso-phile	0 – 1	bis 90/µl bis 0,09 × 10⁹/l	0 – 1	bis 120/µl bis 0,12 × 10⁹/l	0 – 2	bis 300/µl bis 0,03 × 10⁹/l
Mononukleäre Zellen						
Mono-zyten	2 – 6	80 – 540/µl 0,08 – 0,54 × 10⁹/l	1 – 6	80 – 720/µl 0,08 – 0,72 × 10⁹/l	7 – 20	630 – 3000/µl 0,63 – 3,0 × 10⁹/l
Lympho-zyten	25 – 40	1000 – 3600/µl 1 – 3,6 × 10⁹/l	25 – 50	2000 – 6000/µl 2 – 6 × 10⁹/l	20 – 70	1800 – 10 500/µl 1,8 – 10,5 × 10⁹/l

Quellenverzeichnis

[1] Muntau, A.: Intensivkurs Pädiatrie. Urban & Fischer, 3. Auflage 2003.

[2] Illing, St./Claßen, M.: Klinikleitfaden Pädiatrie. Urban & Fischer, 6. Auflage 2003.

[3] Field, D. et al.: Paediatrics. Churchill Livingstone, 1997.

[4] Schönberger, W.: Kinderheilkunde. Urban & Fischer, 1992.

[5] Müller, C./Löll, C./Bechthold, H.: Basisleitfaden für Famulatur und PJ. Urban & Fischer, 2. Auflage 2003.

[6] Michalk, D./Schönau, E.: Differentialdiagnose Pädiatrie. Urban & Fischer, 2. Auflage 2004.

[7] Renz-Polster, H./Krautzig, S./Braun, J.: Basislehrbuch Innere Medizin. Urban & Fischer, 3. Auflage 2004.

[8] Freisinger, P.: 80 Fälle Pädiatrie. Urban & Fischer, 2. Auflage 2003.

[9] Bühling, K.J./Friedmann, W.: Intensivkurs Gynäkologie und Geburtshilfe. Urban & Fischer, 2003.

[10] Böcker, W./Denk, H./Heitz, P.U.: Pathologie. Urban & Fischer, 3. Auflage 2004.

[11] Stange, M./Borrosch, F.: Pädiatrie in Frage und Antwort. Urban & Fischer, 4. Auflage 2005.

[12] Buchta, M.: Das Erste. Urban & Fischer, 3. Auflage 2003.

[13] Classen, M./Diehl, V./Kochsiek, K.: Innere Medizin. Urban & Fischer, 5. Auflage 2003.

E Register

Register

Register

Register

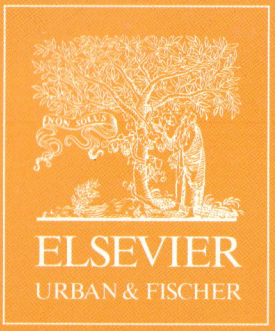
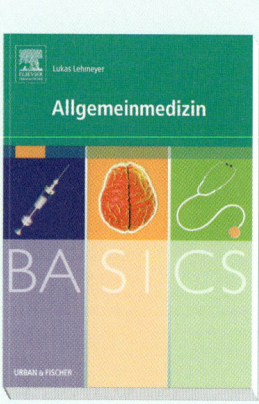
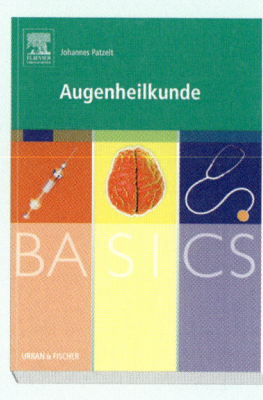
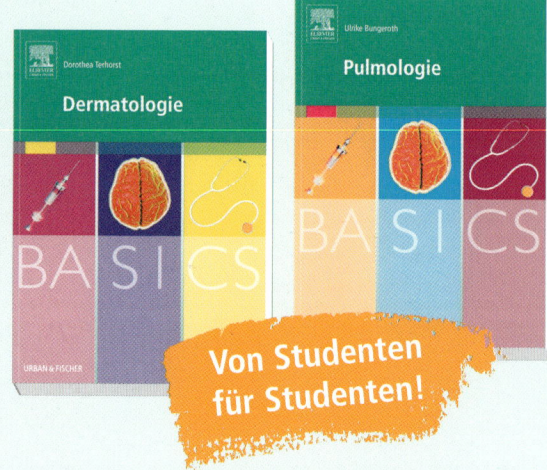